LINCHUANG ZHONGLIU ZHENLIAO
XINJINZHAN

临床肿瘤诊疗新进展

主编 李长仔 董 敏 冯 庆 等

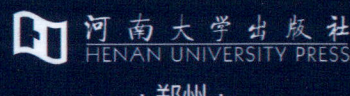
·郑州·

图书在版编目（CIP）数据

临床肿瘤诊疗新进展 / 李长仔等主编 . -- 郑州：河南大学出版社 , 2020.5
　ISBN 978-7-5649-4240-3

Ⅰ . ①临… Ⅱ . ①李… Ⅲ . ①肿瘤 – 诊疗 Ⅳ . ① R73

中国版本图书馆 CIP 数据核字 (2020) 第 060882 号

责任编辑：阮林要
责任校对：林方丽
封面设计：卓弘文化

出版发行：	河南大学出版社
	地址：郑州市郑东新区商务外环中华大厦 2401 号
	邮编：450046
	电话：0371-86059750（高等教育与职业教育出版分社）
	0371-86059701（营销部）
	网址：hupress.henu.edu.cn
印　　刷：	北京虎彩文化传播有限公司
版　　次：	2020 年 5 月第 1 版
印　　次：	2020 年 5 月第 1 次印刷
开　　本：	880 mm × 1230 mm　1/16
印　　张：	10.25
字　　数：	332 千字
定　　价：	62.00 元

（本书如有质量问题，请与河南大学出版社营销部联系调换）

编委会

主　编　李长仔　董　敏　冯　庆
　　　　　陈文琦　高　博　乔宏伟

副主编　杨　敏　孟繁明　李泉江　汪　瑞
　　　　　赵　璇　钟慧娟　李翠娥　冉凤鸣

编　委（按姓氏笔画排序）

冯　庆	广东省农垦中心医院
冉凤鸣	湖北省肿瘤医院
汪　瑞	扬州大学附属医院
乔宏伟	蒙古科技大学包头医学院第一附属医院
杨　敏	云南省第一人民医院
李长仔	华北理工大学附属医院
陈文琦	香港大学深圳医院
李泉江	中国人民解放军联勤保障部队第九八九医院
李翠娥	湖北省肿瘤医院
孟繁明	吉林市中心医院
赵　璇	郑州大学第一附属医院
钟慧娟	宿迁市第一人民医院
高　博	梅州市人民医院（中山大学附属梅州医院）
董　敏	中山大学附属第三医院

前言

随着人类生活方式的改变和生活水平的提高，世界范围内恶性肿瘤的发病率也逐年升高。我国是恶性肿瘤的高发区，也是恶性肿瘤发病率增长较快的国家之一，积极预防和控制肿瘤已经成为绝大多数国家和地区的重要卫生防控任务。为适应临床医生们对我国常见肿瘤的诊疗知识更新的需求，我们参考了大量相关文献，结合临床诊疗实践和科研实践成果，编写了此书。希望能对从事相关医科的同仁提供具有参考价值的信息和实用的诊疗方法。

本书从临床工作的实际出发，力求用最简洁的方式介绍常见恶性肿瘤的治疗方案与护理措施，同时向读者展示肿瘤领域的最新进展；简要介绍了肿瘤总论、肿瘤病理学、肿瘤的内科治疗、肿瘤的外科治疗、肿瘤的放射治疗、肿瘤的靶向治疗等，详细介绍了鼻咽癌、肺癌等的病因、发病机制、诊断与鉴别、治疗与预防情况。本书内容丰富、简明实用、重点突出，适合于从事临床肿瘤及相关专业的医生使用，也可作为临床肿瘤学专业学生的参考用书。

由于本编委会人员均在肿瘤临床工作中，故编写时间仓促，难免有错误及不足之处，恳请广大读者见谅，并给予批评指正，以更好地总结经验，以达到共同进步、提高肿瘤相关医务人员诊疗水平的目的。

编　者

2020 年 5 月

目 录

第一章 肿瘤总论 1
- 第一节 肿瘤总论 1
- 第二节 肿瘤的病因 6
- 第三节 肿瘤的诊断 8

第二章 肿瘤病理学 15
- 第一节 肿瘤病理学概念 15
- 第二节 肿瘤病理诊断的方法 18
- 第三节 免疫组织化学在肿瘤病理诊断中的应用 22
- 第四节 肿瘤的组织、细胞病理学诊断 23

第三章 肿瘤的内科治疗 29
- 第一节 肿瘤化疗的基础理论 29
- 第二节 肿瘤药物的疗效评价 32
- 第三节 抗肿瘤药物 34
- 第四节 常见的抗肿瘤药物相关毒性 36

第四章 肿瘤的外科治疗 38
- 第一节 肿瘤外科的概念 38
- 第二节 外科手术治疗 39
- 第三节 外科手术治疗的方式 40
- 第四节 外科手术治疗的优缺点与注意事项 44

第五章 肿瘤的放射治疗 46
- 第一节 放射治疗原则与实施 46
- 第二节 放射性核素治疗 47
- 第三节 放射性粒子靶向植入治疗 48
- 第四节 三维适形放疗和调强放疗技术 50
- 第五节 肿瘤的射波刀治疗 56

第六章 肿瘤的靶向治疗 63
- 第一节 以人类基因组为基础的肿瘤靶向治疗 63
- 第二节 基于核酸的靶向治疗 65
- 第三节 基于蛋白水平（抗体）的靶向治疗 72
- 第四节 基于表观遗传修饰的肿瘤靶向治疗 73
- 第五节 靶向治疗药物 78

第七章 颅脑肿瘤的放射外科治疗 87
- 第一节 脑转移瘤 87
- 第二节 脑胶质瘤 95
- 第三节 松果体区肿瘤 98
- 第四节 颅咽管瘤 100
- 第五节 血管网状细胞瘤 104

第六节　三叉神经鞘瘤 ·· 107
第八章　鼻咽癌 ··· 110
  第一节　鼻咽癌概念 ·· 110
  第二节　解剖学、局部侵犯及淋巴引流 ·· 110
  第三节　生物学特性与病理类型 ·· 111
  第四节　临床表现 ·· 112
  第五节　检查 ·· 112
  第六节　诊断与鉴别诊断 ·· 115
第九章　甲状腺肿瘤 ··· 116
  第一节　概述 ·· 116
  第二节　病理学分类与临床分期 ·· 116
  第三节　诊断与鉴别诊断 ·· 118
  第四节　治疗原则、程序与方法选择 ·· 119
  第五节　外科手术治疗 ·· 119
  第六节　放射治疗 ·· 121
  第七节　化学药物治疗 ·· 122
第十章　食管癌 ··· 123
  第一节　病理分期、临床分期和病理分型 ··· 123
  第二节　诊断与鉴别诊断 ·· 125
  第三节　治疗原则 ·· 126
  第四节　治疗方法 ·· 127
  第五节　预后及随访 ·· 132
第十一章　胃癌 ··· 133
  第一节　检查 ·· 133
  第二节　病理诊断 ·· 134
  第三节　治疗原则 ·· 136
  第四节　治疗方法 ·· 137
  第五节　预后及随访 ·· 141
第十二章　肺癌 ··· 142
  第一节　肺癌早期诊断进展与临床评价 ··· 142
  第二节　小细胞肺癌的诊断和分期 ·· 145
  第三节　小细胞肺癌的综合治疗原则 ·· 147
  第四节　小细胞肺癌的化学治疗和靶向治疗 ·· 152
参考文献 ··· 157

第一章

肿瘤总论

第一节 肿瘤总论

（一）定义

肿瘤（tumor，neoplasm）是指机体内易感细胞在各种致瘤因子的作用下，引起的遗传物质改变，包括原癌基因突变或扩增，抑癌基因失活或缺失，基因易位或产生融合性基因等，导致细胞内基因表达失常，细胞异常增生而形成的新生物。肿瘤细胞失去正常生长调节功能，具有自主或相对自主生长能力，当致瘤因子停止后仍能继续生长。

（二）肿瘤的性质

根据肿瘤的生长特性和对身体危害程度可将肿瘤分为良性肿瘤、恶性肿瘤以及介于良、恶性肿瘤之间的交界性或中间性肿瘤三种类型。

1. 良性肿瘤

良性肿瘤是指无浸润和转移能力的肿瘤，ICD-O 编码为 XXXX/0。肿瘤通常有包膜包绕，或周界清楚，多呈膨胀性生长，生长速度缓慢，瘤细胞分化成熟，对机体危害小，经局部切除后一般不会发生局部复发。少数良性肿瘤或瘤样病变所发生的局部复发多因切除不净或病变的再生所致，对局部不会造成破坏性，经完整切除后仍可获得治愈。极少数在组织学上看似良性的肿瘤可发生远处转移，但并无可靠的组织学指标来预测转移，如发生于皮肤的富于细胞性纤维组织细胞瘤。

2. 交界性或中间性肿瘤

交界性或中间性肿瘤是指组织学形态和生物学行为介于良性和恶性肿瘤之间的肿瘤，ICD-O 编码为 XXXX/1。在临床实践中，良、恶性难以区分的肿瘤并不少见，这类肿瘤的诊断标准往往不易确定。因此，在作交界性或中间性肿瘤的诊断时，常需附以描述和说明。

交界性肿瘤又分为局部侵袭型（locally aggressive）和偶有转移型（rarely metastasizing）两种亚型，前者是指肿瘤可在局部形成侵袭性和破坏性生长，并易发生局部复发，但不具备发生转移的潜能，临床上常需作局部扩大切除以控制局部复发；后者是指肿瘤除在局部呈侵袭性生长外，还具备转移的能力，多转移至区域淋巴结和肺，但转移率多小于 2%，并无可靠的组织学指标可供来预测转移。

3. 恶性肿瘤

恶性肿瘤是指具有浸润和转移能力的肿瘤。肿瘤通常无包膜，周界不清，向周围组织浸润性生长，生长速度快，瘤细胞分化不成熟，有不同程度的异型性，对机体危害大，常可因复发或转移而导致患者死亡。ICD-O 编码有两种，XXXX/2 代表原位癌或Ⅲ级（高级别）上皮内瘤变，XXXX/3 代表恶性肿瘤。

（三）肿瘤的相关术语

1. 增生（hyperplasia）

组织中正常细胞的细胞数目异常增多称为增生。增生的细胞形态正常，元异型性。引起增生的刺激因子（物理性、化学性或生物性）一旦去除，组织可以恢复到正常状态。

2. 化生（metaplasia）

一种终末分化的细胞转化为另一种分化成熟的细胞称为化生。现已知化生的细胞实际上来自正常细胞中的储备细胞，并非是终末分化的正常细胞。在化生的基础上，化生细胞发生异型增生可进展为恶性肿瘤。

3. 分化（differentiation）

从胚胎到发育成熟过程中，原始的幼稚细胞能向各种方向演化为成熟的细胞、组织和器官，这一过程称为分化。肿瘤可以看成是细胞异常分化的结果，不同肿瘤中瘤细胞分化的水平不同。良性肿瘤细胞分化成熟，良性肿瘤在很大程度上相似于其相应的正常组织，如脂肪瘤中的瘤细胞相似于正常的脂肪细胞，有时甚至难以区别，平滑肌瘤中的瘤细胞与正常的平滑肌细胞极为相似。恶性肿瘤根据其瘤细胞分化程度的不同，与其相对应正常组织的相似程度各异，如脂肪瘤样脂肪肉瘤中的瘤细胞相似于正常的脂肪细胞，而多形性脂肪肉瘤中的瘤细胞在形态上与正常的脂肪细胞却相差甚远。一般来讲，恶性肿瘤可分为分化好（well differentiated）、中分化（moderately differentiated）和分化差（poorly differentiated），或分Ⅰ级、Ⅱ级和Ⅲ级。少数肿瘤分化太差，以至于无法确定分化方向时，称为未分化（undifferentiated）。偶尔，部分恶性程度较低或分化良好的恶性肿瘤在发展过程中出现分化差的区域，提示肿瘤向高度恶性的肿瘤转化或发生去分化（dedifferentiation），如在原发或复发的隆突性皮纤维肉瘤中，有时可见到类似成年型纤维肉瘤的区域，发生于腹膜后的分化良好的脂肪肉瘤可发生去分化。

4. 间变（anaplasia）

恶性肿瘤细胞失去分化称为间变，相当于未分化。间变性肿瘤（anaplastic tumor）通常用来指瘤细胞异型性非常显著，如间变性脑膜瘤、大细胞间变性淋巴瘤和间变性横纹肌肉瘤等。

5. 癌前病变（precancerous lesion）

癌前病变是恶性肿瘤发生前的一个特殊阶段，所有恶性肿瘤都有癌前病变，但并非所有的癌前病变都会发展成恶性肿瘤。当致癌因素去除以后，可以恢复到正常状态。如致癌因素持续存在，可演变成恶性肿瘤。癌前病变不同于癌前疾病（precancerous disease），前者不是一个独立疾病，后者是一种独立的疾病，如黏膜白斑、慢性炎症、慢性溃疡、结节性肝硬化、未降睾丸、结肠多发性腺瘤性息肉病、色素痣和着色性干皮病等。

6. 非典型性（atypia）

非典型性（atypia）指细胞学上的异常，在炎症、修复性增生和肿瘤性病变中，可出现不同程度的非典型性。

7. 异型增生（dysplasia）

一种以细胞学异常和结构异常为特征的癌前病变。细胞学异常主要体现在细胞核上，包括细胞核增大、核形不规则、核仁明显、核质比例增大和核分裂象增多；结构异常包括细胞排列紊乱，极性丧失。

8. 上皮内瘤变（intraepithelial neoplasia）

上皮内瘤变或称上皮内瘤形成，是指上皮性恶性肿瘤浸润前的肿瘤性改变，包括细胞学和结构两个方面的异常。上皮内瘤变与异型增生的含义非常近似，有时可互用，但前者更强调肿瘤形成的过程，后者强调形态学的改变。上皮内瘤变涵盖的范围也比异型增生要广些，通常还包括原位癌。

9. 原位癌（carcinoma in situ）

原位癌又称上皮内癌（intraepithelial carcinoma）或浸润性前癌，是指细胞学上具有所有恶性特点，但尚未突破上皮基底膜的肿瘤。

10. 早期浸润性癌（early invasive carcinoma）

癌细胞突破上皮基底膜或黏膜腺体，但侵犯周围组织局限在一定范围内，成为早期浸润性癌。早期浸润性癌的诊断标准一般以浸润深度为准，但不同器官或部位不完全一致。早期浸润性癌发生转移的危险性小，绝大多数能完全治愈。

（1）早期原位癌宫颈癌：指浸润性鳞状细胞癌的浸润深度在距基底膜 3 mm 以内。

（2）早期食管癌：指癌组织累及黏膜下层以上的浅表部位而未侵及肌层，无淋巴结或远处转移。

（3）早期胃癌：指癌组织仅累及黏膜层和（或）黏膜下层，不论癌的大小和有无淋巴结转移。

（4）早期大肠癌：指癌组织穿过黏膜肌层，累及黏膜下层，但尚未侵及浅肌层。仅局限于黏膜层内的黏膜内癌仍包括在高级别上皮内瘤变中，一般无淋巴结转移，但浸润至黏膜下层的早期大肠癌5%~10%可发生局部淋巴结转移。

（5）早期肝癌：单个癌结节或相邻两个癌结节直径之和<3 cm。

（6）早期肺癌：经手术和病理证实的Ⅰ期（$T_1N_1M_1$或$T_2N_0M_0$）肺癌。

11. 浸润性癌（invasive carcinoma）

突破上皮基底膜侵犯间质的上皮性恶性肿瘤。依据浸润的深度分为早期癌、中期癌和进展期（晚期）癌。

（四）良性肿瘤和恶性肿瘤的区别

良性肿瘤和恶性肿瘤的区别主要依据于肿瘤的分化。此外，复发和转移也是重要的依据，但这些区别均具有相对性，如发生于皮肤的富于细胞性纤维组织细胞瘤和发生于唾液腺的多形性腺瘤可转移至肺，依据目前的常规组织学无法预测其转移潜能。有时良性肿瘤与恶性肿瘤的界限并非截然可分，故要判断肿瘤的良、恶性绝非易事，需要长期工作经验的积累。良性肿瘤和恶性肿瘤的一般区别点如表1-1所示。

表1-1 良性肿瘤和恶性肿瘤的区别

	良性肿瘤	恶性肿瘤
生长速度	缓慢	快
生长方式	膨胀性	浸润性，破坏性
包膜	常有包膜	无包膜或包膜不完整，或为假包膜
色泽和质地	接近相应的正常组织	与相应的正常组织相差甚远
分化	好	差
细胞形态和组织结构	变异较小	有明显的异型性，排列紊乱或极性丧失
核分裂象	不易见到	明显增多
肿瘤性坏死	无	常有
复发和转移	一般无	常复发，易转移

（五）恶性肿瘤的病理分级和分期

1. 恶性肿瘤的病理分级

国际上普遍采用的是3级分级法，有些肿瘤采用4级或2级或不做进一步分级。

Broders将鳞状细胞癌分成4级，代表由低到高逐步递增的恶性程度。Ⅰ级：未分化间变细胞在25%以下。Ⅱ级：未分化间变细胞在25%~50%。Ⅲ级：未分化间变细胞在50%~75%。Ⅵ级：未分化间变细胞在75%以上。这种分级法曾被普遍应用于其他肿瘤，但由于4级法较烦琐，现已普遍采用3级法。

以皮肤鳞状细胞癌为例，Ⅰ级：癌细胞排列仍显示皮肤各层细胞的相似形态，可见到基底细胞、棘细胞和角化细胞，并有细胞间桥和角化珠；Ⅱ级：细胞分化较差，各层细胞区别不明显，仍可见到角化不良细胞；Ⅲ级：无棘细胞，无细胞间桥，无角化珠，少数细胞略具鳞状细胞癌的形态。3级法可用Ⅰ、Ⅱ和Ⅲ级表示，也可用高分化、中分化和低分化表示。

几种类型的腺癌也可根据其腺管结构和细胞形态分为3级，Ⅰ级的癌细胞相似于正常的腺上皮，异型性小，且有明显的腺管形成；Ⅱ级的癌细胞显示中等程度的异型性，有少量腺管形成；Ⅲ级的癌细胞异型性大，且无腺管形成，呈巢状或条索状生长。

神经胶质瘤（星形细胞瘤、少突胶质瘤、室管膜瘤）分为4级，Ⅰ级为良性，Ⅱ、Ⅲ、Ⅳ级分别为低度、中度和高度恶性。

畸胎瘤也分为4级，0级：全部组织分化成熟；Ⅰ级：有小灶性的胚胎性或未成熟组织；Ⅱ级：中等量胚胎性或未成熟组织，可见到核分裂象；Ⅲ级：大量胚胎性或未成熟组织，核分裂象多。

法国癌症中心联合会（French Federation Nationale des Centres de Lutte Contre le Cancer，FNCLCC）根据软组织肉瘤的分化、有无肿瘤性坏死及其在肿瘤内所占的比例以及核分裂象的计数将其分为3级，如表1-2和表1-3所示。

表1-2　FNCLCC评分及分级标准

组织学参数	评分
Ⅰ.肿瘤分化	
肉瘤与正常成人组织极其相似（如分化良好的脂肪肉瘤、低度恶性的纤维肉瘤、恶性周围神经鞘膜瘤、平滑肌肉瘤和软骨肉瘤）	1
组织学类型确定的肉瘤（如黏液性脂肪肉瘤，经典型纤维肉瘤和恶性周围神经鞘膜瘤，分化良好的恶性血管外皮瘤，黏液性和席纹状恶性纤维组织细胞瘤，黏液性软骨肉瘤，经典型血管肉瘤）	2
组织学类型不能确定的肉瘤（如差分化和上皮样恶性周围神经鞘膜瘤，巨细胞和炎症型恶性纤维组织细胞瘤，横纹肌肉瘤，滑膜肉瘤，差分化平滑肌肉瘤，圆细胞、多形性及去分化性脂肪肉瘤，骨外尤因肉瘤/外周原始神经外胚瘤，骨外骨肉瘤，腺泡状软组织肉瘤，上皮样肉瘤，透明细胞肉瘤，差分化/上皮样血管肉瘤，间叶性软骨肉瘤）	3
Ⅱ.肿瘤性坏死	
无	0
≤50%	1
>50%	2
Ⅲ.核分裂象计数	
0～9/10高倍视野	1
10～19/高倍视野	2
≥20/高倍视野	3
组织学分级	总分
1	2，3
2	4，5
3	6，7，8

表1-3　软组织肉瘤的FNCLCC分级

组织学类型	分级
分化良好的脂肪肉瘤	1
黏液性脂肪肉瘤	2
圆细胞脂肪肉瘤	3
多形性脂肪肉瘤	3
去分化脂肪肉瘤	3
分化良好的纤维肉瘤	1
经典型纤维肉瘤	2
差分化纤维肉瘤	3
分化良好的恶性周围神经鞘膜瘤	1
经典型恶性周围神经鞘膜瘤	2
差分化恶性周围神经鞘膜瘤	3
上皮样恶性周围神经鞘膜瘤	3
恶性蝾螈瘤	3
恶性颗粒细胞瘤	3
分化良好的恶性血管外皮瘤	2
经典型恶性血管外皮瘤	3

(续 表)

组织学类型	分级
黏液性恶性纤维组织细胞瘤	2
经典型席纹状/多形性恶性纤维组织细胞瘤	3
巨细胞型/炎症性恶性纤维组织细胞瘤	3
分化良好的平滑肌肉瘤	1
经典型平滑肌肉瘤	2
差分化/多形性/上皮样平滑肌肉瘤	3
双相型/单相纤维型滑膜肉瘤	3
胚胎性/腺泡状/多形性横纹肌肉瘤	3
分化良好的软骨肉瘤	1
黏液性软骨肉瘤	2
间叶性软骨肉瘤	3
经典型血管肉瘤	2
差分化/上皮样血管肉瘤	3
骨外骨肉瘤	3
尤因肉瘤/原始神经外胚层瘤	3
腺泡状软组织肉瘤	3
上皮样肉瘤	3
恶性横纹肌样瘤	3
透明细胞肉瘤	3
未分化肉瘤	3

2. 恶性肿瘤的病理分期

国际抗癌联盟（Union Internationale Contre le Cancer，UICC）建立了一套国际上能普遍接受的分期标准，即 TNM（Tumor – Node – Metastasis）分期，其目的是：①帮助临床医师制订治疗计划。②在一定程度上提供预后指标。③协助评价治疗效果。④便于肿瘤学家之间相互交流。美国癌症联合会（American Joint Committee on Cancer，AJCC）与 UICC 在软组织肿瘤的分期上意见基本一致。

分期系统必须对所有不同部位的肿瘤都适用，且在手术后获得病理报告予以补充。为此，设立了两种分期方法：临床分期（治疗前临床分期），又称 TNM 分期；病理分期（手术后病理分期），又称 pTNM 分期。pTNM 分期是在治疗前获得的证据再加上手术和病理学检查获得新的证据予以补充和更正而成的分期。pT 能更准确地确定原发性肿瘤的范围，浸润深度和局部播散情况；pN 能更准确地确定切除的淋巴结有无转移以及淋巴结转移的数目和范围；pM 可在显微镜下确定有无远处转移（表 1-4）。

表 1-4 恶性肿瘤的 pTNM 分期

pT：原发性肿瘤
    pT_x 原发性肿瘤不能评估
    pT_0 无原发性肿瘤证据
    pTis 原位癌
    pT_1、pT_2、pT_3、pT_4 组织学上原发性肿瘤体积增大和（或）局部范围扩大

pN：区域淋巴结
    pN_x 区域淋巴结不能评估
    pN_0 区域淋巴结无肿瘤转移
    pN_1、pN_2、pN_3 组织学上区域淋巴结累及增多

pM：远处转移
    pM_x 远处转移灶不能评估

(续 表)

  pM_0 无远处转移
  pM_1 有远处转移（根据转移部位可用下列字母表示：pul=肺，OSS=骨，hep=肝，bra=脑，lym=淋巴结，pleu=胸膜，per=腹膜，ski=皮肤，oth=其他）

G：组织病理学分级
  G_x 分化程度不能确定
  G_1 分化好
  G_2 中等分化
  G_3 低分化
  G_4 未分化

第二节　肿瘤的病因

　　近年来，恶性肿瘤的总体发病情况在世界各国多呈上升趋势，估计到2015年，全世界肿瘤死亡人数可达900万，发病人数可达1 500万，其中2/3将发生在发展中国家。在我国，恶性肿瘤在不同地区分别列入第一位、第二位死因。肿瘤是一种体细胞遗传病，其发生是一个复杂的多步骤过程，是环境因素和遗传因素相互作用的结果，不同的肿瘤，环境因素和遗传因素所起的作用大小各异。

（一）遗传因素

　　随着肿瘤遗传学的研究，人们逐渐认识到肿瘤是一种遗传学疾病，其实质为原癌基因的活化和抑癌基因的失活，通过改变控制和调节正常细胞生长发育的协调性，导致细胞的恶性增生。癌变的复杂性体现在它是一个多因素、多基因和多途径的过程，相关基因的改变发生在癌变的每一阶段，它促进了具有生存优势克隆的选择性扩增及其恶性程度的提高。在不同类型的癌，甚至同一种癌的独立起源癌灶间，所发生遗传学改变的基因的种类、数目和顺序都可能是不同的，因而肿瘤的发生存在多种遗传学途径。癌基因是一大类基因族，通常是以原癌基因的形式普遍存在于正常基因组内，其在生物进化过程中高度保守，编码的蛋白质介导细胞生长、信号传递和核转录，调控机体的生长、发育和组织分化。已知的原癌基因有90多种，根据其功能不同可分为：①生长因子类，如编码血小板源性生长因子的eSIS基因。②生长因子受体类，如编码上皮生长因子受体的erbB基因。③主要在生长信号的传递和细胞分裂中发挥作用的蛋白激酶类，如编码酪氨酸蛋白激酶的src、abl、yes xfgr基因等。④使G蛋白结构发生改变，不能与细胞调节因子结合导致恶性转化的，如编码p21蛋白的ras基因。⑤主要参与基因的表达或复制的调控的DNA结合蛋白，如myc基因。原癌基因的活化是一个复杂的过程，有多种诱因可导致原癌基因的活化，如：①病毒的插入或染色体重排。②抑制因子的消除。③碱基序列突变。抑癌基因是人类正常细胞中所具有的一类基因，具有促使细胞的终末分化、维持遗传的稳定性、控制衰老、调节细胞生长、抑制蛋白酶、调节组织相容抗原、调节血管生成等作用。常见的有Rbl、WTI、p53、NF、MCC、DCC、APC和MEN-l仅在少数遗传性肿瘤和遗传性肿瘤前疾病中起作用，特异性较高，多为实体瘤，如乳腺癌、结肠癌、肝癌、骨肉瘤、视网膜母细胞瘤、肾癌、神经纤维瘤病等。目前，细胞癌基因激活和抑癌基因的失活作用理论已用于解释各种环境因素（病毒、化学、物理等）的共同致癌机制。

（二）病毒因素

　　1911年，Rous报道了白血病鸡的无细胞滤液可于健康鸡中诱发细胞表型相同的白血病，为病毒致癌的实验性研究奠定了基础。但直到1964年，Epstein等从Burkitt淋巴瘤患者的淋巴母细胞中分离出疱疹病毒样颗粒，才真正开始了人类肿瘤病毒病因学研究。近年来随着科技迅猛发展，肿瘤病毒病因的研究已深入到分子机制水平。病毒按其所含核酸不同分为两大类：DNA病毒和RNA病毒。DNA病毒一般为水平传播，病毒感染机体进入细胞后可有两种反应：一种为DNA病毒大量复制，同时细胞发生溶解死亡；另一种为DNA病毒整合于细胞内，通过编码转化蛋白，使细胞转化恶变。嗜肝DNA病毒科的乙型肝炎病毒（hepatitis B virus，HBV）感染和肝癌的发病有关；疱疹病毒科的EB病毒（Epstein-Barr virus，EBV）感染和 Burkitt 淋巴瘤、免疫母细胞性淋巴瘤、鼻咽癌、霍奇金淋巴瘤、平滑肌肉瘤及胃癌的发病有关，人疱疹病毒（human herpesvirus，HHV）-8 感染和 Kaposi 肉瘤（Kaposi's sarcoma，KS）、Cas-tleman 病发病有关；乳头状病毒科的人乳头状病毒（human papillomavirus，HPV）-16，-18，-33，-39 感染和肛门生殖器肿瘤、上呼吸道肿瘤的发病有关。

人类只有两类 RNA 病毒家族（反转录病毒科和黄病毒科）和肿瘤的发生有关，前者包括人 T 细胞白血病病毒（human T-lymphotropic virus，HTLV）和 HIV，后者包括丙型肝炎病毒（hepatitis C virus，HCV）。RNA 病毒的复制过程可简略表示为 RNA→DNA→RNA→蛋白质，通过前病毒 DNA 整合到宿主细胞 DNA，参与病毒的复制、转录，并传递其遗传信息。外源性 RNA 病毒以水平传播方式感染宿主相应的细胞，并有病毒的复制和颗粒形成，但不引起宿主细胞的死亡。其中 HTLV-1 直接介导成人 T 细胞白血病（adult T-cell leukemia，ATL）的发生，而 HIV 和 HCV 对肿瘤的发生只起间接作用。血清学检测证实 100% 的 ATL 患者携带 HTLV-1，患者的白血病细胞中含有 HTLV-1 原病毒，而患者体内其他细胞却不含有此原病毒，虽然 HTLV-1 在 ATL 发生中的分子病理学机制还不明了，但是 HTLV-1 基因组所编码的 Tax 蛋白和 p12′ 蛋白通过和细胞蛋白的相互作用，在转录、细胞-细胞间调节、细胞增殖和凋亡中起重要作用。HIV-1 和 HIV-2 属于反转录病毒科的慢病毒属，感染人体后都可引起获得性免疫缺乏综合征（acquired immune deficiency syndrome，AIDS），但现在绝大多数的 AIDS 患者是 HIV-1 感染者。虽然 HIV 感染所致的免疫缺陷和肿瘤的发生相关，但现无证据支持 HIV 本身可直接导致肿瘤发生。AIDS 患者可伴发非霍奇金淋巴瘤（non-Hodgkin's lymphoma，NHL）、KS、宫颈癌和肛管鳞癌，但这些肿瘤也和某些 DNA 病毒感染有关，如 HHV-8、EBV 和 HPV。1%~5% 的 HCV 患者可发展为肝癌，但有明显的地域性，在意大利、西班牙和日本，50%~70% 的肝癌患者和 HCV 感染有关，而在中国主要和 HBV 感染相关。现在已可通过注射疫苗预防 HCV 感染，而对已感染的患者联合应用干扰素-α 和利巴韦林可有效减低病毒复制，改善肝细胞的组织改变，其有效率为 50%~80%。除了肝细胞，HCV 也可感染造血细胞，如淋巴细胞和 $CD34^+$ 前体细胞，感染者为 B 细胞 NHL 的高危人群。

（三）化学因素

自从 1775 年英国医师 Pott 发现扫烟囱工人的阴囊癌与多年接触煤烟灰和沥青有关，人们逐渐认识到肿瘤的发生和某些化学物质有关，并已被大量的体外实验和动物模型予以证实。化学致癌物通过引起基因的点突变、染色体易位、DNA 重排、DNA 缺失和 DNA 甲基化能力缺失，从而激活癌基因，并使抑癌基因失活，它具有明显的器官特异性。在动物和人类中已知有上百种化学致癌物。通过降低某些致癌物如己烯雌酚的摄入和特异性致癌物，如氯乙烯、苯和芳香胺的接触，使肿瘤的发病率下降；并可通过给予某些肿瘤干预剂，如维 A 酸、抗雌激素药、花生四烯酸降低高危人群的肿瘤发病率。

在这中间吸烟和多种肿瘤的发病有关，如肺癌、喉癌、膀胱癌、食管癌、肾癌、口腔癌、胰腺癌和胃癌，且可能和白血病、宫颈癌、大肠癌、肝癌、前列腺癌、肾上腺癌、胆囊癌及甲状腺癌有关。吸烟者的肿瘤发生率较非吸烟者高 3~10 倍，在肺癌中甚至可高达 20 倍，且和吸烟的剂量和烟龄呈正相关，二手烟也可提高非吸烟人群肺癌的发病率。戒烟可降低肿瘤发生的危险性，在戒烟后的 2 年起患癌的危险度即开始下降，随着戒烟时间的延长其患癌的危险度逐渐下降。雪茄和烟斗可能较香烟的危险性和成瘾性低，但有研究表明其也可提高肺癌、口腔癌、喉癌、肝癌、胰腺癌和膀胱癌的发病率。

（四）物理因素

物理致癌因素主要包括电离辐射和紫外线。在自然界如土壤、岩石、植物和建筑材料中，广泛存在电离辐射，最常见的是氡。尽管理论上电离辐射可诱导各种类型的肿瘤，但某些器官、组织和细胞类型对电离辐射较敏感，最常见的为白血病、甲状腺癌、乳腺癌和肺癌，其次为唾液腺肿瘤、食管癌、胃癌、结肠癌、肝癌、卵巢癌、膀胱癌、皮肤癌和中枢神经系统肿瘤。潜伏期的长短和发病概率受多种因素影响，包括受辐射时的年龄、剂量、宿主的易感基因及肿瘤类型，如白血病在受辐射后 2 年即可发生，4~8 年时的发生率最高；而实体瘤的潜伏期可长达 5~20 年。现在低剂量射线广泛应用于医学诊疗，相关的放射学工作人员及接受放射诊疗的患者的安全性正越来越受到关注，特别是随着肿瘤放疗的发展，长期生存的患者逐渐增多，放疗后的继发肿瘤的报道逐渐增多。一组研究发现宫颈癌患者接受大剂量的放疗后其照射野区的膀胱癌、直肠癌、小肠癌、骨肿瘤的发病率较手术组的高,最早于放疗后 2 年即可发生第二原发肿瘤;另一组研究发现前列腺癌患者放疗后第 10 年起其照射野区的软组织肿瘤、膀胱癌和直肠癌的发病率较手术组提高。电离辐射致癌是由于放射线能量直接或间接通过细胞内的水分子产生自由基作用于 DNA,导致碱基损伤,DNA 链断裂。

紫外线(ultraviolet, UV)根据波长可分为 UVC(240~290 nm)、UVB(290~320 nm)和 UVA(320~400 nm)。太阳产生的 UVC 在大气层中已被吸收,并没有到达地球,而导致皮肤癌的是太阳光中的 UVB 和 UVA。UVB 和 DNA 相互作用可引起一系列的分子学改变,最常见的是相邻的嘧啶形成二聚体,其中环丁烷二聚体和 6-4 光产物具有强烈的致癌性和致突变性。UVA 很少被大气层吸收,可作用于皮肤,但 DNA 和蛋白质很少吸收 UVA,主要是通过和生色团相互作用后间接导致 DNA 损伤,但是已证明它有致癌性。因而皮肤癌常见于暴露于日光的部位,如头颈和手臂。

虽然石棉纤维是一化学物质,因为其致癌作用主要是由于它和细胞间的物理作用,而不是化学作用,所以现在将其归入物理致癌物。石棉是纤维结晶后形成的硅酮,可致间皮瘤。有石棉接触史者间皮瘤的发病率可高达 2%,且肺癌、咽部肿瘤、喉癌、肾癌、食管癌和膀胱癌的发病率亦有所上升。石棉纤维通过引起双链断裂、突变和染色体损伤导致 DNA 损伤,同时还可影响有丝分裂和染色体分离,从而形成异倍体;同时石棉还可诱导炎性反应,导致细胞因子的释放,从而促进细胞的生长和克隆的选择。

第三节　肿瘤的诊断

(一)细胞学诊断

1. 方法

正确采集肿瘤细胞是诊断的先决条件,也是提高确诊率的关键。采集样本要尽可能从疾病处直接取样方能代表主要病变。采集方法要安全、简便,患者不适感小,并不至引起严重的并发症或促进肿瘤播散。

(1)脱落细胞学检查:对体表、体腔或与体表相通的管腔内的肿瘤,利用肿瘤细胞易于脱落的特点,取其自然脱落或分泌排出物,或利用特殊器具吸取、刮取、刷取表明细胞进行涂片检查,也可在冲洗后取冲洗液或抽取胸、腹离心沉淀涂片检查。用于脱落细胞学检查的标本有痰液、尿液、乳头排液、阴道液涂片,宫颈刮片、鼻咽涂片、管拉网涂片、各种内镜片。抽取胸腔积液、腹腔积液、心包积液和脑脊液离心涂片,支气管冲洗液沉淀涂片。

(2)穿刺细胞学检查:用直径 < 1 mm 的细针刺入实体瘤内吸取细胞进行涂片检查。对浅表肿瘤可用手固定肿块后直接穿刺,如淋巴结、唾液腺、甲状腺、乳腺、前列腺以及体表软组织等处的肿块穿刺。对深部肿瘤则需在 B 超或 CT 扫描引导下进行穿刺,如肺、纵隔和腹腔等处的肿块穿刺。

(3)涂片制片:取材后立即涂片,操作应轻巧,避免损伤细胞,涂片须厚薄均匀。涂片后应在干燥前立即置于 95% 乙醇或乙醇乙醚(各 50%)固定 15 min,以保持良好的细胞形态,避免自溶变形。常用的染色方法有苏木精伊红法(HE)、巴氏法(Papanicolaou)和瑞氏法(Wright)等,应用薄层涂片和自动染色技术可获得背景清晰的高质量涂片,且可以对玻片进行自动扫描来区分出正常或异常改变。

2. 诊断报告

(1)三级法:分阳性、可疑和阴性。阳性为找见肯定的癌细胞,临床医师可依据细胞学报告行手术切除或化学治疗;可疑为找见难以确认的异型细胞,临床医师应重复细胞学检查或做活检,如临床表现和 X 线影像强烈提示恶性,也可进行治疗;阴性为仅找见正常或炎症细胞。

(2)四级法:分为阳性、可疑、非典型性和阴性。非典型性属于侠义的癌前病变中见到细胞,在细胞学诊断中还可能包括异型显著的炎症变性细胞,甚至数量很少、形态不典型的癌细胞。非典型细胞的临床意义不明确,需进一步检查,不能单独依据此结果进行治疗。

(3)五级法:Ⅰ级为无异型性或不正常细胞;Ⅱ级为细胞学有异型,但无恶性证据;Ⅲ级为细胞学怀疑为恶性,但不能肯定;Ⅳ级为细胞学高度怀疑为恶性;Ⅴ级为细胞学确定为恶性。

（4）Bethesda 系统分级法：用于宫颈和阴道涂片，采用巴氏染色法的诊断报告。

WHO 推荐细胞学报告应采用诊断名称，如有可能还应说明类型（鳞癌、腺癌、小细胞癌等），不宜采用数字式分级诊断。细胞学诊断报告力戒或避免诊断过头，而阴性报告决不能解释为没有肿瘤。

3. 应用肿瘤的细胞学

应用肿瘤的细胞学诊断阳性率较高，对宫颈癌、食管癌和淋巴结转移癌的诊断阳性率可高达 90% 以上，对乳腺癌、肺癌、肝癌和淋巴瘤的诊断阳性率也可高达 80%～90%。多数病例通过细胞学检查还可确定肿瘤的组织学类型。

细胞学检查还适用于宫颈癌和食管癌的普查，也可用来观察女性内分泌激素水平的变化，指导乳腺癌患者术前化疗，以及了解癌症患者的放疗反应和食管癌癌前病变及其演变过程的前瞻性研究等。

细胞学检查取材方便，所需设备较简单，操作、制片和检查过程快速，给患者造成的痛苦小，易于推广和重复检查，是一种较为理想的肿瘤诊断方法。然而，肿瘤的细胞学诊断有一定的局限性，阴性结果并不能否定肿瘤的存在；深部肿瘤如肝癌、肺癌、胰腺癌和肾癌等，常难以取得较为理想的标本，早期食管癌、贲门癌和肺癌，尽管拉网或痰液细胞学检查为阳性，因影像学检查不能显示出肿瘤的部位，难以精确定位而影响治疗，还需进一步做内镜检查确定肿瘤的部位。

（二）病理学诊断

所有的病变组织均应送病理检查，绝对不允许将标本丢弃，以致延误病情而影响诊断。如本院或本地无病理科时，应及时将标本送外院或外地申请病理检验。路程遥远又不能很好地使标本保持在新鲜状态时，可事先将标本固定在 10% 的中性福尔马林固定液中，以避免标本腐败或干枯。

1. 标本的获取

（1）空心针活检标本：空心针活检（core-needle biopsy，CNB）是采用套管类活检针采集约 1 mm×10 mm 的细长组织条，适用于位于深部的软组织肿瘤。CNB 采集的组织量虽比采用 FNA 者多，但对病理诊断来说仍有相当大的难度，特别是在未取到肿瘤性的组织时。过去认为，空心针活检可能会引起血肿形成或导致肿瘤播散，这一观点现在看来似无根据。与开放式活检对照性研究显示，90% 的病例通过空心针活检能确定组织学类型及分级。在 CT 引导下行 CNB 将会得到比较广泛的应用。

（2）切取活检标本：切取活检（incisional biopsy）是采用手术方法切取的小块肿瘤组织。切取活检适用于肿瘤体积较大或位置较深的部位，如位于躯干或四肢等部位的巨大肿瘤。切取活检的目的在于获取肿瘤组织并得到明确的病理诊断，以便选择下一步治疗方案。

（3）切除活检或摘除标本：切除活检或摘除（excisional biopsy or enucleation）是采用手术方法切除整个肿瘤组织，常附带少量正常的周边组织。切除活检或摘除适用于位置浅表、体积较小的肿瘤，对多数良性肿瘤而言，多能达到诊断和治疗的双重目的，对恶性肿瘤则根据肿瘤的病理类型决定下一步的治疗方案，如补行局部扩大切除等。

（4）咬取活检标本：咬取活检（bite biopsy）标本是采用咬检钳咬取的少量肿瘤实质。咬取活检适用于暴露、有破溃的浅表肿瘤。

（5）手术切除标本：是经外科手术切除的标本，包括局部切除标本、局部扩大切除标本、间室切除（compartment ectomy）标本、根治性切除标本和截肢（amputation）标本等多种类型。

无论选择何种活检方法，均以不导致肿瘤播散为原则，除手术中予以保护措施外，活检后如考虑肉瘤可能，应及时应用化疗药物预防。

2. 标本的处理

对于各种活检标本应全部送病理检查，其他检查可待根治性切除以后再做。对于手术标本，特别是恶性肿瘤，如肿瘤的体积相对较大（如 >1 cm），建议在肿瘤尚处于新鲜时，在不影响病理诊断的前提下，在无菌状态下切取少量肿瘤组织，存入组织库，以备日后所需。如需做电镜检测，则还需切取 1 mm^3 的组织块，并及时固定在戊二醛固定液中。然后将标本及时固定在甲醛固定液中。在标本固定前，外科医师除对标本进行拍摄外，应对标本作适当标记，特别是提供病变的解剖方向，包括上、下、内、外切缘和基底切缘，并记载于病理申请单上。

病理科医师在接受标本后，应拍摄标本的大体形态，标本旁应附带标尺。对所有的小标本应用染料（如印度墨汁或碳素墨汁）标识。对手术切除标本应标识出各个切缘，并用染料标识（如宫颈锥形切除标本和前列腺切除标本），并测量离肿瘤最近切缘的距离。观察肿瘤的外观形状，包括形状、色泽、有无包膜和周界情况，测量肿瘤的大小（长径×横径×纵径）并记录。沿肿瘤的最大径纵行切开以暴露最大切面，观察切面情况，包括色泽、质地、有无出血、坏死、囊性变、钙化和骨化，若有坏死，应估算坏死的范围在整个肿瘤中所占的百分比。

3. 标本的取材

（1）活检小标本：对内镜和穿刺活检的标本应全部包埋，如组织太小，可用染料标识，并用软纸或细纱布包好，以防脱水过程中丢失。对活体小组织或小标本，取其最大剖面，注意连带四周切缘，剩余部分留存备查或必要时补取材。

（2）手术大标本：依据各种脏器或组织的取材规范进行，可参考《中国常见肿瘤诊治规范》、《阿克曼外科病理学》或相关书籍，必须做好详细的记录。有条件者，可对所取材的标本进行拍摄或复印，并标明各自的取材部位。也可对标本描绘简图，并标明具体的取材部位。对取材部位较多者或附有区域淋巴结者，可采用编号，并注明各编号所代表的组织，常用者有英文字母和阿拉伯数字，如2012-1A、2012-1B、2012-1C……，或2012-1（1）、2012-1（2）、2012-1（3）……。对骨化明显的组织或骨肿瘤，在取材前可经脱钙处理。对伴有坏死的肿瘤组织，在取材前应估算坏死的区域在整个肿瘤中所占的比例，取材时不仅要取肿瘤的实性区域，也要取肿瘤连带坏死的区域。

4. 病理切片的类型

（1）常规石蜡切片：是病理学中最常用的制片方法。各种病理标本固定后，经取材、脱水、浸蜡、包埋、切片、染色和封片后光镜下观察。全部制片过程一般1天左右完成，3天内就可以做出病理诊断。石蜡切片的优点是取材广泛而全面，制片质量稳定，阅片清晰，适用于钳取、切取和切除等各种标本的组织学检查。

（2）快速石蜡切片：将上述常规切片过程简化，在加温下进行。通常用甲醛固定，丙酮脱水和软石蜡浸蜡后包埋、切片、染色和封片后光镜下观察。整个制片过程仅20 min左右，约30 min即可做出病理诊断。缺点是制片质量不易掌握，现多已被冷冻切片代替。

（3）冷冻切片：整个切片过程在恒冷箱内进行，制片质量稳定良好，接近于常规石蜡切片，出片速度快，仅需15 min左右即可出片并做出病理诊断。

（4）印片：将玻片与肿瘤组织接触制成印片，做出快速诊断，此法可与冷冻切片同时应用，以提高确诊率，也可作为无法进行冷冻切片时的应急措施。

5. 病理诊断报告

组织学诊断应包括标本类型、大体形态、组织学类型或亚型、病理分级、浸润深度、脉管（血管和淋巴管）、神经侵犯情况及各组淋巴结转移情况，切除标本的切缘和（或）另送切缘有无肿瘤累及等情况。对于罕见或特殊类型的肿瘤、交界性肿瘤或生物学行为不明确的肿瘤，应加以备注，或提供参考文献，以供临床参考。部分病例的诊断报告中还需包括特殊检查（免疫组织化学、电镜、分子病理学等）的结果和相关解释。病理学报告还提供恶性肿瘤的预后相关性指标（癌基因、抑癌基因的表达情况和增生活性等），以及供临床进一步治疗选择的指标，如ER、PR、c-erbB2、CD20、MUM-1和CD117等表达情况。

（三）肿瘤病理诊断的辅助技术

1. 特殊染色

①苦味酸-酸性品红染色（Van Gieson，VG）：用来区分胶原纤维和肌纤维，结果：胶原纤维呈鲜红色，肌纤维、细胞质和红细胞呈黄色，细胞核呈蓝褐色或棕蓝色。②Mallory三色染色：胶原纤维、网状纤维呈深蓝色，黏液、软骨和淀粉样物质呈淡蓝色，肌纤维呈鲜艳的红色或粉红色，胞核呈蓝黑色。③Masson改良三色染色：主要用于鉴别胶原纤维和肌纤维，尤适用于平滑肌肿瘤的诊断，结果：平滑肌纤维染成红色，而胶原纤维呈蓝色，细胞核呈蓝褐色。④弹力纤维染色：用来显示皮肤组织中弹

力纤维的变化（如增生、卷曲、变性和崩解）、观察心血管疾病中弹力纤维的变化（如异常增多、弹力板变性、增厚、崩解、断裂或发生灶性破坏等），在软组织肿瘤中，主要用来证实弹力纤维瘤。⑤网状纤维染色：可用来鉴别癌和肉瘤，前者网状纤维围绕在癌细胞巢的周围，巢内癌细胞周围无网状纤维分布，后者则围绕在瘤细胞之间。此外，网状纤维染色还多用来显示一些特殊的排列结构（巢团状、器官样、腺泡状、血管外皮瘤样和管腔样），这些结构可分别出现在"滑膜"肉瘤、透明细胞肉瘤、副神经节瘤、腺泡状软组织肉瘤、腺泡状横纹肌肉瘤、血管外皮瘤、具有血管周上皮样细胞分化的肿瘤（PEComa）和上皮样血管肉瘤等。⑥Mallory 磷钨酸苏木素染色：也称 PTAH 染色（phospho-trichrome acid-hematoxylin），能显示骨骼肌细胞中的横纹，用于辅助诊断横纹肌瘤、横纹肌肉瘤和一些含有横纹肌母细胞分化的肿瘤。⑦黏液染色：可显示糖原和中性黏液物质。如肿瘤内含有糖原和中性黏液，过碘酸雪夫那（Periodic-acid-Schiff，PAS）染色可呈阳性反应，前者能被淀粉酶消化。软组织肿瘤中能显示 PAS 阳性的肿瘤包括横纹肌瘤、横纹肌肉瘤、间皮瘤、透明细胞肉瘤、腺泡状软组织肉瘤、骨外尤因肉瘤和具有血管周上皮样细胞分化的肿瘤等。在腺泡状软组织肉瘤的瘤细胞内可见到具有特征性的 PAS 阳性、耐淀粉酶消化的菱形或针状结晶物。在卡波西肉瘤和肝胚胎性肉瘤中，于细胞内外均可见到 PAS 阳性并耐淀粉酶消化的嗜伊红小体，恶性横纹肌样瘤中的胞质内玻璃样内含物或包涵体，PAS 染色也可呈阳性反应。⑧脂肪染色：常用油红 O、苏丹Ⅲ或苏丹黑来显示细胞内的脂质。除脂肪肉瘤中的脂肪母细胞外，纤维黄色瘤、幼年性黄色肉芽肿和黄色瘤中的泡沫样组织细胞也可呈阳性反应。⑨其他：Masson Fontana 银染色可用来区别含铁血黄素和黑色素颗粒，刚果红和甲基紫染色可显示组织和脏器中的淀粉样变性以及淀粉样瘤中的淀粉样物质，Giemsa 染色显示肥大细胞胞质内的颗粒，嗜铬细胞染色可用来显示嗜铬细胞瘤胞质内棕黄色的颗粒。

2. 电子显微镜

电子显微镜能观察到细胞的超微结构，不仅能观察到细胞质内的细胞器和分泌颗粒，还能观察到细胞膜表面特殊结构和细胞间的连接结构，对肿瘤的诊断和鉴别诊断有一定的辅助价值。其主要用于：①区别分化差的鳞癌和腺癌：鳞癌有发育良好的桥粒和张力微丝，腺癌有微绒毛、连接复合体、细胞质内黏液颗粒或酶原颗粒。②区别分化差的癌和肉瘤：癌有细胞连接和基底膜。③无色素性黑色素瘤：细胞质内存在黑色素小体和前黑色素小体。④区别肺腺癌和间皮瘤：间皮瘤有很大细长的微绒毛，细胞质内不含黏液颗粒或酶原颗粒。⑤神经内分泌肿瘤：细胞质内可见不同类型的神经内分泌颗粒。⑥软组织梭形细胞肿瘤和小网形细胞肿瘤的鉴别诊断。⑦其他：如在朗格汉斯细胞组织细胞增生症中能见到特征性的 Birbeck 颗粒、精原细胞瘤中可见显著的核仁丝。

3. 免疫组织化学

依据抗原-抗体特异性结合原理，用已知抗体检测肿瘤组织和细胞内是否存在相应抗原的方法。在肿瘤病理学诊断中的应用主要有以下几种：①差分化恶性肿瘤的诊断和鉴别诊断：应用 cytokeratin（上皮性）、viementin 等（间叶性）、LCA（淋巴细胞性）、S100 蛋白和 HMB45 可将癌、肉瘤、淋巴瘤和恶性黑色素瘤区分开来。②确定转移性恶性肿瘤的原发部位：实际应用比较有限，目前仅限于甲状腺癌（TG）、前列腺癌（PSA）、肝癌（AFP，Hepa）和精原细胞瘤（PLAP）等少数几个恶性肿瘤。③淋巴造血系统肿瘤的分类：确定霍奇金或非霍奇金淋巴瘤，在非霍奇金淋巴瘤中，再根据相应的抗体确定 B 细胞性（CD20）、T 细胞性（CD3）、间变性（CD30，ALK1）或 NK 细胞性（CD56），并具体分出若干亚型。④协助临床进一步治疗的指标：如乳腺癌患者 ER 和 PR 阳性，应用内分泌治疗（他莫昔芬），c-cerbB2 阳性表达为 +++ 者应用赫赛汀，胃肠道间质瘤 CD117 阳性者应用格列卫，多药耐药基因产物 P170 表达提示肿瘤对化疗药物有耐药性等。⑤内分泌肿瘤的激素测定：用于诊断和分类内分泌肿瘤。⑥探讨肿瘤的分化方向：如伴有血管周上皮样细胞分化的肿瘤（PEComa），除可表达 actin 外，还表达色素性标志物。⑦探讨肿瘤与某些病毒的关系：如鼻咽癌、鼻腔 NK 细胞淋巴瘤、霍奇金淋巴瘤、Burkitt 淋巴瘤和 EBV 相关性平滑肌肉瘤与 EBV 的关系，卡波西肉瘤与人类疱疹病毒 8（HHV8）的关系，宫颈 CIN 与人类乳头状瘤病毒（HPV）的关系，肝癌与 HBV 的关系等。⑧肿瘤的预后指标：各种癌基因、抑癌基因和增殖活性指标的检测，以供参考。

4. 细胞和分子遗传学

细胞和分子遗传学包括：①细胞遗传学分析（cytogenetic analysis）是通过获取新鲜的肿瘤组织，经短期培养后用秋水仙碱处理，使细胞停留在有丝分裂中期，收集细胞，制片后经10% Giemsa染色显带，进行G带分析。该方法用于分析染色体核型（karyotype），可发现肿瘤细胞中染色体数目和结构异常，包括三体、单体、异倍体、环状染色体、缺失、重排、易位、倒位、重复和插入等。②荧光原位杂交（FISH）是应用荧光素标记的DNA特定探针与组织切片或细胞涂片上的肿瘤组织杂交，以DA-PI（diamidino-2 phenylindole）衬染其他染色体和间期核，在荧光显微镜下能显示与之相应的染色体某个区段或整体染色体。此法可用于新鲜组织，也可用于固定组织的石蜡包埋切片，只需要很少的肿瘤细胞，而印片和细胞穿刺涂片标本尤为适宜。FISH方法可用于有丝分裂中期细胞和间期细胞，能有效地检测染色体数目和结构异常，尤其适用于证实染色体易位、缺失和基因扩增。常用的FISH检测包括乳腺癌中c-erbB2基因扩增、滑膜肉瘤中的SYT相关易位等。③光谱染色体组型分析（spectral karyotyping, SKY）是一种波谱影像分析方法，检测时采用包含24种染色体的综合探针，在分裂中期相中以不同颜色标记每一个染色体，并通过抑制杂交来实现染色体的特异标记。④比较基因组杂交（comparative genomic hybridization, CGH）分别提取肿瘤细胞和正常淋巴细胞中的DNA，用不同荧光染料染色后与正常人中期染色体进行杂交，根据两种探针荧光信号的强度差异确定肿瘤细胞所有染色体整个基因组上是否存在整条染色体或染色体某些区段的增加或减少。⑤DNA印迹（southern blot）将从肿瘤细胞中提取的DNA用限制性核酸内切酶消化，凝胶电泳分出DNA片段，再使其变性，形成单链DNA片段，然后吸印在硝酸纤维素滤膜上，与已知DNA或cDNA探针杂交，检测是否存在被探针杂交的DNA片段，从而确定有无染色体易位和基因扩增。⑥聚合酶联反应（PCR）是以肿瘤组织内提取的DNA为模板，在耐热TaqDNA多聚酶的作用下，以混合的核酸（dNTPs-A, C, G, T）为底物，在引物的引导下，扩增靶基因或靶DNA片段，反转录聚合酶联反应（reverse transcription-PCR, RT-PCR）是提取肿瘤组织中的mRNA，在反转录酶的作用下，合成cDNA，再以此为模板进行聚合酶联反应。肿瘤中存在的异常mRNA，可用此法用特定的引物，扩增染色体易位断裂两端的cDNA而获得染色体易位的条带。此法敏感、快速，少量肿瘤细胞即可被检测。不仅可用于新鲜组织，也可用于甲醛固定、石蜡包埋的组织块。⑦DNA测序（DNA sequencing）检测肿瘤DNA的核苷酸序列，与正常DNA序列比较，以确定突变的类型、突变位置或基因融合点。⑧其他检测技术包括PCR单链构象多态性技术、限制性片段长度多态性分析、微卫星不稳定性分析、端粒重复扩增法、基因表达连续分析、生物芯片、蛋白组学和微切割技术等。

5. 流式细胞术

此技术是一种利用流式细胞仪对细胞定量分析和细胞分类研究的技术，主要用于：①肿瘤细胞增殖周期分析、染色体倍数测定、S期比率和染色体核型分析。②淋巴瘤和白血病的分型。③肿瘤相关基因定量分析，有助于估计肿瘤的生物学行为。④多耐药基因产物的定量，为化疗药物选择提供依据。⑤肿瘤疗效监测、残存肿瘤细胞检测以判断有无复发等。⑥判定同时性或异时性发生的肿瘤来源。

6. 图像分析技术

此技术是采用图像分析仪，将观察到的组织和细胞二维平面图像推导出三维立体定量资料，包括组织和细胞内各组分的体积、表面积、长度、平均厚度、大小、分布和数目等。

（四）肿瘤的影像学及核医学诊断

肿瘤的影像学诊断对肿瘤的早期发现、肿瘤的定位、分期、术前手术切除可能性的估计、治疗计划的制订以及治疗后的随访都有十分重要的意义。影像学的内容也从传统的X线发展到现代的超声、CT、MRI、核医学以及PET-CT的诊断。

（1）肿瘤的X线诊断：包括透视、摄片、体层摄影和造影等检查。①X线透视（目前均用高分辨率电视透视）、摄片、体层摄片等用于检查肺、纵隔肿瘤、骨肿瘤、头颈部肿瘤和某些软组织肿瘤。虽然X线检查特别是体层摄影对纵隔、肺门、支气管等检查不如CT检查而大部分为CT、MRI所取代，但常规X线检查仍有其方便、经济、实用的优点，仍然是肺、骨等肿瘤最基本的检查方法。②乳腺钼靶摄片：采用低剂量片-屏组合系统，可清晰显示乳腺肿块或结节病变、钙化影和导管影等改变，特别是钙化在早期乳腺癌诊断中有重要意义，乳腺未能扪及肿块，乳腺摄片发现小群微细钙点最后诊断为乳腺癌为45%~50%；在术前检查可发现隐性或多发病灶；用于高危人群普查，有助于发现早期乳腺癌。对年轻妇女乳腺组织较致密而易受放射线损伤，一般不主张作乳腺摄片检查。③消化道造影：分钡餐造影和钡灌肠造影，能整体显示消化道的轮廓和黏膜，清楚显示肿瘤的部位、大小、良恶性特征，并间接显示肿瘤浸润情况，目前仍是手术前首选诊断方法之一。④泌尿道造影：分静脉肾尿路造影和逆行肾盂、输尿管、膀胱造影，是检出泌尿道肿瘤的常用方法，但对于侵犯肾盂的肾实质肿瘤则以CT或MRI为优。⑤血管造影：选择性血管造影通过向插入靶血管的导管内，注入造影剂显示肿瘤区血管图像的方法显示较小的肿瘤，能准确定位，了解肿瘤的动、静脉引流以及血管侵犯和癌栓情况，鉴于这是一种创伤性检查方法，有一定并发症，在CT、MRI广泛应用后单纯用于诊断目的的血管造影已较少应用。⑥淋巴管造影：从肢体浅表淋巴管注入造影剂可使淋巴系统显影。对淋巴系统肿瘤，生殖系统肿瘤的淋巴结转移入盆腔、腹主动脉旁、腹膜后淋巴结转移有一定的诊断价值。

（2）肿瘤的CT诊断：CT检查经过数代改进，特别是近年来螺旋CT的出现标志CT领域的重大革新，它可显示0.5 cm的肿瘤，不但能准确地测出肿瘤的大小、部位及与周围组织器官的关系，而且对肿块的定性、定位、肿瘤分期的准确性有进一步提高。对肝、胰腺、胸部肿瘤等术前评估、判断手术切除的可能性也有很大的帮助。CT检查的范围不断扩大。胸部CT对胸部早期癌变特别是肺尖、肺门、纵隔、心缘和心后区X线难以发现的小瘤灶，以及近胸膜的小结节等均易于发现，对纵隔淋巴结的显示使胸部肿瘤分期的准确性提高；腹部CT对腹腔实质性和空腔脏器均有良好的显示。对肝脏肿瘤可作动态增强扫描，观察病灶血供情况，以利于定位和鉴别诊断。胃肠道CT扫描可显示胃壁的黏膜层、肌层及浆膜层，区别腔内、外肿块以及邻近脏器有无侵犯和淋巴结转移情况，从而判断手术切除的可能性。肾和肾上腺CT可显示肾皮质、髓质，对肾实质肿瘤的诊断和肾功能的判断均较佳。CT对骨和软组织的分辨率明显优于X线片。从而对骨和软组织肿瘤的定性和肿瘤纵向、横向浸润的范围做出诊断，为手术或放疗范围的确定提供可靠的帮助。

（3）肿瘤的MRI诊断：磁共振是20世纪80年代后应用于影像诊断的重大进展。人体不同组织无论在正常还是异常的情况下，都有各自的纵向和横向弛豫时间（T_1和T_2）以及质子密度，这是MRI区分正常与异常并以此诊断疾病的基础。MRI依赖于质子密度、弛豫时间和流空效应，应用不同的磁共振射频脉冲程序，得到各种不同的MRI图像。与CT相比，MRI具有较高的对比度，特别是软组织的对比度明显高于CT，MRI多平面直接成像可直观地显示肿瘤病变范围，应用造影剂可作肿瘤与非肿瘤组织的鉴别，肿瘤内部结构的观察，显示肿瘤供血动脉、引流静脉和肿瘤邻近血管的图像，对肿瘤的定性、定位、手术方案的制订、预后的估计和术后随访观察等都有重要意义。MRI的缺点是对钙化不敏感，空间分辨率较低，体内有金属物品及装心脏起搏器者禁忌。另外，费用也较高。

（4）超声诊断：超生检查是一种无创性、方便简捷、可反复检查的诊断方法。由于采用电子计算机技术、实时灰阶成像和彩色多普勒技术以及超声探头的改进，在常规超声的基础上介入性超声、腔内超声、术中超声等的应用为肿瘤的诊断提供更为可靠的诊断技术，并广泛应用于临床。超声对浅表器官肿瘤如甲状腺、唾液腺、乳腺、睾丸、软组织、眼和眶内等肿瘤的诊断具有独特的作用，特别是利用超声的声影衰减特征正确区分肿块为囊性或实质性。对胸腔积液、胸膜增厚、胸膜肿瘤的诊断和定位，对肝、肾上腺、盆腔、子宫、卵巢、腹膜后肿瘤的诊断都能得到较为满意的效果。近年来介入性超声的应用在实时超声监视或引导下，进行穿刺活检、抽吸检查、注射造影剂等方法诊断肿瘤，被认为是一种安全、准确的诊断方法。腔内超声应用于食管、胃、直肠、膀胱、阴道内等腔内肿瘤的检查，可早期诊断相应部位的肿瘤，了解肿瘤浸润的深度、范围和术前分期；术中超声对肿瘤的显示率和定位准确率显著提高，目前已广泛应用于肝、胆囊、胰、肾、腹膜后和妇科肿瘤的术中探测。彩色多普勒超声根据血流的有无、分布与类型对良、恶性肿瘤的诊断和鉴别诊断有一定的帮助。

（5）肿瘤的核医学诊断：某些放射性药物进入人体后，能选择性浓集于某一器官或肿瘤病变区，用显像设备获得放射性分布影像，根据放射浓集的程度来诊断肿瘤。放射性浓集高于邻近正常组织时为

"热区"显像，反之为"冷区"显像。常用的放射性核素有 ^{131}I、^{99m}Tc、^{75}Se、^{198}Au、^{99m}Tc-DMSA、^{99m}Tc-MDP 等，分别用于甲状腺、甲状旁腺、肝、肾、骨等肿瘤。近年来应用淋巴系统对放射性胶体颗粒的运输、沉积和吞噬原理，用不同颗粒直径的 ^{99m}Tc 硫胶体做检查显示淋巴系统，特别是前哨淋巴结显像，提高了前哨淋巴结的检测率，为乳腺癌、胃癌、大肠癌、黑色素瘤等恶性肿瘤淋巴结清除的范围提供有价值的参数。近年来放射性受体显像、放射免疫显像特别是正电子发射断层摄影（positron emlssion computed tomography，PET）肿瘤代谢显像，利用肿瘤和正常组织之间的物质代谢上存在的差异，将发射正电子的放射性核素标记的蛋白质合成代谢、碳水化合物分解代谢的前体、受体配基等注入体内，用PET 进行显像，可灵敏准确地定量分析肿瘤的能量代谢、蛋白质合成、DNA 复制增殖和受体分布等，以鉴别肿瘤的良恶性、转移灶尤其是淋巴结的定位、肿瘤治疗效果的检测、肿瘤复发与否的鉴别等，对合理制订治疗方案、评价治疗效果等有很大帮助。目前最常用的显像剂为 18F-FDG，具有葡萄糖类似的细胞转运能力，可作为肿瘤细胞所摄取，但不参与进一步代谢而滞留在肿瘤细胞内。通过 PET 断层和全身显像可以对肿瘤进行定性，亦可对肿瘤葡萄糖代谢进行定量分析，以此鉴别肿瘤的良恶性。

第二章 肿瘤病理学

由于肿瘤（尤其是恶性肿瘤）治疗的特殊性（如根治性手术的创伤性、化学治疗的毒性与放射治疗的放射性损伤等）及其对患者精神、心理与经济上的影响，要求在开展治疗前，对病变尽可能做出明确的诊断。

虽然近年来内镜、影像学、肿瘤标志物与分子基因检测等诊断技术有了突飞猛进的发展，肿瘤的早期诊断与精确定位也提高到了一个新的水平。但是，病理学诊断仍然是众多诊断方法中最为可靠的方法，它能明确病变的性质（是、否肿瘤）、判断肿瘤的性质（良性、恶性）、组织学分类、恶性度分级；它是制订肿瘤治疗方案的依据与分析疗效的基础；还有助于判断肿瘤的预后，确定有无肿瘤的复发、转移，以及进行死因的分析。因此，肿瘤病理诊断技术在肿瘤诊断中占有十分重要的地位，是其他诊断技术所不能替代的。

第一节 肿瘤病理学概念

一、良性肿瘤与恶性肿瘤

根据肿瘤的特性及对机体的影响和危害，可将肿瘤分为良性肿瘤（benign tumor）与恶性肿瘤（malignant tumor）两大类，或包括交界性肿瘤（borderline tumor）共三类。

1. 良性、恶性肿瘤的区别

良性、恶性肿瘤的区别如表 2-1 所示。

表 2-1 良性、恶性肿瘤的区别

病理特征	良性肿瘤	恶性肿瘤
肿瘤细胞的分化	好	差
细胞的异型性	小	大
核分裂	无/少	多；常伴有病理性核分裂
生长方式	外生性，膨胀性	侵袭性（浸润性）
与周围组织的关系	推开或压迫	破坏
包膜	常有	无
边界	清晰	不清晰
生长速度	较慢	快（短期内迅速生长）
继发改变	较少出血、坏死，可钙化/囊性变	出血、坏死、溃烂
复发与转移	无/极少	常见
对机体的影响	较少	较大，甚至致命

2. 肿瘤的分化

肿瘤的分化包含两方面的意思：①分化的方向。②分化的水平。

（1）分化的方向：原始的生殖细胞具有向三胚叶分化的能力，每一胚叶的细胞又进一步分化成各种不同功能的细胞，构成机体的组织与器官。遗传因素引起的生殖细胞突变或致癌因素导致正常细胞的突变，均可使正常细胞出现异常的分化（或逆分化），形成不同分化方向的肿瘤。例如，来自原始生殖细胞的畸胎瘤有向多胚叶分化的能力，肿瘤包含上皮（鳞状上皮、各种腺体）、间叶（骨、软骨、肌肉、脂肪、纤维）与神经组织（神经/神经节细胞、神经胶质）三个胚层的多种成分。上皮性肿瘤向鳞状细胞方向分化形成有不同程度角化/细胞间桥的鳞状细胞癌，向腺上皮方向分化可形成有腺腔样结构/胞质内分泌物的腺癌。

（2）分化的水平：细胞从幼稚到成熟的分化过程中，各阶段均可受致癌因素的影响而形成肿瘤。这些分化水平（成熟程度）不同的肿瘤，或多或少地保留了其分化方向成熟细胞的形态和功能特点。分化越成熟的肿瘤，与相应正常细胞及组织的形态越相似；而分化越不成熟的肿瘤，其具备相应正常细胞的形态学特点越少。例如，肝细胞性肝癌，癌细胞呈梁索状（肝细胞索）排列，细胞索间有丰富的血窦，能分泌胆汁，肝癌的这些形态和功能都与正常肝组织有相似之处。鳞状细胞乳头状瘤的上皮细胞形态、排列与正常的鳞状上皮颇相似。分化好的鳞状细胞癌具有胞质角化特点（称角化型鳞状细胞癌），但分化差的鳞状细胞癌则未见角化（称非角化型鳞状细胞癌）。良性的脂肪瘤细胞与正常脂肪组织的细胞几乎完全相同，二者的区别只是脂肪瘤有包膜，而正常脂肪组织则无。分化好的脂肪细胞性（脂肪瘤样）脂肪肉瘤，其大部分的肿瘤细胞为分化到接近成熟的脂肪细胞，与良性脂肪瘤很相似；不同之处仅仅是肉瘤性的脂肪细胞有较明显的大小不等，以及有数量不等的脂肪母细胞与深染的大核细胞。而分化差的圆形细胞脂肪肉瘤则以小圆形的瘤细胞为主，含脂滴的细胞很少。

根据肿瘤的分化方向及分化水平，可对肿瘤进行分类及分级。良性肿瘤细胞往往分化成熟，与相应的正常细胞比较相似。恶性肿瘤细胞则与相应的正常细胞有较大的差异，一般将不同分化程度的恶性肿瘤分为分化好（Ⅰ级）、分化中等（Ⅱ级）、分化差（Ⅲ级）三个级别。肿瘤分化越差，分级越高，其恶性程度越大。

3. 肿瘤的蔓延、复发与转移

（1）直接蔓延：肿瘤沿组织间隙、淋巴管、血管及神经束衣生长进而侵及邻近组织器官，称肿瘤的直接蔓延。例如，鼻咽癌向咽旁间隙及颅底骨生长，引起骨质破坏及脑神经损伤。

（2）复发：肿瘤经治疗后消失，过一段时间后在同一部位又发生同样组织形态的肿瘤，称肿瘤的复发。例如，真皮的隆突性皮肤纤维肉瘤常常多次复发。

（3）转移：肿瘤细胞脱离原发瘤，沿淋巴管、血管、体腔到达与原发瘤不相连续的部位，并继续生长，形成与原发瘤同样类型的肿瘤，这个过程称为转移。例如，乳腺癌转移到腋窝淋巴结，骨肉瘤转移到肺，胃癌转移到肠系膜淋巴结、网膜、卵巢或盆腔等。转移是恶性肿瘤的特征，癌以淋巴道转移为主，肉瘤则以血道转移为主。若肿瘤发生锁骨上淋巴结的转移，往往意味着有血道转移的可能。

临床在诊断转移瘤之前，还需与多原发性肿瘤鉴别。多原发性肿瘤（癌），是指同时或先后在同一患者身上的同一器官或不同器官发生两个或两个以上的原发性肿瘤。这些肿瘤的组织形态可以相同（如双侧性乳腺癌或发生在不同节段的两个结肠癌）或完全不同（如鼻咽癌伴发舌癌、肺癌等）。多原发性肿瘤（癌）与转移癌的治疗方式及疗效均有所不同，对前者往往采取较为积极的措施。

二、肿瘤的分类和命名

1. 肿瘤的分类

根据肿瘤的性质（良性、交界性、恶性）与肿瘤的分化方向（上皮性、间叶性、神经性、淋巴造血组织与其他组织如胎盘、生殖细胞及三胚叶组织），可对肿瘤进行分类。既往的肿瘤分类大都以病理形态学为主，近年分子遗传与基因检测技术的发展，使对肿瘤的本质有了更深入的了解，越来越多的肿瘤分子分类也应运而生。例如，在第4版WHO肿瘤分类中，就有通过基因检测，由基因表达谱决定乳腺癌的分子亚型，用于预测患者的治疗反应及预后；淋巴造血系统肿瘤的分类也与肿瘤的分子遗传学特性密切相关。2011年国际多学科肺腺癌分类更是首个以病理学为中心，由肿瘤学、内科学、外科学、放射影像学多个学科共同参与制定的综合性分类,新分类整合了肺腺癌的影像学、病理形态学、分子遗传学、临床治疗与预后多方面的信息,对临床诊断治疗有更大的指导意义。

2. 肿瘤的命名

肿瘤的命名(表2-2)方法与肿瘤分类的原则相似,绝大部分的肿瘤名称能反映肿瘤的性质及分化方向(或称组织起源)。例如,鳞状细胞乳头状瘤(squamous cell papilloma)、鳞状细胞癌(squamous cell carcinoma)、腺瘤(adenoma)、腺癌(adenocarcinoma)、平滑肌瘤(leiomyoma)、平滑肌肉瘤(leiomyosarcoma)、脂肪瘤(lipoma)、脂肪肉瘤(liposarcoma)、(乳腺)纤维腺瘤(腺纤维瘤)(adenofibroma)、神经纤维瘤(neurofibroma)、恶性神经鞘瘤(malignant neurilemmoma)、恶性黑色素瘤(malignant melanoma)、(卵巢)浆液性交界性肿瘤(serous borderline tumor)。

表2-2 肿瘤的命名

组织分化方向/水平(或组织来源)	良性	交界性	恶性
上皮性	××瘤(-oma)	交界性××瘤	××癌(carcinoma)
间叶性	××瘤(-oma)	交界性××瘤	××肉瘤(sarcoma)
神经性	××瘤(-oma)		恶性××瘤(maligant...-oma)
淋巴造血组织			恶性淋巴瘤、白血病
三胚叶组织	成熟性畸胎瘤		未成熟性畸胎瘤

其他命名方式包括:加上形态描述的命名,如印戒细胞癌(signet-ring cell carcinoma)、(甲状腺)乳头状癌(papillary carcinoma)、滤泡癌(follicular carcinoma)、骨巨细胞瘤(giant cell tumor of bone);以人名命名,如Ewing's sarcoma、Hodgkin's lymphoma、腮腺的Warthin's tumor(又称淋巴瘤性乳头状囊腺瘤或淋巴乳头状囊腺瘤)。

有一些肿瘤称××母细胞瘤(-blastoma),如神经母细胞瘤(neuroblastoma)、肾母细胞瘤(Wilms' tumor/nephroblastoma)、髓母细胞瘤(medulloblastic)、肝母细胞瘤(hepatoblastoma)、肺母细胞瘤(pulmonary blastoma)等均为恶性肿瘤;骨母细胞瘤(osteoblastoma)、软骨母细胞瘤(chondro-blastoma)、脂肪母细胞瘤(lipoblastoma)为良性肿瘤;恶性者,再冠以恶性的前提,如恶性骨母细胞瘤(malignant osteoblastoma)。而肌纤维母细胞瘤(myofibroblastoma)则是交界性或低度恶性的肿瘤。

许多肿瘤还分组织学的亚型,以便于病理形态的记忆,还有代表不同恶性程度的意义。癌常用分级来表示恶性程度(如鳞状细胞癌的Ⅰ、Ⅱ、Ⅲ级),而肉瘤往往用亚型来表示。例如,横纹肌肉瘤又分为多形性、腺泡样和胚胎性。多形性者多见于成人,而胚胎性者多见于儿童。

但是,有些肿瘤的生物学行为与形态学改变并不完全一致,因而难以从组织形态判断其性质,而有赖于临床表现或随诊的结果。例如,子宫的转移性平滑肌瘤(metastasizing leiomyoma),组织学形态为良性,但可转移到肺等器官。副神经节肿瘤的良、恶性从形态学也难以区别,而以肿瘤有无转移或血管侵犯作为判断良、恶性的依据。

因此,应熟悉各器官组织常见肿瘤的名称及其性质,从病理学诊断报告中了解肿瘤的组织起源(分化方向)、分化程度及预后。以便采取正确的治疗随诊措施。

目前对肿瘤的分类和命名多采用WHO的肿瘤分类法和诊断标准。每一肿瘤还有一个用于表明分类与性质的编码(ICD-O code),如乳腺肿瘤中的纤维腺瘤编码是9010/0(/0表示该肿瘤为良性)、导管原位癌是8500/2(/2表示原位癌)、浸润性癌是8500/3(/3表示肿瘤为恶性);而/1编码的肿瘤为交界性或性质未定,如软组织的肌纤维母细胞瘤的编码是8821/1。提倡使用WHO的肿瘤分类法和诊断标准,在病理诊断时使用国际通用的肿瘤分类和命名。

三、名词解释

1. 原位癌(carcinoma in situ)

原位癌是指黏膜上皮层内或皮肤表皮层内的异型细胞累及上皮的全层,但尚未突破基膜、未发生间质浸润生长者。例如，子宫颈、食管的鳞状细胞原位癌和腺原位癌。为了避免过度的治疗，目前在很多组织器官，有使用上皮内瘤变（intraepithelial neoplasia）的概念，把原位癌与重度不典型增生归入高级别上皮内瘤变的趋势（如宫颈的 CIN3、前列腺的 PIN3 和结肠的高级别上皮内瘤变）。

2. 交界性肿瘤（borderline tumor）

交界性肿瘤是指在形态学及生物学行为上介乎于良、恶性之间的肿瘤，这些肿瘤更倾向于发展为恶性。例如，鼻腔、鼻旁窦的内翻性乳头状瘤（8121/1），细胞形态良性，但向间质呈浸润性生长，半数以上的内翻性乳头状瘤切除后可复发，约 20% 发生恶变。卵巢的各种表面上皮－间质肿瘤均有交界性病变，可伴有腹腔、盆腔的种植，也可发展为浸润癌。软组织的韧带样型纤维瘤病（8821/1）为浸润性的胶原纤维组织增生，细胞无异型，但往往难以切除干净而经常多次复发。涎腺的多形性腺瘤（8940/0），组织学为良性形态，但往往包膜不完整，呈出芽状生长，单纯切除后易于复发。虽然多形性腺瘤被定义为良性，但临床往往将其视为交界性肿瘤而采取腺叶切除的手术方式。

3. 瘤样病变（tumor-like condition）

非肿瘤性细胞增生所形成的瘤样肿块称为瘤样病变，往往与炎性刺激相关，为自限性生长，但切除不彻底亦可复发，少数可发展为恶性。例如，瘢痕疙瘩、纤维组织的瘤样增生（结节性筋膜炎、增生性肌炎、弹力纤维瘤）、肺的炎性假瘤、多种多样的瘤样淋巴组织增生、乳腺硬化性腺病、骨纤维异常增殖、皮赘（软纤维瘤）、骨囊肿、妊娠黄体瘤等。

4. 错构瘤（hamartoma）

错构瘤是指由构成某一器官的组织或细胞局灶性增生并紊乱组合构成的良性肿瘤。例如，肺的错构瘤（无肿瘤编码）由不等量的间叶成分（软骨、平滑肌、脂肪、结缔组织）及凹陷进肿瘤内的支气管上皮与腺体混合而成。各种良性的脉管肿瘤，如血管瘤、淋巴管瘤，也可视为错构性肿瘤。

5. 迷离瘤（choristoma）

迷离瘤为组织异位形成的肿块。例如，甲状腺组织可迷离到包括舌盲孔、喉、纵隔、支气管壁、食管壁、心包甚至皮下等处；胸腺组织迷离到淋巴结；胰腺组织迷离到胃、肠壁；子宫内膜的迷离更是常见，可发生于阴道壁、子宫肌（腺肌病）、卵巢、输卵管、输尿管、膀胱、盆腔，甚至肺内；痣细胞可迷离到淋巴结。应注意迷离瘤与转移癌的鉴别。

第二节 肿瘤病理诊断的方法

一、组织病理诊断

组织病理诊断（histopathology diagnosis）主要包括石蜡切片和冷冻切片。

1. 石蜡切片（paraffin - embedded tissue section）

方法是将标本组织经脱水后包埋于石蜡中，然后切片、染色（苏木精 - 伊红/HE 染色），显微镜观察并做出诊断。

标本的种类有以下几种。

（1）活检标本（biopsy specimen）：包括用切取/切除病灶取得的活检小标本。

①切取活检（incisional biopsy）：是取活体病变组织中的一部分做切片检查，以明确病变的性质，以及对肿瘤进行分类、分级，指导治疗方案的选择。例如，直视下/各种内镜检时用活检钳钳取、针刺吸取、手术切取小块组织送检。

活检取材应注意：①所取组织能反映病灶的性质：避免取坏死、出血部位，避免挤压组织引起人为变态。开腹开胸手术若肿瘤未能切除，仅取活检时，应在确定已取到肿瘤组织（必要时做冷冻切片加以证实）后才关腹关胸。②取材时尽量减少创伤、出血。有的部位不宜活检，如鼻咽纤维血管瘤的血管丰富而无弹性，活检易引起出血。皮肤恶性黑色素瘤，易因活检而促进肿瘤的转移，不宜活检，应整块一次性广泛切除肿瘤。③及时固定组织：活检后立即将组织放入足量（标本体积的 10 倍以上）10% 中性甲醛缓冲液（即4%甲醛）中固定，以免组织自溶。从组织固定到取材的间隔时间最好为30 min到24 h。组织结构、细胞形态与细胞内抗原蛋白等保存良好，才能保证制片质量与分子病理学方法的有效性，有利于病理学诊断。

②切除活检（excisional biopsy）：是将肿块连同部分周围正常组织切除送检。如肿瘤为良性，则可达到治疗的目的。

选择做切除或切取活检的主要因素是病灶的大小。如病灶体积较小，最好一次性将病灶完整切除。如怀疑为恶性淋巴瘤，也最好将一个淋巴结完整切除送检。

（2）大体标本（gross specimen）：无论术前有无病理诊断，手术切出的标本（肿物或器官，又称大体标本）都应送病理检查。术前切取活检会因取材局限而不易诊断，甚至有误。最后诊断必须根据对大体标本的全面检查而定，更不能仅凭肉眼观察判断肿瘤的性质而将大体标本丢弃。恶性肿瘤根治术后的大体标本，应包括切出的肿瘤原发灶及所在器官、清扫出的全部淋巴结（分组送检）、切除器官组织的上下断端或基底部组织等。

对大标本固定时，要使用足够大的容器并加入至少盖过标本的足量固定液。较大的组织要平行切开（但不能切断）后固定。

病理医生应对大体标本做全面的肉眼观察，详细记录（保存文字/与影像资料）并按照不同部位组织器官、肿瘤种类的取材规范切取组织块，做石蜡包埋切片，镜检做出病理诊断。

大体标本送检的目的是：①进一步明确肿瘤的性质、分类及分级。②明确肿瘤的大小、范围、浸润程度及与周围组织器官的关系。③了解肿瘤有无转移。④明确手术切除范围是否足够。这些均对肿瘤的诊断、临床病理分期（pTNM分期）及决定进一步的治疗方案（是否需要补充放射治疗及化疗）有重要的意义。

2. 冷冻切片（frozen section，即术中会诊 intraoperative consultation）

方法是取新鲜组织一小块，不必固定，送病理科快速冷冻成形，切片染色诊断，一般过程需30 min。

冷冻切片的作用是：①用于术前未能诊断，术中需要了解病变性质以确定治疗方案时，如肺肿块、乳腺肿块的诊断。②术中需明确病变侵犯范围，决定手术切缘时，如乳腺癌的保乳手术要了解切缘有无肿瘤。③了解肿瘤外的一些病灶是否属肿瘤的转移。④证明有无创伤正常组织（如有无伤及输尿管等）或证实活检已取到肿瘤组织等。

由于冷冻切片的时间仓促、组织未经固定脱水等步骤的处理，导致切片染色不良等原因，其诊断准确率低于石蜡切片。因此，不应以冷冻切片来代替石蜡切片诊断，钳取/切取活检小标本不宜做冷冻切片。骨和钙化组织因组织太硬无法切片的也不宜做冷冻切片。

尽管目前病理诊断的新技术很多，但是最古老的石蜡切片仍然是最主要的病理诊断技术，下述的一些诊断技术（如组织化学技术、免疫组织化学和分子生物学技术）都是在HE切片诊断基础上选择使用的辅助方法。

二、细胞学诊断

细胞学诊断（diagnostic cytology）是取肿瘤组织中的细胞，进行涂片，经染色（巴氏染色或HE染色）后观察细胞形态，进行诊断的方法。

根据取材方法的不同，可分为脱落细胞学及穿刺细胞学。

1. 脱落细胞学

对体表、体腔或与体表相通的管道内的肿瘤，取其自然脱落或分泌排出物，或用特殊器具，刮取/吸取表面的细胞进行涂片的方法，也可在冲洗后取冲洗液离心沉淀涂片。

例如，痰液、尿液、阴道液、乳头分泌物涂片；宫颈刮片、食管拉网涂片、各种内镜下刷片；抽取胸腔积液、腹腔积液、心包液涂片；支气管肺泡灌洗液，术中腹盆腔冲洗液沉淀涂片等。

宫颈细胞学检查主要用于筛查，目的是发现早期宫颈癌与癌前病变（HSIL），预防浸润性宫颈癌的发生。

2. 穿刺细胞学

用细针（直径≤1 mm）刺入肿瘤实体内吸取细胞涂片的方法。对体表可扪及的肿瘤可直接穿刺，包括淋巴结、甲状腺、涎腺、乳腺、前列腺及肢体的肿块穿刺。对深部脏器的肿瘤或体积较小难以定位的肿瘤可在影像学（B超、X线透视、CT）和（或）内镜协助下穿刺，如X线透视或CT引导下的纵隔、肺、肝、腹腔内甚至脑部肿瘤穿刺，B超引导下对乳腺可疑小肿块穿刺，B超引导现代肿瘤诊断与治疗下胃肠镜经胃或肠对胰腺肿块进行穿刺，B超引导下的支气管镜经支气管对肺/纵隔肿块与淋巴结进行穿刺等。

取材后，应将刮取物或穿刺物立即均匀涂于玻片上，然后（湿片）立即放入95%乙醇中固定至少15 min；也可以将穿刺物直接注入固定液（液基细胞保存液）中，再用液基制片技术或细胞离心技术制片。

脱落细胞学或穿刺细胞学的标本，若有较多的细胞成分，或有小的组织碎块时，也可做成细胞块（与组织学标本的制作相同），然后做石蜡切片、HE染色或免疫组化染色观察，也可用于其他分子生物学技术的检测。

与上述组织学诊断相比，细胞学诊断因取材较少，往往缺乏组织结构，且绝大多数细胞学诊断为治疗前诊断，要达到较高的诊断准确率更为不易。

近年来，液基细胞学（liquid-based cytology）制片技术，如ThinPrep（TCT）、SurePath（LCT），以及计算机辅助细胞检测系统的应用，为提高制片质量，开展大规模细胞学筛查（如宫颈细胞学筛查）与质量控制提供了技术保证，是20世纪末细胞学技术的新进展。

三、组织化学技术

组织化学技术（histochemistry technique）是利用各种细胞及其产物与不同化学染料的亲和力，用化学反应方法显示细胞内的特殊成分或化学产物，以帮助对病变进行诊断及分类的方法。组织化学染色的方法超过100种，应用较多的几种染色技术有：①网状纤维染色。②纤维素染色。③横纹肌染色。④糖原染色。⑤黏液染色。⑥脂肪染色。⑦黑色素染色。⑧抗酸染色等。

四、免疫组织化学技术

自1976年单克隆抗体技术问世以后，大量制备多/单克隆抗体成为可能，从而为免疫组织化学技术（immunohistochemistry，IHC）提供了大量可用于研究的抗体。目前已有近千种抗体问世。染色技术及设备亦不断更新。IHC在病理诊断尤其是肿瘤的诊断上有重大作用，是近百年来病理技术上的重大突破。

1. 原理

IHC是抗原-抗体反应，即利用已知抗体试剂与待测组织中的靶抗原结合，形成抗原-抗体复合物，通过对这些复合物的显色，从而证明靶抗原的存在。

2. 方法

常用的免疫组织化学染色方法有ABC、LSAB多步法与各种的二步法、多重染色法。自免疫组织化学染色方法应用以来，各种免疫组织化学试剂盒、全自动染色系统等试剂产品与设备在不断地更新，染色方法也在不断地改进。

3. IHC在肿瘤诊断、治疗中的作用

IHC提供了形态与功能变化结合的研究新方法，使对疾病尤其是对肿瘤本质的认识有了重大进展，IHC在肿瘤诊断上的用途主要有以下几点。

（1）肿瘤的诊断与鉴别诊断：由于同一肿瘤的异质性及不同肿瘤的相似性，许多肿瘤尤其是分化差的肿瘤难以从光镜形态上决定其分化方向，如小细胞性肿瘤（可以是小细胞癌、各种小细胞肉瘤、恶性淋巴瘤、恶性黑色素瘤等）、多形细胞或梭形细胞肿瘤的诊断非常困难，应用IHC技术可对这些肿瘤做出较明确的诊断和分类。例如，消化管有多种梭形细胞肿瘤，使用抗体CD117、CD34、S-100、Desmin，可将表达CD117、CD34的胃肠道间质瘤（GIST）与表达S-100蛋白的神经鞘瘤、表达Desmin

的平滑肌瘤/肉瘤鉴别。

（2）确定转移性恶性肿瘤的原发部位：淋巴结或其他部位的转移性肿瘤，有时仅依光镜形态难以确定其原发部位，应用IHC可帮助确定部分肿瘤的来源。例如，用甲状腺球蛋白（TG）、前列腺特异性抗原（PSA）、甲胎蛋白（AFP）、胎盘碱性磷酸酶（PLAP）等确定甲状腺癌、前列腺癌、肝癌或生殖细胞源性肿瘤的转移。但是，类似的组织特异性抗原还很少。

（3）恶性淋巴瘤的诊断和分类：除少数形态很典型的霍奇金淋巴瘤和滤泡性淋巴瘤外，恶性淋巴瘤尤其是非霍奇金淋巴瘤的诊断和分类几乎离不开IHC。目前应用最为广泛的分类方法是2008年更新的WHO分类法，将血液和淋巴组织肿瘤以形态学改变、免疫表型、分子遗传学特征、临床表现和预后结合进行分类。其中，非霍奇金淋巴瘤可分类为前驱性B细胞和T细胞性淋巴瘤、成熟B细胞性淋巴瘤、成熟T细胞与NK细胞淋巴瘤与较少见的组织细胞和树突细胞性淋巴瘤。每一大类的非霍奇金淋巴瘤又进一步分出各种亚型。霍奇金淋巴瘤分类为结节性淋巴细胞为主型与经典型（后者包括结节硬化型、混合细胞型、淋巴细胞为主型、淋巴细胞消减型）两大类。已有100多种的CD系列抗体和其他抗体可用于淋巴瘤的诊断和分类。

（4）估计肿瘤的生物学行为并为临床提供治疗方案选择的依据：包括对各种癌基因、抑癌基因、多药耐受基因和激素受体表达的检测。例如，ER、PR、HER-2已成为乳腺癌病例的三个常规检测项目，能帮助临床医生为患者选择合适的内分泌治疗、靶向药物治疗与各种化疗的方案。2011年国际多学科肺腺癌分类方案要求在选择靶向药物治疗前，对分类未明的非小细胞肺癌病例，要通过使用TTF1、CK5/6、P63等抗体的检测（在活检肿瘤组织中进行）协助分类，并对确诊的肺腺癌做EGFR、K-ras基因突变检测。

由于IHC方法简便，可使用的试剂种类越来越多，无须昂贵的设备，可用于石蜡切片及细胞涂片的标本，因而使用广泛，已成为临床病理诊断必不可少的技术。

五、电子显微镜诊断

电子显微镜的问世，使组织形态学观察进入亚细胞水平，尤其对细胞生物学的发展做出了重大的贡献。在肿瘤病理诊断上，对小部分在常规组织切片检查未能诊断的病例，可通过电镜检查达到诊断和鉴别诊断的目的。例如：①鉴别光镜下难以区分为癌或肉瘤的未分化/低分化肿瘤。②鉴别形态学难以区分组织来源的梭形细胞肿瘤、小圆形细胞肿瘤、多形性肿瘤。③鉴别间皮瘤与腺癌。④诊断和鉴别各种神经内分泌肿瘤。⑤确定一些转移性肿瘤的来源。⑥协助淋巴瘤的分类。

但是，电镜诊断（electron microscopic diagnosis）有很大的局限性，主要是设备昂贵、要求有较高的切片染色技术。而最主要的是：①目前尚未发现恶性肿瘤有特异性的超微结构改变，且真正具有诊断性单一超微结构的肿瘤并不多，因而不能仅凭电镜观察对肿瘤做出良、恶性的诊断。②电镜能观察到的细胞数量有限，易因取材不当而漏诊。③免疫组化技术应用以来，虽然不能完全取代电镜在肿瘤鉴别诊断上的作用，但已在很大程度上降低了对电镜使用的需要。

六、尸体解剖

尸体解剖（autopsy）是病理学的重要组成部分，在病理学的发展中起着很大的作用。在肿瘤病理中，尸体解剖对于了解肿瘤的发展、转移及死因、诊断和鉴别诊断都有重要的意义。有的肿瘤诊断非常困难，如一些内脏的恶性黑色素瘤，只有在详细的尸解后才能确定是否为原发。又如肝的胆管腺癌很难与转移性腺癌区别，而有赖于尸解。有些隐性的原发瘤，也只有在尸体解剖时才能发现。

七、分子生物学技术

自20世纪70年代以来，分子生物学技术（molecular biology technique）（DNA重组的基因克隆技术、核酸杂交技术与PCR技术、DNA测序技术，以及在这些技术基础上发展起来的DNA/RNA芯片与组织芯片技术、流式细胞技术、荧光原位杂交技术等）的发展，掀起了一场生命科学的革命，其意义极为深远。这些技术也迅速广泛地应用于肿瘤的诊断、分类、治疗反应评估与预后预测，产生了病理学新的分支：分子病理学。

分子生物学技术用于肿瘤细胞与分子遗传学的研究，对人类染色体和基因的变异进行检测，为研究肿瘤的发生、发展、分类、预后、疗效的相关因素等提供有用的信息。随着研究的深入，已有越来越多的肿瘤被发现有特异的染色体基因变异。例如，慢性髓细胞性白血病的染色体异常（费城染色体）、胃肠道间质瘤的c-kit基因突变、滤泡性淋巴瘤的bcl-2基因重排、85%的Ewing's家族肉瘤有t（11；22）（q24；q12）染色体异位。在第4版的WHO淋巴造血系统肿瘤分类，依据病变出现不同的染色体异位，将急性粒细胞性白血病、B淋巴细胞性白血病/淋巴瘤，进一步分出多个有不同临床表现与预后的亚型。

在一些疑难病例，可使用分子生物学技术协助诊断和分类。例如，组织学难以确定是否为淋巴瘤时，可通过PCR方法检测IgH（B细胞受体基因）或TCR（T细胞受体基因）有无克隆性重排以协助诊断。血液系统肿瘤需要将形态学、免疫组织化学、流式细胞技术等方法结合使用，才能准确诊断及分类。

分子生物学技术用于基因的检测，也可为临床分子靶向药物的选用提供相关作用靶点的信息，是肿瘤个性化诊疗的循证依据。例如，乳腺癌的HER-2/neu基因过表达、肺腺癌的EGFR、K-ras基因突变的检测均与靶向药物是否适用相关。胃肠道间质瘤c-kit基因在不同位点（外显子）的突变与靶向药物的疗效差异相关。分子检测，为肿瘤个性化治疗、提高治疗效果、延长患者生命、改善患者生活质量提供了保障。

第三节 免疫组织化学在肿瘤病理诊断中的应用

一、原理

免疫组织化学标记是根据抗原-抗体特异性结合的原理，应用特异性抗体与细胞和组织中所需检测的抗原结合，并通过在结合部位显色观察以达到抗原定位诊断的目的。免疫组织化学标记与光镜观察和分子病理学检测已成为现代肿瘤病理学诊断中不可缺少的三大基本技术。

二、常用的免疫组化标记物

肿瘤组织可产生多种异质性抗原，这些抗原对肿瘤组织具有相对特异性，是识别各种肿瘤的标记物，是肿瘤免疫组织化学诊断的基础。肿瘤组织产生的抗原可分为以下几大类：

1. 细胞骨架抗原

细胞骨架抗原包括微管、微丝和中间丝，在细胞内起支持、运动作用，常用的抗体为细胞角蛋白、波形蛋白、结蛋白、神经细丝和胶质纤维酸性蛋白。

2. 细胞功能蛋白

细胞特殊功能相关的酶和细胞功能产物，如激素、生长因子和免疫球蛋白，常用的抗体为神经元特异性烯醇化酶、前列腺酸性磷酸酶、胰岛素、胰高血糖素、甲状腺球蛋白和免疫球蛋白系列。

3. 细胞表面标记物

属细胞膜抗原，常见的抗体为上皮膜抗原、白细胞共同抗原和淋巴细胞亚群表面标记物。

4. 胚胎性抗

原为出现在胚胎组织的抗原，正常组织内含量极少，常用的抗体为甲胎蛋白和癌胚抗原。

5. 肿瘤组织相对特异性抗原

如前列腺特异性抗原、胃癌和肺癌的单克隆抗体等。

三、免疫组织化学在肿瘤病理诊断中的应用

近年来，免疫组织化学建立了ABC、PAP高灵敏的非标记染色法和高度特异性的单克隆抗体，常规

石蜡切片可用于免疫组织化学染色，开辟了免疫组级化学技术在外科病理学领域中广泛应用的新途径。使肿瘤病理诊断有可能建立在肿瘤特异性标记抗体上。

肿瘤的超微结构诊断：肿瘤病理诊断中约有10%分化不良或异型性大的肿瘤，光镜难以确定其组织类型，需要借助电镜诊断。电镜具有高分辨率，可观察肿瘤内微细结构及细胞间的关系，有助于判断肿瘤的组织类型及分化程度，可能补充光镜诊断。

肿瘤可发生在机体的各种组织，形成肿瘤后，不管肿瘤分化高低，超微结构上仍不同程度保持与起源组织相类似的特征，如鳞状细胞癌胞质内可见到张力原纤维和细胞间桥，平滑肌肿瘤胞质内伴有致密体的细丝，某些肿瘤细胞还具有特征性的超微结构形态，如血管内皮细胞肿瘤，具有棒形多管小体（Weibal Palade 小体）。APUD瘤细胞质内含有神经分泌颗粒。根据肿瘤的超微结构特点，对一些分化低的肿瘤，电镜可做出较光镜更准确的超微结构判断。

第四节　肿瘤的组织、细胞病理学诊断

一、肿瘤的组织病理学诊断

（一）常用方法

1. 标本的获取

（1）针芯穿刺活检（core needle biopsy）：又称针切活检（cutting-needle biopsy）或钻取活检（drill biopsy），用带针芯的粗针穿入病变部位，抽取所获得的组织比细针穿刺的大，制成的病理组织切片有较完整的组织结构，可供组织病理学诊断，如乳腺肿瘤的针芯穿刺活检。

（2）咬取活检（bite biopsy）：用活检钳通过内镜或其他器械，咬取或钳取病变组织作组织病理学诊断，如鼻咽部、胃和宫颈等处的活组织检查。

（3）切开活检（incisional biopsy）：切取小块病变组织，如可能，包括邻近正常表现的组织供组织病理学诊断。此法常用于病变太大，手术无法完全切除或手术切除可引起功能障碍或毁容时，为进一步治疗提供确切的依据。

（4）切除活检（excisional biopsy）：将整个病变全部切除后供组织病理学诊断。此法本身能达到对良性肿瘤或某些体积较大的早期恶性肿瘤（如乳腺癌、甲状腺癌）的外科治疗目的。切除活检可仅为肿块本身或包括肿块边缘正常组织和区域淋巴结的各种类型广泛切除术和根治术标本。

2. 大体标本的处理

针芯穿刺、咬取和切开活检小标本的处理较简单，切除活检标本，尤其恶性肿瘤根治标本需按各类标本的要求做出恰当的处理。

在大体标本处理前，病理医师必须了解临床病史、实验室检查和影像学检查等结果，以确定如何取材，是否需要做特殊研究。外科医师应对标本作适当标记，以提供病变解剖方向、切缘等信息，并记载于病理申请单上。

活检标本送达病理科时，通常已固定在4%甲醛（10%福尔马林）或其他固定液中，此时已不宜再做一些特殊研究（如细菌培养、某些免疫组织化学染色、理想的电镜检查和遗传学检测），病理医师应在术前会诊，确定是否需留取新鲜组织供特殊研究，避免标本处理不当而再次活检。小块组织活检的目的常用于确定病变的良、恶性，如为恶性肿瘤，则可等待根治性切除标本后再做其他检查。

大体标本，尤其根治性标本应详细描述肿瘤的外形、大小、切面、颜色、质地、病变距切缘最近的距离，所有淋巴结都应分组，并注明部位。恶性肿瘤标本的表面应涂布专用墨水，以便于在光镜下正确判断肿瘤是否累及切缘。所有病变及可疑处、切缘和淋巴结均应取材镜检。

3. 制片的类型

（1）常规石蜡切片（routine paraffin section）：是病理学中最常用的制片方法。各种病理标本固定后，经取材、脱水、浸蜡、包埋、切片、染色和封片后光镜下观察。全部制片过程一般1天左右可完成，

3天内就可发出病理诊断报告。石蜡切片的优点是取材广泛而全面，制片质量较稳定，组织结构清晰，便于阅片，适用于针芯穿刺、咬取、切取和切除等各种标本的组织学检查。有时还可根据诊断或研究工作的需要，做成大切片，把部分或整个病变的切面制成一张切片，长达 2~5 cm 或更大，以观察病变的全貌。

（2）快速石蜡切片（rapid paraffin section）：将上述常规制片过程简化，在加温下进行，依次用甲醛溶液固定，丙酮脱水和软石蜡浸蜡后包埋、切片和染色。整个制片过程需 20 min 左右，约 30 min 即可做出病理诊断。此法优点是设备简单，制片快速，只要有石蜡切片机的基层医院均可进行。切片质量近似常规石蜡切片，可适用于各种标本的快速诊断，尤其适用于宫颈锥形切除和软组织肿瘤标本。本法的缺点是耗费人力和试剂较多，取材不宜过大，制片质量有时不易掌握，现多已被冷冻切片取代。

（3）冷冻切片（Frozen section）：过去用氯乙烷法、二氧化碳法和半导体制冷法制片，由于易受工作环境气温的影响，制片技术要求较高，制片质量欠稳定，现除一些基层医院还在使用外，已被恒冷切片机制作的冷冻切片代替。恒冷切片机在制作切片时，整个切片过程均在恒冷箱内进行，制片质量良好且稳定，接近于常规石蜡切片，出片速度快，从组织冷冻、切片到观察，仅需 15 min 左右即可做出病理诊断。此法还可用于不适宜固定、脱水和浸蜡等方法处理的某些组织化学和免疫组织化学检查的制片。恒冷切片机制作冷冻切片的成本较高，使用年限通常 8~10 年。

（4）印片：将巨检所见可疑组织与玻片接触，制成印片染色后观察，做出快速诊断，此法虽属细胞学诊断，但常与冷冻切片同时应用，以提高术中诊断的确诊率，也可作为无法进行冷冻切片时的应急措施。

（二）应用范围

1. 常规组织病理学检查

所有活组织标本均应送病理学检查，绝对不允许把标本随意丢弃，以致延误病情而影响诊治。如本院或本地无病理科时，应将标本及时送到邻近有条件的病理科（室）作病理学检查。在病理学检查中，80%~90% 病例应用常规石蜡切片，HE 染色后作病理学诊断。

2. 手术中快速组织病理学检查

这是临床医师在实施手术中，就与手术方案有关的疾病诊断问题请求病理医师进行紧急会诊的一种快速组织病理学检查，病理医师要在很短的时间内（通常 15~30 min）向手术医师提供参考性病理学诊断意见。现大多采用快速冷冻切片技术，少数情况采用快速石蜡切片技术。

与常规石蜡切片的病理学诊断相比，快速冷冻切片会诊具有更多的局限性和误诊的可能性。因此，临床各科如需要做冷冻切片协助诊断，应事先向病理科提出申请，手术前一天向病理科递交快速活检申请单，填写患者的病史、重要的影像学、实验室检查等资料以及提请病理医师特别关注的问题，尽可能不要在手术进行过程中临时申请。负责冷冻切片诊断的主检病理医师应了解患者的相关临床情况，必要的术前检查和既往有关的病理学检查情况等。

（1）冷冻切片指征：由于冷冻切片耗费人力，有一定的局限性和无法确诊率，事后仍需用常规石蜡切片对照方能做出最后诊断，故冷冻切片主要用于手术中病理会诊，必须严格掌握应用的指征。

①需要确定病变性质，如肿瘤或非肿瘤，若为肿瘤，需确定为良性、恶性或交界性，以决定手术方案。

②了解恶性肿瘤的播散情况，包括肿瘤是否侵犯邻近组织、有无区域淋巴结转移。

③确定手术切缘情况，有无肿瘤浸润，以判断手术范围是否合适。

④帮助识别手术中某些意想不到的发现以及确定可疑的微小组织，如甲状旁腺、输卵管、输精管或交感神经节等。

⑤取新鲜组织供特殊研究的需要，如组织化学和免疫组织化学检测、电镜取材、微生物培养、细胞或分子遗传学分析以及肿瘤药物敏感试验等。

（2）确诊率：冷冻切片诊断由于取材少而局限、时间紧迫、技术要求高，确诊率比常规石蜡切片低，有一定的误诊率和延迟诊断率。冷冻切片的确诊率一般为 92%~97%，误诊率为 1%~2%，延迟诊断率为 2%~6%。

冷冻切片诊断对手术治疗有重大帮助和指导意义，Ackerman 指出"冷冻切片的唯一目的在于做出治疗上的决策"。由于冷冻切片诊断有一定的局限性，有较高的误诊率和延迟诊断率，因此，除在手术前外科医师需与病理医师沟通外，在手术中如遇到疑难问题，病理医师应及时与手术医师联系或亲临手术室了解术中情况和取材部位。当冷冻切片诊断与临床不符或手术医师对冷冻诊断有疑问时，应立即与病理医师联系，共同商讨处理办法。对需截肢或手术范围广泛的根治性切除之前，冷冻切片诊断一般应有两位高年资病理医师共同确诊才可签发报告。

（三）诊断报告书

1. 基本内容

（1）患者基本情况：包括病理号、姓名、性别、年龄、送检医院或科室、住院号、门诊号、送检和收验日期。

（2）巨检和镜检要点描述：包括标本类型、大体表现、肿瘤的组织学类型、亚型或变型、病理分级（分化程度）、浸润深度、脉管和神经浸润情况、淋巴结转移情况、切除标本的切缘有无肿瘤浸润以及有无继发性病变或伴发性病变等。对于罕见或特殊的肿瘤、交界性肿瘤或生物学行为不明确的肿瘤，应在备注栏内注明意见或参考文献，以供临床参考。

（3）与病理学诊断相关特殊检查：包括免疫组织化学、电镜、细胞和分子遗传学等特殊检查的结果和解释。

（4）提供恶性肿瘤的预后和进一步治疗选择的指标：病理学报告还可提供恶性肿瘤的预后指标（癌基因、抑癌基因和增殖活性等）以及进一步治疗选择的指标（如雌、孕激素受体，CD20、CD117 和 c-erbB2 表达情况）。

2. 诊断表述基本类型

（1）Ⅰ类：检材部位、疾病名称、病变性质明确和基本明确的病理学诊断。

（2）Ⅱ类：不能完全肯定疾病名称、病变性质，或是对于拟诊的疾病名称、病变性质有所保留的病理学诊断意向，可在拟诊疾病/病变名称之前冠以诸如病变"符合为""考虑为""倾向为""提示为""可能为""疑为""不能排除（除外）"之类词语。

（3）Ⅲ类：检材切片所显示的病变不足以诊断为某种疾病（即不能做出Ⅰ类或Ⅱ类病理学诊断），只能进行病变的形态描述。

（4）Ⅳ类：送检标本因过于细小、破碎、固定不当、自溶、严重受挤压（变形）、被烧灼、干涸等，无法做出病理诊断。

对于Ⅱ、Ⅲ类病理学诊断的病例，可酌情就病理学诊断及其相关问题附加建议、注释和讨论。Ⅳ类病理学诊断的病例，通常要求临床医师重取活组织检查。

（四）病理会诊

病理会诊是病理科常规工作之一，其目的是征询第二种或更多种意见，以提高病理学诊断的质量。由于用于病理学诊断的组织学切片可以永久保存，同时能够让不同或相同，一个或多个病理医师在相同或不同时间进行评价，这对疑难或有争议的病例进行会诊提供了可能。

我国现有的大多数医院病理科几乎每天都要面对涉及全身各部位的不同疾病做出病理学诊断，而病理医师由于自身经验、知识累积和工作条件所限，任何一位病理医师都不可能通晓所有疾病的诊断。临床医学的发展，各学科的分支越来越细，仅外科学就已分成神经外科、胸外科、普外科、泌尿科、矫形外科、小儿外科、肿瘤外科等十几个亚专科，对病理学诊断的要求也越来越高。综合性医院的病理科医师对专科疾病（如血液病理学、肾脏病理学、肝脏病理学、神经病理学和皮肤病理学等）的诊断标准较难于掌握，而专科医院的病理科医师一般也不熟悉本专科以外疾病的病理诊断和鉴别诊断。所以，对病理医师而言，需要病理会诊（pathological consultation）来解决一些疑难病例和少见病例的病理学诊断。

病理会诊可在病理诊断报告书签发前或后。病理诊断报告书签发前的病理会诊常因病例疑难或少见，主检病理医师难以做出明确诊断，递交科内或院外会诊。病理诊断报告书签发后的病理会诊原因较复杂。第一种情况是原诊治医院受医疗技术限制，无法治疗或无法进一步治疗而需要转院，收治医院的临床医师为确保在准确诊断前提下进行治疗，提出病理会诊；第二种情况是原诊治医院的临床医师认为病理学诊断结果与临床不符，与病理医师沟通后仍不能达成一致意见，提出院外会诊；第三种情况是患者及其家属对原诊治医院病理学诊断的报告存有疑虑而要求院外会诊，此时往往由患者或其家属到一家或多家医院要求会诊；第四种情况是基层医院病理科条件所限，不能进行一些特殊检查，如免疫组织化学、电镜等，要求上一级有条件医院会诊；第五种情况是原诊治医院与患者发生医疗纠纷，患者及其家属提出法律诉讼，法院要求上一级医院予以会诊。

病理会诊可由申请方（医院或患方）将病理切片直接带至会诊方会诊，这称为直接会诊。申请方如通过图像传送系统要求会诊方进行远程切片会诊，称为间接会诊。无论何种情况，会诊方如接受会诊，应提出会诊意见。病理会诊报告是会诊方组织有关病理专家个人或集体阅片后的咨询意见。会诊意见书上应写明："病理医师个人会诊咨询意见，仅供原病理学诊断的病理医师参考。"原病理学诊断的病理医师应自行决定是否采纳病理会诊的咨询意见和采纳的程度。

二、肿瘤的细胞病理学诊断

（一）常用方法

正确采集肿瘤细胞是细胞病理学诊断的先决条件，也是提高确诊率的关键。采集样本要尽可能从病变处直接取样方能代表主要病变。采集方法应安全、简便，患者不适感小，且要防止引起严重并发症或促使肿瘤播散。

1. 脱落细胞学检查（Exfoliative cytological examination）

对体表、体腔或与体表相通的管腔内肿瘤，利用肿瘤细胞易于脱落的特点，取其自然脱落或分泌排出物，或用特殊器具吸取、刮取、刷取表面细胞进行涂片检查，亦可在冲洗后取冲洗液或抽取胸、腹腔积液离心沉淀物进行涂片检查。

其适用于脱落细胞学检查的标本有痰液、尿液、乳头排液、阴道液涂片，宫颈刮片、鼻咽涂片、食管拉网涂片、各种内镜刷片，抽取胸腔积液、腹腔积液、心包积液和胸脊液离心涂片，支气管冲洗液沉淀涂片。

2. 穿刺细胞学检查（Aspiration cytology）

用直径 < 1 mm 的细针刺入实体瘤内吸取细胞进行涂片检查。对浅表肿瘤可用手固定肿块后直接穿刺，对深部肿瘤则需在 B 型超声波、X 线或 CT 引导下进行穿刺。

3. 涂片制作

取材后应立即涂片，操作应轻巧，避免损伤细胞，涂片须厚薄均匀。涂片后应在干燥前立即置于 95% 乙醇或乙醇乙醚（各半）混合液固定 15 min，以保持良好的细胞形态，避免自溶。常用的染色方法有苏木精伊红（HE）法、巴氏（Papanicoloau）法、吉姆萨（Giemsa）法和瑞氏（Wright）法等。

传统的涂片用手推，近年来应用一项在取材、涂片和固定等多个环节上均有革新的细胞学技术——液基细胞学（liquid based cytology）。此项技术最早用于宫颈细胞学检查，现已广泛应用于非妇科细胞学标本。该技术利用细胞保存液，将各类标本及时固定，并转化为液态标本，然后采用密度梯度离心或滤膜过滤等不同的核心技术，去除标本中可能掩盖有诊断意义细胞的物质，如红细胞、炎症细胞、黏液或坏死碎屑等，进而利用自动机械装置涂片，使细胞均匀薄层分布于直径 1 ~ 2 cm 的较小区域内进行阅片。该技术可获得背景清晰的高质量涂片，可大大减少阅片时间，提高阳性诊断率。此外，细胞保存液延长了标本保存期，便于标本转运，并可重复制片，还能保护细胞中的 RNA、DNA 和蛋白质免受降解，有利于分子生物学和遗传学等技术的开展。除此之外，薄层涂片技术使计算机自动细胞图像分析筛选成为可能。

（二）应用范围

1. 脱落细胞学检查

（1）阴道脱落细胞学：吸取或刮取子宫颈或阴道穹隆的细胞制备涂片，通常用巴氏或 HE 染色。最常用于子宫颈鳞状细胞癌的诊断和普查，诊断正确率可达 90% 以上。此外，还可用来观察女性内分泌激素水平的变化。

（2）痰涂片和支气管刷片细胞学：可用于肺癌的诊断和组织学分型，如鳞状细胞癌、小细胞癌或腺癌。

（3）胸、腹腔积液脱落细胞学：抽取胸、腹腔积液，经离心后吸取沉淀物制备涂片，可用于肺癌、胃肠道癌、卵巢癌和恶性间皮瘤等诊断和鉴别诊断。

（4）尿液脱落细胞学：收集尿液，经离心后吸取沉淀物制备涂片，常用于膀胱肿瘤的诊断。

（5）乳房乳头溢液细胞学：可用于诊断乳腺炎症性疾病、导管上皮细胞增生、非典型增生和乳腺癌。

（6）其他：食管拉网涂片检查常用于食管鳞状细胞癌和其他病变的诊断；胃灌洗液涂片可用于胃腺癌的诊断；脑脊液和心包积液抽取后离心沉淀，制备涂片，分别用于神经系统炎症和肿瘤以及心包转移性肿瘤和恶性间皮瘤的诊断。

2. 穿刺细胞学检查

某些器官或组织既无自然脱落细胞，内镜又不能达到，需用穿刺细胞学检查。最常用于浅表可触及的肿块，如淋巴结、乳腺、涎腺、甲状腺、前列腺和体表软组织，也可在超声引导、X线或CT定位下穿刺深部组织的肿块，如肝、肺、胰腺、肾脏、卵巢、腹膜后、软组织和骨等。

（1）淋巴结：是穿刺细胞学最常见的部位，可用于诊断淋巴结转移性癌，也可用于区分恶性淋巴瘤和反应性增生，结合免疫组化技术还可对某些类型恶性淋巴瘤进行组织学分型，对疑为恶性淋巴瘤者，为确保正确分型，最好作组织病理学检查。

（2）乳腺：穿刺细胞学检查有助于术前确定乳腺肿块的性质，便于制订治疗计划和决定手术方式，诊断正确率达80%～90%。穿刺涂片还可行雌、孕激素测定，以利于术前化疗药物的选择。

（3）涎腺：主要用于大涎腺（腮腺、颌下腺和舌下腺）的穿刺细胞学检查，以确定肿块性质和肿瘤的良、恶性。诊断的正确性较低，一般在70%～80%。由于涎腺肿瘤的上皮和间质成分变化多端，而良性肿瘤大多有包膜，有些学者认为应谨慎应用。

（4）甲状腺：穿刺细胞学检查对甲状腺炎、结节性甲状腺肿、乳头状癌、髓样癌和间变性癌有帮助，但不能用于滤泡性腺瘤和癌的诊断和鉴别诊断。

（5）胸、腹腔脏器：在超声、X线或CT引导下的细针穿刺细胞学检查可用于肝、肺、胰腺、肾脏和卵巢等实质脏器肿块的诊断，诊断正确率达80%～90%。

（6）其他：纵隔、腹膜后、软组织和骨等部位也可用细针穿刺做细胞学检查，但诊断较困难，常难以正确区分肿瘤的良恶性或做出明确的组织学分型。

（三）诊断报告书

1. 基本内容填写

患者基本情况同组织病理学诊断报告书，包括病理号、姓名、性别、年龄、送检医院或科室、住院号、门诊号、送检日期和收验日期。

2. 诊断表述基本类型

（1）直接表述性诊断：适用于穿刺细胞学标本的诊断报告。根据形态学观察的实际情况，对于某种疾病或病变做出肯定性（Ⅰ类）、不同程度意向性（Ⅱ类）细胞学诊断，或是提供形态描述性（Ⅲ类）细胞学诊断，或是告知无法做出（Ⅳ类）细胞学诊断。

（2）间接分级性诊断用于查找恶性肿瘤细胞的细胞学诊断。

①三级法：分阳性、可疑和阴性。阳性为找见肯定的恶性细胞，临床医师可依据细胞学诊断报告行手术切除、化学治疗或放射治疗；可疑为找见难以确诊的异型细胞，临床医师应重复细胞学检查或做活组织检查，如临床和影像学等检查强烈提示恶性，也可进行治疗；阴性为仅找见正常或炎症变性细胞。

②四级法：分为阳性、可疑、非典型性和阴性。非典型性细胞属于狭义的癌前病变中见到的细胞，还可能包括异型显著的炎症变性细胞，甚或数量很少而形态不典型的癌细胞。非典型细胞的临床意义不明确，需进一步检查，不能单独依据此结果进行治疗。

③五级法：Ⅰ级为无异型或不正常细胞；Ⅱ级为细胞学有异型（核异质细胞），但无恶性证据；Ⅲ

级为细胞学怀疑为恶性；Ⅳ级为细胞学高度怀疑为恶性；Ⅴ级为细胞学确定恶性。

④Bethesda系统分级法：用于宫颈和阴道涂片细胞学检查，采用巴氏染色法，为两级法，即低级别鳞状上皮内病变（LGSIL）和高级别鳞状上皮内病变（HGSIL）。

世界卫生组织（WHO）不推荐用数字式分级诊断，建议细胞学报告应采用诊断性名称，如有可能还应说明类型（鳞状细胞癌、腺癌、小细胞癌等）。

（四）优点和局限性

1. 优点

细胞学检查取材方便，所需设备较简单，操作、制片和检查过程快速，给患者造成的痛苦很小，易于推广和重复检查，是一种较理性的肿瘤诊断方法。细胞学检查还适用于宫颈癌和食管癌等肿瘤的普查。

2. 局限性

细胞学检查有较高的假阴性率，一般为10%左右。因此，阴性结果并不能否定恶性肿瘤的存在；深部肿瘤如肝癌、肺癌、胰腺癌和肾癌等，常难以取得较理想的标本；早期食管癌、贲门癌和肺癌，尽管拉网或痰液细胞学检查为阳性，影像学检查往往不能显示出肿瘤的确切部位，难以精确定位而影响治疗，还需进一步做内镜检查来确定肿瘤的部位。细胞学检查结果如与临床不符或有争议的病例，应设法取活组织作组织病理学检查，明确诊断。

第三章

肿瘤的内科治疗

第一节 肿瘤化疗的基础理论

一、肿瘤细胞增生动力学

肿瘤细胞增生动力学是研究肿瘤细胞群体生长、增生、分化、丢失和死亡变化规律的学科。和正常体细胞相同，肿瘤细胞由1个细胞分裂成2个子代细胞所经历的规律性过程称为细胞增生周期，简称细胞周期，这一过程始于一次有丝分裂结束时，直至下一次有丝分裂结束。经历一个细胞周期所需的时间称为细胞周期时间。细胞周期时间短的肿瘤，单位时间内肿瘤细胞分裂的次数更多。处在细胞周期中的肿瘤细胞依次经历4个时期，即 G_1 期、S期、G_2 期和M期。部分细胞有增生能力而暂不进行分裂，称为静止期（G_0 期）细胞。G_0 期的细胞并不是死细胞，它们不但可以继续合成DNA和蛋白质，完成某一特殊细胞类型的分化功能，还可以作为储备细胞，一旦有合适的条件，即可重新进入细胞周期。这一期的细胞对正常启动DNA合成的信号无反应，对化放疗的反应性也差。G_0 期细胞的存在是肿瘤耐药的原因之一。

处于细胞增殖周期的肿瘤细胞占整个肿瘤组织恶性细胞的比值称为肿瘤的生长分数。恶性程度高，生长较快的肿瘤一般生长分数较高，对化放疗的反应较好；而恶性程度低，生长缓慢的肿瘤的生长分数较低，对化疗不敏感，反应性差。

二、生长曲线分析

细胞增殖是肿瘤生长的主要因素，内科治疗通过杀灭肿瘤细胞或延缓其生长而发挥作用。生长曲线分析通过数学模型描述肿瘤细胞在自然生长或接受治疗时数量随时间变化的规律。

1. Skipper-Schabel-Wilcox 生长模型

20世纪60年代，Skipper等为肿瘤细胞增殖动力学做出了影响深远的开创性工作，建立了肿瘤细胞的指数生长模型和Log-kill模型（对数杀伤模型）。他们对小鼠L1210白血病移植瘤进行研究，观察到几乎所有肿瘤细胞都在进行有丝分裂，并且细胞周期时间是恒定的，细胞数目以指数形式增长，直至 10^9（体积约为 1 cm^3）时引起小鼠死亡。在L1210白血病细胞的生长过程中，无论其大小如何，倍增时间是不变的。假设L1210白血病细胞的细胞周期时间为 11 h，则100个细胞变为200个细胞大约需要11 h；同样用 11 h，10^3 个细胞可以增长至 2×10^5 个，而 10^7 个细胞可以增长至 2×10^7 个。类似地，若 10^3 个细胞用 40 h 增长到 10^4 个细胞，则用同样的时间 10^7 个细胞可以增长为 10^8 个细胞。

在Skipper-Schabel-Wilcox模型中，肿瘤细胞数目呈指数增长，其生长分数和倍增时间恒定，不受细胞绝对数和肿瘤体积大小的影响。如果用图形表示肿瘤细胞数目随时间的变化，在半对数图上是一条直线（图3-1A）；而纵坐标取肿瘤细胞绝对数时，得到的是一条对数曲线（图3-1B）。这条对数曲线形象地说明了恶性肿瘤细胞在相对短的时间内迅速增殖的巨大潜力。

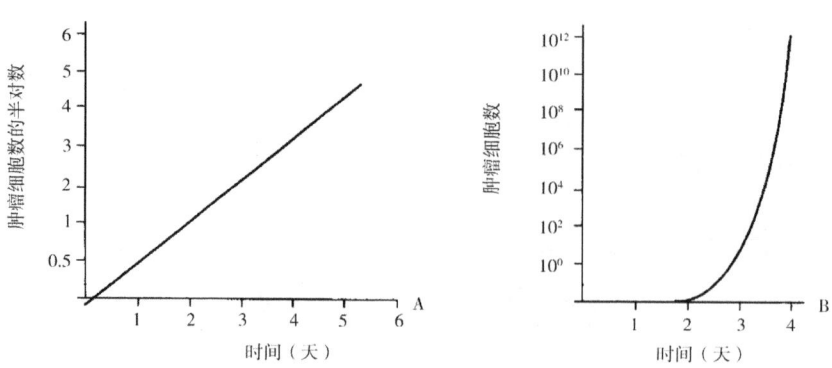

图 3-1 Skipper-Schabel-Wilcox 模型

Log-kill 模型提示，对于呈指数生长的肿瘤，细胞毒类药物的细胞杀伤是按照一级动力学进行的，即对于特定的肿瘤，一定的药物剂量能够杀死细胞的比例是个常数，而无论肿瘤负荷大小如何。若一周期药物治疗能将肿瘤细胞数目由 10^6 减少至 10^4，则同样的治疗能够使肿瘤负荷从 10^5 变成 10^3。研究还表明，对数杀伤的比例与药物的剂量相关（图 3-2）。

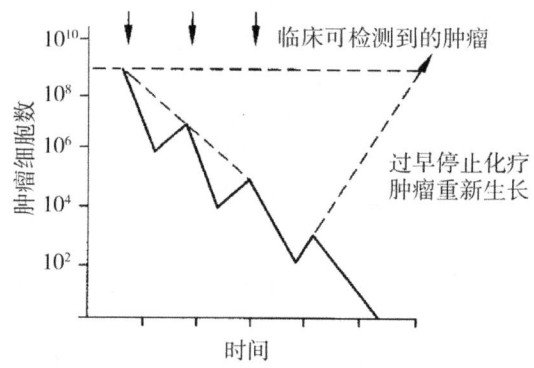

图 3-2 Log-kill 模型，化疗杀伤恒定比例的肿瘤细胞

图中每周期化疗细胞杀伤 3 个对数级细胞，化疗间期肿瘤细胞增殖 1 个对数级。虚线表示每周期化疗净杀伤 2 个对数级细胞

2. Goldie-Coldman 模型

Log-kill 模型提示，只要给予足够周期的化疗，肿瘤细胞的数目终将降到 1 个以下，而治愈肿瘤。但实际上，很多肿瘤不能治愈。这是由于肿瘤细胞存在异质性，部分细胞对化疗耐药。

肿瘤细胞具有遗传不稳定性，在增殖过程中可以自发突变，由对特定剂量的某种药物敏感变为不敏感。Goldie 和 Coldman 对基因突变和耐药发生之间的关系做出了定量的阐释，提出耐药发生率与肿瘤大小（或肿瘤细胞数）以及肿瘤细胞自发突变率呈一定的函数关系。Goldie-Coldman 模型指出了肿瘤负荷对于疗效的重要性，为体积大的肿瘤难以治愈提供了生物学解释。

3. Gompertzian 生长模型

实验数据和临床观察表明，多数人类肿瘤的生长并不符合指数生长模型，而符合 Gompertzian 生长曲线（图 3-3）。这一曲线的起始端近于指数增长，但随着时间的推移和细胞数量的增加，其生长分数减小，倍增时间变长，最终细胞数量达到平台。在 Gompertzian 的起始端，肿瘤体积小，虽然生长分数高，肿瘤倍增时间短，但肿瘤细胞绝对数量增加较少；在曲线的中部，尽管总的细胞数和生长分数都不是最大的，但是它们的乘积达到最大，因此肿瘤数量增长的绝对值最大；在曲线的末端，肿瘤细胞数量很大，但是生长分数很小。

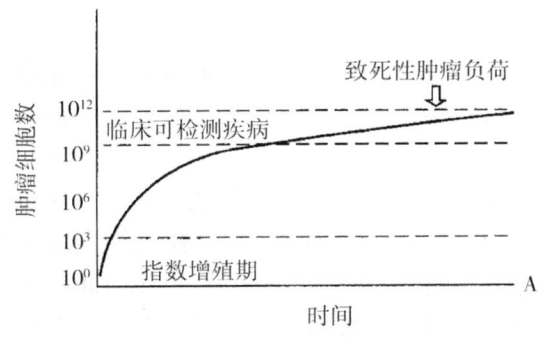
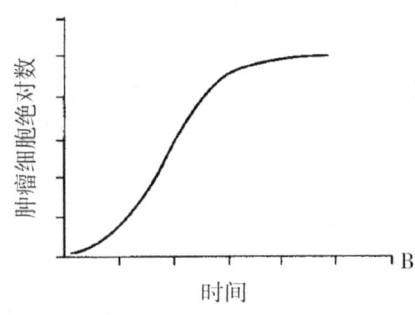

图 3-3 Gompertzian 生长曲线

Gompertzian 生长曲线显示当早期肿瘤数量少的情况下肿瘤细胞呈指数性快速生长，随着肿瘤体积的增大，生长速度相对变慢，出现相对的平台期

A. 纵坐标为对数；B. 纵坐标为绝对数

在 Gompertzian 模型中，肿瘤细胞的生长速度与肿瘤负荷相关。当有效治疗使肿瘤负荷减小后，肿瘤细胞的生长会加速。

4. Norton-Simon 模型

根据 Norton-Simon 模型，化疗杀伤肿瘤细胞的比例是随时间变化的，与此时 Gompertzian 生长曲线上的生长速率成正比。在 Gompertzian 生长曲线中，生长速率随着肿瘤的长大而逐渐变小，因此在 Norton-Simon 模型中，化疗对大肿瘤的杀伤比例低于小肿瘤，大肿瘤的缓解率较低。当肿瘤负荷减小后，分裂较慢的细胞将加速增殖，对化疗将更加敏感。

5. 动力学模型研究的新领域

上述动力学模型对于理解肿瘤生长规律和探索有效治疗方案具有重要意义，但并未涵盖所有肿瘤的生长特性，也不能指导所有药物的使用。例如，生物治疗不是成比例杀伤肿瘤细胞，而是定量杀伤，这样，若残留的细胞数量较少，则可以通过免疫治疗提高抗肿瘤效应，达到治愈。

前述模型都是在研究细胞毒类药物的过程中建立起来的。细胞毒类药物对肿瘤细胞有一定的杀伤作用，并且对处于有丝分裂中的细胞效果更好。而分子靶向药物可以通过信号调控和使细胞稳定发挥作用，不一定需要杀灭肿瘤细胞，这为肿瘤细胞增殖动力学研究提出了新的课题。

三、肿瘤内科治疗的原则和策略

1. 联合化疗

联合化疗是肿瘤内科治疗最重要的原则之一。目前大多数肿瘤的标准化疗方案中都包括两种或多种抗肿瘤药。

联合化疗的依据在于：①由于肿瘤细胞的异质性，在治疗开始前就存在对某种化疗药物耐药的细胞，单一药物对这些耐药细胞是无效的，这些细胞会继续生长，成为肿瘤进展的根源。②根据 Goldie-Coldman 模型，随着肿瘤细胞的增生，由于基因的不稳定性，会产生随机突变，使得原来对某种药物敏感的肿瘤细胞产生耐药，并且肿瘤负荷越大，耐药的发生率越高。因此当治疗时应及早应用多种有效药物，尽快减少肿瘤负荷，降低或延缓对一种药物耐药的肿瘤发展为对其他药物耐药，以提高治愈率，延长生存期。

设计多药联合方案时，需要遵循一定的原则。这些原则包括：①选择的药物已证实在单独使用时确实有效。②联合使用的药物具有不同的作用机制。③联合使用的药物之间毒性尽量不相重叠。④联合使用的药物疗效具有协同或相加效应，而不能相互拮抗。⑤联合化疗方案经临床试验证实有效。

2. 多周期治疗

根据对数杀伤理论，化疗按比例杀灭肿瘤细胞，鉴于目前化疗药物的有效率，即使对于较小的肿瘤，单个周期的化疗也很难将肿瘤细胞数目减少到可治愈的数量级，并且化疗后残存的细胞将继续增殖。通过定期给予的多次用药，实现肿瘤细胞数目的持续逐级递减，可以提高疗效。

3. 合适的剂量、时程和给药途径

化疗药物的毒性明显，多数情况下治疗窗狭窄，因此必须十分注意剂量的确定。临床研究确定了化疗方案中各种药物推荐的标准剂量，在治疗前和治疗过程中还需要根据患者的耐受性进行调整。在患者能耐受的前提下，应给予充足剂量的治疗，随意减少剂量会降低疗效。

在应用药物时，需要注意药物给药的持续时间、间隔时间和不同药物的先后顺序。细胞周期非特异性药物的剂量-反应曲线接近直线，药物峰浓度是决定疗效的关键因素；对于细胞周期特异性药物，其剂量-反应曲线是一条渐近线，达到一定剂量后，疗效不再提高，而延长药物作用时间，可以让更大比例的细胞进入细胞周期中对药物敏感的时相，提高疗效。因此，细胞周期非特异性药物常常一次性静脉推注，在短时间内一次给予本周期内全部剂量，而细胞周期特异性药物则通过缓慢滴注、肌内注射或口服来延长药物的作用时间。

4. 不同化疗周期的合理安排

序贯、交替、维持和巩固治疗，如前所述，根据Goldie-Coldman模型，避免肿瘤细胞发生耐药的最佳策略是尽早给予足够强度的多药联合治疗，最大限度地杀灭肿瘤细胞。交替化疗是将非交叉耐药的药物或联合化疗方案交替使用。序贯化疗指先后给予一定周期数的非交叉耐药的药物或化疗方案。维持治疗和巩固治疗都是在完成初始化疗既定的周期数并达到最大的肿瘤缓解疗效后，继续进行的延续性治疗，其中维持治疗采用初始治疗中包括的药物，而巩固治疗采用与初始治疗不同的药物。

第二节 肿瘤药物的疗效评价

在使用抗肿瘤药单药或联合化疗方案治疗后，须予以疗效评价，以评估它们在治疗中的价值。为了便于国际和地区间的交流，应该使用统一的疗效评价标准，目前国内外均采用世界卫生组织（WHO）制定的疗效评价标准。

一、肿瘤病灶的种类

1. 可测量病灶

临床或影像学可测双径的病灶。

2. 临床单径可测病灶

如肺内病灶，可扪及的腹块或软组织肿块，仅可测1个径者。

3. 可评价，不可测量病灶

细小病灶无法测径者，如肺内粟粒状或点片状病灶、溶骨性转移病灶。

4. 不可评价病灶

其包括成骨性病灶，胸腔、腹腔和心包腔积液，曾经放射过的病灶且无进展者，皮肤或肺内的癌性淋巴管炎。

二、WHO疗效测量指标

1. 可测量病灶

（1）完全缓解（complete remission，CR）：所有可测病灶完全消失，而且病灶完全消失至少维持4周后复测证实者，才能评定为CR。

（2）部分缓解（partial remission，PR）：双径可测病灶，各病灶最大两垂直径之乘积总和减少50%以上，并在至少4周后复测证实；单径可测病灶，各病灶最大径之和减少50%以上，并在至少4周后复测证实。

（3）无变化（no change，NC）或稳定（stable disease，SD）：双径可测病灶，各病灶最大两垂直径之乘积总和增大<25%，或减少<50%，并在至少4周后复测证实；单径可测病灶，各病灶直径的总

和增大 < 25%，或减少 < 50%，并在至少 4 周后复测证实。

（4）进展（progressive disease，PD）：至少有 1 个病灶，双径乘积或在单径可测病灶时单径大于 25% 以上，或出现新病灶。新出现胸、腹腔积液，且癌细胞阳性，也评定为 PD，新出现病理性骨折或骨质压缩，不一定评为 PD。必须经 6 周以上治疗才能评为 PD，如在 6 周内出现病情进展，则称为早期进展（early progression）。脑转移的出现，如新出现脑转移，即使其他部位病灶有所消失，也应认为系肿瘤进展。

2. 可评价、不可测量病灶

（1）CR：所有可见病灶完全消失，并至少维持 4 周以上。

（2）PR：肿瘤总量估计（estimate）减少 50% 以上，并维持 4 周以上。

（3）NC：至少经 2 周期（6 周）治疗后，病灶无明显变化，包括病灶稳定，估计肿瘤减少 < 50%，估计肿瘤增加 < 25%。

（4）PD：出现新病灶，或原有病灶估计增加 > 25%。

3. 溶骨性或成骨性病灶

（1）CR 溶骨性病灶消失，骨扫描恢复正常，至少维持 4 周以上。

（2）PR 溶骨性病灶部分缩小、钙化，或成骨性病灶密度减低，至少维持 4 周以上。

（3）NC 病灶无明显变化，因骨病灶改变缓慢，故至少在治疗开始后 8 周以上方可评定为 NC。

（4）PD 经 X 线、CT、MRI 或骨扫描发现新病灶，或原有骨病灶明显增大，但出现骨压缩、病理性骨折或骨质愈合，不作为疗效评定的唯一依据。

4. 不可评价病灶

（1）CR：所有可见病灶完全消失，持续 4 周以上，在成骨性病灶，骨显像亦须恢复正常，并不少于 4 周。

（2）NC：病灶无明显变化，至少持续 4 周，而成骨性病灶无变化须持续 8 周以上，包括病灶稳定，估计病灶减少 < 50% 或增加 < 25%。

（3）PD：出现任何新病灶，或拥有病灶估计增加 25% 以上，而腔内积液时，如不伴有其他进展病灶，只是单纯积液增多，则不能评价为 PD。

5. 远期疗效指标

（1）缓解期：自出现达 PR 疗效之日起至肿瘤复发不足 PR 标准之日为止的时间为缓解期，一般以月计算，亦有以周或日计算的。将各个缓解病例的缓解时间（月）列出，由小到大排列，取其中间数值（月）即为中位缓解期，或按统计学计算出中位数。

（2）生存期：从化疗开始之日起至死亡或末次随诊之日为止的时间为生存期或生存时间，一般以月或年计算，中位生存期的计算方法与中位缓解期的计算方法相同。

（3）生存率：如 5 年生存率 = 生存 5 年以上的病例数 / 随诊 5 年以上的总病例数 × 100。

6. 患者生活质量的评价

生活质量通常以一般状况评分（performance status，PS）或体能评分来表达，常用的评分方法和标准如下。

（1）卡氏评分（Karnofsky 评分，KPS 评分）：

100 分：能进行正常活动，无症状和体征。

90 分：能进行正常活动，有轻微症状和体征。

80 分：勉强可进行正常活动，有一些症状和体征。

70 分：生活可自理，但不能维持正常生活或工作。

60 分：有时需人扶助，但大多数时间可自理。

50 分：常需人照料。

40 分：生活不能自理，需特殊照顾。

30 分：生活严重不能自理。

20 分：病重，需住院积极支持治疗。
10 分：病危，临近死亡。
0 分：死亡。

（2）Zubrod-ECOG-WHO 评分（简称为 ZPS 评分或 ECOG 评分）：
0 分：能正常活动。
1 分：有症状，但几乎可完全正常活动。
2 分：有时卧床，但白天卧床时间不超过 50%。
3 分：需要卧床，白天卧床时间不超过 50%。
4 分：卧床不起。
5 分：死亡。

第三节 抗肿瘤药物

一、药物分类及作用机制

（一）根据药物的化学结构、来源及作用机制分类

依此将抗肿瘤药物分为六大类：

1. 烷化剂

烷化剂主要有氮芥（HN_2）、环磷酰胺（CTX）、异环磷酰胺（IFO）、消瘤芥（AT-1258）、苯丁酸氮芥（CB-1348）、苯丙氨酸氮芥（LPAM）、N-甲酰溶肉瘤素（N-甲）、卡氮芥（BCNU）、环己亚硝脲（CCNU）、甲环亚硝脲（Me-CCNU）、白消安（马利兰、BUS）、噻替派（TSPA）、二溴甘露醇（DBM）等。

作用机制：这类化合物具有活泼的烷化基因，能与生物细胞中核酸、蛋白质及肽的亲核基团作（如羧基、氨基、巯基、羟基、磷酸基团的氢原子等），以烷基取代亲核基团的氢原子。烷化剂的主要作用部位在 DNA。结果使 DNA 分子的双螺旋链发生交叉联结反应，还可形成异常的碱基配对，导致细胞的变异；也可引起核酸脱失或 DNA 断裂，从而造成细胞的严重损伤，导致细胞的死亡。

2. 抗代谢类

叶酸拮抗剂类，主要有甲氨蝶呤（MTX）；嘧啶拮抗剂类，有 5-氟尿嘧啶（5-Fu）、替加氟（FT207）、阿糖胞苷（Ara-C）、羟基脲（HU）、卡莫氟（HCFU）、优氟啶（UFT）；嘌呤拮抗剂类，主要有 6-巯基嘌呤（6-MP）、6-巯鸟嘌呤（6-TG）等。

作用机制：此类药物为细胞生理代谢药物的结构类似物，能干扰细胞正常代谢物的生成和作用发挥，抑制细胞增殖，进而导致细胞死亡。抗代谢物的作用机制各不相同，但均作用于细胞增殖周期中的某一特定的时相，故属于细胞周期特异性药物。

3. 抗生素

类醌类（蒽环类），主要有阿霉素（ADM）、柔红霉素（DNR）、表柔比星（EPI）、吡柔比星（THP-ADM）、米托蒽醌（MTT）；糖肽类，如博莱霉素（BLM）、平阳霉素（PYM）；放线菌素类，如放线菌素 D（ACTD）；丝裂霉素类，如丝裂霉素 C（MMC）；糖苷类，如光辉霉素（MTM）；亚硝脲类，如链脲霉素（STZ）。

作用机制：抗肿瘤抗生素主要抑制 DNA、RNA 及蛋白质的合成。直接作用于 DNA，如丝裂霉素、博莱霉素、链脲霉素，它们可直接与 DNA 结合而干扰 DNA 的复制；抑制 RNA 的合成，如放线菌素 D、柔红霉素、阿霉素、光辉霉素等，这些化合物可与 DNA 发生嵌入作用，阻断依赖 DNA 的 RNA 产生，抑制转录过程，从而抑制蛋白质的合成；嘌呤霉素类，它们作用于核糖体水平，干扰遗传信息的翻译，从而抑制蛋白质的合成。

4. 植物类

①生物碱类：长春新碱（VCR）、长春花碱（VLB）、长春地辛（长春花碱酰胺，VDS）、长春瑞滨（去甲长春花碱，NVB）、秋水仙碱（COLC）、羟基喜树碱（HCPT）、三尖杉酯碱（HRT）。②木脂体类：依托泊苷（鬼臼乙叉苷，VP-16）、替尼泊苷（VM-26）。③紫杉醇类：紫杉醇（PTX）、泰索帝（Taxotere）。

作用机制：植物类药物可抑制RNA合成，与细胞微管蛋白结合，阻止微小管的蛋白装配，干扰增殖细胞的纺锤体的生成，从而抑制有丝分裂，导致细胞死亡。

5. 激素类

①雌激素类：己烯雌酚（DES）、溴醋己烷雌酚（HL-286）。②雌激素受体阻断剂及抑制雌激素合成药物：三苯氧胺（TMX）、氯三苯氧胺（toremifene）。③雄激素类：苯丙酸睾丸酮、甲基睾丸酮、氟羟甲睾酮。④抗雄激素类：氟他胺（Fugerel）。⑤孕酮类：甲孕酮（MPA）、甲地孕酮（MA）。⑥芳香化酶抑制剂：氨鲁米特（AG）、福美司坦（FMT）、瑞宁得（Arimidex）。⑦肾上腺皮质激素：泼尼松、地塞米松。⑧甲状腺素类：甲状腺素。

作用机制：肿瘤的生长与某种激素水平相关，通过应用某种激素或抗激素与某一受体竞争性结合，从而阻断激素作用；另一作用通过抑制激素的合成来改变肿瘤生长所依赖的内分泌环境，从而达到抑制肿瘤生长之目的。

6. 杂类

①金属类：抗癌锑（sb-71）、顺铂（顺氯氨铂，DDP）、卡铂（CBP）。②酶类：L-门冬酰胺酶（L-ASP）。③抗转移类：丙亚胺（ICRF-159）。④其他：丙卡巴肼（甲基苄肼，PCZ）、达卡巴嗪（氮烯咪胺，DTIC）、羟基脲（HU）、去甲斑蝥素（norcantharidin）等。

作用机制：这类药物来源、化学结构及作用机制均不相同。①铂类：主要具有烷化剂样作用，与细胞亲核基因结合，引起DNA的交叉联结，导致DNA复制障碍，从而抑制癌细胞的分裂，为细胞周期非特异性药物。②酶类：L-门冬酰胺酶，能将肿瘤组织周围的门冬酰胺水解为门冬氨酸及氨，造成门冬酰胺减少，而肿瘤组织中无门冬酰胺合成酶，完全依赖外源性门冬酰胺供应，干扰了肿瘤细胞蛋白质的合成，肿瘤细胞生长受到抑制，导致肿瘤死亡。③丙亚胺：其双内酰亚胺键在体内可解开与核酸、蛋白质中的氨基、巯基等发生酰化反应，从而抑制DNA、RNA和蛋白质合成。

（二）按抗肿瘤药物对各期肿瘤细胞的敏感性不同分类

依此分为两大类：

1. 细胞周期非特异性药物（cell cycle nonspecific agents，CCNSA）

CCNSA能杀死增殖周期中各时相的肿瘤细胞甚至包括G_0期细胞，这类药物可直接作用DNA，或与DNA形成复合物，影响DNA的功能，从而杀死癌细胞。这类药物包括全部的烷化剂、大部分抗癌抗生素及铂类药物。

2. 细胞周期特异性药物（cell cycle specific agents，CCSA）

CCSA主要杀伤处于增殖周期的某一时相细胞，G_0期细胞对其不敏感，S期和M期细胞对其敏感。这类药物包括抗代谢药（S期）和植物药（M期）。

抗代谢药中的阿糖胞苷（Ara-C）和羟基脲（HU），主要干扰DNA的合成，而不抑制RNA和蛋白质的合成，因此是典型的S期药物，有的称之为S期时相特异性药物。抗代谢药中的6-巯基嘌呤、5-氟尿嘧啶和甲氨蝶呤在干扰生物大分子DNA合成的同时，也抑制RNA和蛋白质的合成，使细胞分裂速度减慢，因而使处于S期的细胞减少，故不是典型的S期药物。

植物药中的VCR、VLB等能干扰微管蛋白的装配，从而阻断纺锤丝的形成，使恶性细胞处于中期而不继续增殖，称之为M期时相特异性药物。

二、细胞周期非特异性药物和周期特异性药物与疗效的关系

1. CCNSA

CCNSA对肿瘤细胞的作用较强而快，能迅速杀灭癌细胞，其作用特点呈剂量依赖性（dose

dependent），其杀伤肿瘤细胞的疗效和剂量成正比，即增加剂量，疗效也增强，其剂量-反应曲线接近直线。这提示，在使用 CCNSA 时，只要机体能耐受，应大剂量给药，但考虑大剂量给药时毒性也增加，因此大剂量间歇给药是最佳选择。

2. CCSA

CCSA 药效作用缓慢且较弱，其剂量-反应曲线是一条渐近线，即在开始小剂量类似于直线，达到一定剂量后不再升高，而形成一个坪，即使再增加剂量也无济于事，除 S 期或 M 期细胞外，其他细胞时相对其不敏感，在治疗策略上应小剂量持续给药。

第四节 常见的抗肿瘤药物相关毒性

随着抗肿瘤药物种类的迅速增多以及作用靶点的日益丰富，其相关的毒性反应正变得越来越复杂。充分地了解、监控和预防毒性反应的发生，不仅可以更加有效地利用药物的治疗作用，减少或避免药物毒性造成的损害，还有助于更好地理解药物的药理学作用。

一、消化系统毒性

1. 恶心和呕吐

恶心和呕吐是常见的化疗相关不良反应。化疗药物诱发呕吐的机制包括：①直接作用于呕吐中枢。②刺激消化道黏膜内的嗜铬细胞释放大量的 5-羟色胺和多巴胺等神经递质，激活中枢的化学感受器，并进一步将信号传导至呕吐中枢引起呕吐。已知参与恶心、呕吐反射的神经递质有 5-羟色胺、多巴胺、组胺、阿片类物质、P 物质和乙酰胆碱等。化疗引起的恶心、呕吐可分为三种形式：急性、迟发性和预期性。急性是指恶心、呕吐发生于给药后的 24 h 以内，高峰期在 5～6 h。迟发性指给药 24 h 后发生的呕吐。预期性呕吐指未经历用药或发生于给药前的呕吐，与心理作用有关。

2. 口腔黏膜炎

口腔黏膜炎与细胞毒性药物对细胞分裂旺盛的口腔黏膜细胞的直接损伤和继发性感染等因素有关。典型的临床表现是在化疗后 1～2 周，口腔内出现伴有烧灼样疼痛的黏膜萎缩、红肿，甚至深浅不一的溃疡，严重者可形成大片的白色伪膜。黏膜炎可因感染或其他损伤加重，也可随着化疗药物的停止应用而逐渐修复。

3. 腹泻

化疗相关性腹泻的主要原因是药物对肠道黏膜的急性损伤所导致的肠道吸收和分泌失衡。腹泻的程度可以从轻度到生命威胁，并可严重影响患者的生活质量和对治疗的依从性。

二、骨髓抑制

化疗药物可以诱导骨髓中分裂旺盛的造血细胞凋亡，并导致不同功能分化阶段的血细胞，主要包括白细胞、血小板和红细胞数量的减少。除博莱霉素和左旋门冬酰胺酶外，大多数细胞毒性药物均有不同程度的骨髓抑制。不同药物对白细胞、血小板和红细胞的影响程度有所不同。粒细胞单核细胞集落刺激因子、粒细胞集落刺激因子、促血小板生成因子和促红细胞生成素等可以通过诱导造血干祖细胞向不同血细胞的分化和增殖，一定程度上降低药物对骨髓抑制的程度和持续时间。

三、肺毒性

多种化疗药物可以导致肺、气道、胸膜和肺循环系统的损伤。导致药物性肺损伤的机制目前认为主要有以下几种：①药物或其在肺内的代谢产物对肺的直接损伤。②超敏反应。③药物代谢的个体差异，某些个体可表现为对药物的高吸收、低代谢和高蓄积。最常见的药物性肺损伤为间质性肺病和肺纤维化。临床症状主要为隐匿性发病的呼吸困难和咳嗽，可伴有发热。在病变初期，胸片检查可无异常征象，以后逐渐出现典型的弥漫性肺间质浸润的表现。

四、心脏毒性

心肌细胞属于有限再生细胞,因此心脏的毒性可表现为慢性和长期性,临床表现可包括充血性心力衰竭、心肌缺血、心律失常和心包炎等。心脏毒性的发生,可与药物的累积剂量有关。

五、神经毒性

化疗药物可以造成中枢和外周神经毒性。中枢神经毒性可表现为急性的非细菌性脑膜炎以及慢性进展的偏瘫、失语、认知功能障碍和痴呆。外周神经毒性是因药物对缺少血-脑屏障保护的外周神经细胞的损伤,包括感觉和运动神经损伤。感觉神经损伤可表现为四肢末端的感觉异常、感觉迟钝、烧灼感、疼痛和麻木,运动神经损伤可表现为肌无力和肌萎缩。

六、皮肤毒性

化疗药物所致的皮肤损伤多种多样,随着药物种类的迅速增多,皮肤损伤的临床表现越来越复杂和多样。主要的皮肤毒性包括手足综合征、放射回忆反应、痤疮样皮疹、色素沉着、甲沟炎和指甲改变等。

七、脱发

正常人体的毛囊生发过程十分旺盛,化疗药物或放疗可以使毛囊的生发功能受到抑制甚至破坏,可以导致暂时性或永久性脱发。脱发可发生于化疗后的数天至数周内,其程度与化疗药物的种类、剂量、化疗间期长短和给药途径等相关。脱发主要表现为头发脱落,也可有眉毛、睫毛、阴毛等其他部位毛发的脱落。因多数化疗药物对毛囊干细胞没有损伤,脱发通常是暂时性,但若毛囊干细胞损伤,则可能导致永久性脱发。

八、肾和膀胱毒性

化疗药物可以直接损伤肾小球、肾小管、肾间质或肾的微循环系统,导致无症状的血清尿素氮、肌酐升高,甚至急性肾衰竭,也可因药物在肾小管液中的溶解度饱和导致的排泄障碍和肿瘤溶解综合征等间接因素导致损伤。预防和治疗肾脏毒性的方法主要有根据肾小球滤过率调整药物剂量、水化利尿以及碱化尿液等。

大剂量环磷酰胺和异环磷酰胺可引起出血性膀胱炎,主要与其代谢产物对膀胱黏膜的损伤有关,同时应用巯乙磺酸钠可预防出血性膀胱炎的发生。

九、肝脏毒性

化疗药物引起的肝脏毒性可以是急性肝损害,包括药物性肝炎、静脉闭塞性肝病,也可以因长期用药引起肝慢性损伤,如纤维化、脂肪变性、肉芽肿形成和嗜酸粒细胞浸润等。药物性肝炎通常与个体特异性的超敏反应和代谢特点相关。化疗药物也因可对免疫系统的抑制作用,激活潜伏的乙型和丙型肝炎病毒,导致肝损伤。

十、其他

一些抗癌药物也可以引起过敏反应、不同程度的血栓性静脉炎,有些药物一旦外渗,可导致局部组织坏死。

十一、远期毒性

化疗药物的远期毒性主要包括生殖毒性和第二肿瘤的发生,前者包括致畸和不育等。化疗可引发第二肿瘤,主要为非淋巴细胞性白血病,烷化剂类药物引起的白血病通常发生于初次治疗的两年以后,5~10年是高峰期。

第四章

肿瘤的外科治疗

第一节 肿瘤外科的概念

一个多世纪以来，肿瘤外科在历经了单纯肿瘤切除阶段及广泛切除阶段后迈向了功能保全型肿瘤外科阶段。尤其在近年来，随着对肿瘤本质及生物学特性认识的不断深入，以及肿瘤治疗技术和设备的不断创新与完善，肿瘤外科的基本概念也随之发生了巨大的变化。目前，建立在以解剖学、病理生物学和免疫学基础上的现代肿瘤外科学，已经替代了以解剖学为基础的传统肿瘤外科学概念。

1. 掌握肿瘤外科解剖学概念，是科学实施肿瘤手术治疗的基础

由于实体肿瘤是以局部病变表现为主的全身性疾病，因此，目前在实体肿瘤的治疗上外科手术仍然为首选治疗方法，在大多数情况下只有外科手术才能比较彻底地根除局部的病灶，而局部病灶的根治或者良好的控制是减少全身转移、达到治愈目的的最首要措施。而放疗和化疗在理论上尚达不到这一个水平，这是外科最具特色之处，也是其总的治愈率最高的原因所在，因而外科手术仍然是治疗肿瘤的重要手段。那么，作为一名肿瘤外科医师，首先应明确肿瘤的外科治疗是一种局部治疗，是使用手术刀在尽可能完整切除肿瘤组织的同时，尽量保护正常组织不受到损伤；同时，还应明确癌肿和正常组织共存于同一机体中，它们之间的关系不是简单的机械组合，而是通过血管、淋巴、神经密切结合，各自按照其本身的生物学规律生长、增殖，同时又在同一机体中互相依存、互相斗争。因此，肿瘤外科医师不仅要将正常人体解剖学知识烂熟于心，还必须对癌浸润后引起的解剖学变异及淋巴结转移的特点及规律有深刻的了解。譬如，在胃癌手术时要掌握胃动、静脉血管的正常位置与异常走行，胃周围淋巴结的分组分站及其准确的范围界限，胃周围脏器受癌浸润后的位置变异等。又如，在直肠癌手术时要了解淋巴结转移的三条途径及各组淋巴结与血管的关系，直肠与膀胱、子宫、输尿管之间的位置关系及受癌浸润时的异常变化。只有这样才能将肿瘤的根治性手术建立在合理的解剖学基础上，达到整块切除肿瘤并避免手术并发症的目的。

2. 明确肿瘤外科的病理生物学概念、掌握肿瘤的生物学特性和扩散规律，是改善肿瘤预后和治疗效果的必要条件

虽然外科手术是治疗肿瘤的重要手段，但是外科手术仅可用于肿瘤发展过程中的某些阶段，如在癌前期（诱发期）及时行癌前期病变切除术，可防止肿瘤的发生；又如在原位癌时期，若处理及时肿瘤也将得到治愈。然而事实上，在临床治疗中肿瘤一旦确诊，大多数已进入浸润期和播散期，此时癌细胞可以蔓延到区域淋巴结，也可以有血源性转移。因此，手术治疗肿瘤的自然病程中可能出现两种结局：①治疗后可获得长期生存，最终可死于非肿瘤性疾病。②在一个明显缓解期后出现新的病灶，即出现复发或转移。因此，随着对肿瘤生物学特性研究的深入，越来越多的肿瘤医师认识到：肿瘤外科作为一种治疗方法既有它解剖上的局限性，又有肿瘤发展上的时限性。因而作为肿瘤外科医师，应明确肿瘤外科的生物学概念、掌握肿瘤生物学特性和扩散规律，才是确保肿瘤治疗效果及改善预后的必要条件。

恶性肿瘤本身的病理生物学表现，包括肿瘤的大体类型、组织学类型、分化程度、浸润深度、生长方式、转移规律等。这是决定肿瘤发生、发展规律和临床病理特点的重要依据。生长在不同器官上的肿瘤，有不同的生物学特征。例如，胃癌与直肠癌虽然同属消化道肿瘤，但胃癌以浸润型、低分化及未分

化型为主，恶性程度高；而直肠癌以局限型、高分化型为主，恶性程度低。所以，直肠癌的预后较胃癌好。生长在同一器官的肿瘤，其恶性程度也不尽相同。例如，甲状腺癌分为乳头状腺癌、滤泡状腺癌、髓样癌及未分化癌四种，其中未分化癌恶性程度极高，很快发生血行转移，预后极差；而乳头状腺癌恶性程度低，即使出现了颈部淋巴结的明显转移，手术效果也是很满意的。绝大多数的癌肿都是以淋巴结为主要转移途径的，但转移的淋巴结大小与预后好坏并不是呈平行关系，即不是转移淋巴结越大，预后越差，在临床实际工作中可见，大结节融合型转移的淋巴结，多为局限型，手术后的效果较好；而小结节孤立型转移的淋巴结，多为广泛型，预后较差。外科医师决不能因转移淋巴结较大而放弃根治手术的机会。因此，掌握肿瘤的病理生物学特征是决定治疗方针的一个重要依据。

另外，肿瘤的发生是一个多阶段发展过程，大致可分为四个阶段：诱发期、原位癌、侵袭期和播散期。在诱发期和原位癌期，单纯外科手术治疗不仅可以预防肿瘤的发生，还有可能达到治愈肿瘤的可能。但是随着肿瘤进入侵袭期，其淋巴结和血道转移增多，并进一步进展至失去手术根治可能的播散期。一般在手术时发现肿瘤侵袭组织周围，即意味着术后有很大可能发生远处转移。此时，若只是一味地扩大手术范围，不仅不能够获得满意的治疗效果，甚至可能使患者的预后更为恶化，加速患者的死亡。这就是为什么肿瘤的外科治疗要遵循多学科综合治疗这一理念，在手术尽可能完整切除肿瘤的基础上，配合化疗、放疗、生物治疗等多种手段，控制肿瘤的局部复发和远处转移。

3. 注重肿瘤外科的免疫学概念，使肿瘤的外科治疗具有更强的目的性和准确性

免疫力是人体对外来刺激的抵抗能力。在肿瘤的发生、发展过程中，机体的免疫反应具有重要的作用，正常的免疫组织被破坏，可能是肿瘤发生的重要因素。机体的免疫功能一方面能抵御病原的侵袭，另一方面可防止体细胞由于基因突变向恶性转化。在肿瘤的发生、发展过程中，机体的免疫反应也经历了非常复杂的变化。机体免疫功能正常时，即使存在致癌因子，也未必一定发生恶性肿瘤；即便是已经发生了肿瘤，免疫功能也能够限制其生长，不至于短期内发生侵袭和转移。而当机体免疫功能有缺陷或减弱时，肿瘤的生长和转移则难以受到有效抑制，癌肿迅速变大并扩散，进一步打击机体的免疫系统。因此，肿瘤的逐步发展可以使机体的免疫功能降低，而手术切除肿瘤和有效的放疗、化疗可使病情得到缓解，免疫功能则获得不同程度的改善和恢复。Fisher等认为手术切除肿瘤的目的是，为了提高机体的免疫功能。这与我国金元时期张从正"祛邪即是扶正"的观点吻合。

另外，有学者曾做过这样的研究：将恶性肿瘤手术切除的淋巴结分别做免疫学测定，结果证明有癌转移的淋巴结或靠近肿瘤的淋巴结免疫功能是低下的，而远离肿瘤的没有癌转移的淋巴结免疫功能是正常的。根据淋巴结距离肿瘤的远近及转移的难易，将肿瘤周围淋巴结分为一、二、三站，第一、二站淋巴结靠近瘤，免疫功能低下，应随同肿瘤整块切除；第三站及其以远的淋巴结，如果手术中发现有癌转移，应该切除。外科手术对淋巴结广泛的切除，虽然能够防止肿瘤的淋巴结转移，但对免疫系统造成的损伤使肿瘤很容易复发和转移，并不能取得很好的远期手术效果。同时，外科手术也不可能完全清除体内所有癌细胞，少量的癌细胞最终还是靠机体的免疫功能来杀伤。在切除肿瘤后，改变了机体与肿瘤的比势，只有在免疫功能恢复的情况下，才能将残留的癌细胞杀灭。因此，手术时必须权衡肿瘤的进展程度、手术侵袭范围及机体免疫状态三者间的关系，以达到最大限度地切除肿瘤的同时保护机体免疫状态的目的。

综上，肿瘤外科治疗已从单纯解剖学模式，逐步转变为与生物学、免疫学相结合的观念。设计合理的手术不单切除肿瘤，同时还是提高机体免疫力的一种手段；在决定手术治疗时，不仅要依据肿瘤的期别和不同肿瘤的生物学特性，还要符合根治性、安全性、功能性的三条基本原则，注重综合治疗，保护机体的免疫功能，以达到防止肿瘤发生、转移、复发的目的，最终才能取得理想的效果。

第二节 外科手术治疗

实施肿瘤外科手术除遵循外科学一般原则（如无菌原则等）外，还应遵循肿瘤外科的基本原则。肿瘤手术必须遵循无瘤原则，采用无瘤技术。恶性肿瘤的生物学特性决定了肿瘤手术不同于一般外科手术，

任何检查或不当的操作都有可能造成肿瘤的扩散。医源性肿瘤扩散和转移是造成手术失败的一个重要环节，如术前皮肤准备时的摩擦、手术时的挤压、触摸肿瘤均可以使肿瘤细胞转移和污染手术创面。因此，人们提出了无瘤技术的观念，自1894年Halsted发明经典的乳腺癌根治术以来就已奠定，逐渐发展为"无瘤原则"和"无瘤技术"。肿瘤外科手术的基本原则有：

（1）不切割原则：手术中不直接切割癌肿组织，由四周向中央解剖，一切操作均应在远离肿瘤的正常组织中进行，同时尽可能先结扎进出肿瘤组织的血管。

（2）整块切除原则：将原发病灶和所属区域淋巴结作连续性的整块切除，而不应将其分别切除。

（3）无瘤技术原则：目的是防止术前和术中肿瘤细胞的种植或转移，包括防止肿瘤细胞扩散和防止肿瘤细胞种植两个方面。

防止肿瘤细胞扩散的措施有：①术前检查应轻柔，尽量减少检查次数。②尽量缩短活检手术与根治手术之间的时间间隔；若能通过术中快速病理切片检查，将两次手术合并一次完成则更为理想。③术前皮肤准备应轻柔，尽量减少局部摩擦，以防止癌细胞的扩散。④尽量不用局麻药，因为局部麻醉药注射后导致组织水肿，造成解剖困难，局麻药还可使局部压力增高，容易造成肿瘤细胞的扩散，如乳房肿块的活检可以在肋间神经阻滞麻醉下进行。此外，除了抗癌药物外，不应在肿瘤内注射任何药物。⑤手术切口要充分，暴露要清楚，以利于手术操作。⑥手术时应尽量采用锐性分离，少用钝性分离。用电刀切割不仅可以减少出血，还可以封闭小血管及淋巴管，而且高频电刀也有杀灭癌细胞的作用，所以可以减少血行和淋巴途径的播散与局部种植。⑦手术时先结扎静脉，再结扎动脉，可能减少癌细胞的扩散。⑧先处理区域引流淋巴结，再处理邻近淋巴结；先处理手术切除的周围部分，再处理肿瘤的邻近部分，一般与原发灶一齐作整体切除。⑨手术操作要稳、准、轻、巧，避免挤、压、轧、损坏。⑩需要截肢者不采用抬高患肢以减少出血的办法。

防止肿瘤细胞种植的措施：①活检后要重新消毒铺巾，更换手套和手术器械。②应用纱布垫保护创面、切缘及正常脏器。③肿瘤如果有溃疡和菜花样外翻时，可用手术巾保护，或者用塑料布、纱布将其包扎，使其与正常组织及创面隔离。④切除的范围要充分，包括病变周围一定的正常组织。⑤勤更换手术器械，用过的器械应用蒸馏水或1∶1 000的氯化汞液冲洗后再用。⑥手术者手套不直接接触肿瘤，术中遇到肿瘤破裂或切开时，须彻底吸除干净，用纱布垫紧密遮盖或包裹，并更换手套和手术器械。⑦探查胸、腹、盆腔时，应以癌肿为中心，先远后近地探查。⑧结肠癌、直肠癌术后局部复发，常常发生在吻合口及切口附近，因此，手术时在搬动肿瘤前先用纱布条结扎肿瘤的上、下端肠管，可于结扎时向肠管内注入5-Fu等抗癌药，防止癌细胞种植于创面及沿肠管播散，在吻合肠管前，先用1∶500的氯化汞或5-Fu液冲洗两端肠管。⑨手术结束时，可以用抗癌药物如氮芥、噻替哌、顺铂等冲洗创面，然后再依次缝合。⑩结、直肠癌手术前用泻药准备肠道而不用灌肠。

尽管严格遵循无瘤原则，仍然有肿瘤的转移，这主要决定于肿瘤的扩散途径和生物学特性，也与机体的免疫状况有关。

第三节　外科手术治疗的方式

外科手术是治疗实体肿瘤最有效的方法，也是癌症治愈的唯一可能方法。但肿瘤外科医生在进行肿瘤手术前应考虑到许多因素的影响：①正确选择单纯手术治疗的患者。②正确判断患者的疗效、预后。③考虑手术后局部控制与功能损伤间的关系，最大限度地保留器官功能。④具体情况具体分析，选择最佳的综合治疗方案。肿瘤外科手术按其目的可以分为预防性手术、诊断性手术、探查性手术、根治性手术、姑息性手术、辅助性手术、重建与康复手术、远处转移癌和复发性癌瘤切除术、减瘤手术和介入治疗等。术前要做好整体评估，根据不同的情况，考虑患者的生理状况、肿瘤的位置和分级、肿瘤治愈和缓解的可能性以及肿瘤的病理组织学特征和分期，采取相应的手术方式，并且一定要和家属沟通好，说明病情、手术目的、手术方式、手术效果、术前术后所需的综合治疗、可能的并发症、费用及预后等，取得家属的理解和同意后再做手术，以避免误解和不必要的医疗纠纷。

（一）预防性手术

有些疾病或先天性病变在发展到一定程度时，可以引起恶变（表4-1）。

表4-1　可能引起恶变的常见疾病

症状	可能发生的恶性病变
睾丸未降	睾丸癌
溃疡性结肠炎	结肠癌
家族性多发性结肠息肉病	结肠癌
大肠腺瘤	大肠癌
多发性内分泌增生症	甲状腺髓样癌
白斑	鳞形细胞癌
小叶增生（有上皮高度或不典型增生）	乳腺癌
黑痣	恶性黑色素瘤
胃溃疡	胃癌
胃息肉	胃癌
胃上皮化生	胃癌
胆囊腺瘤性息肉	胆囊癌
胆总管囊状扩张	胆管癌
子宫颈上皮不典型增生	子宫颈癌
乳头状瘤	乳头状癌
甲状腺瘤	甲状腺癌
骨软骨瘤	软骨肉瘤、骨肉瘤或恶性组织细胞瘤

肿瘤外科医生有义务向患者说明其疾病发展规律，及时治疗一些有恶变可能的病变，以防止恶性肿瘤的发生。

临床常采用的预防性手术有：先天性多发性结肠息肉瘤做全结肠切除术，因为到40岁时约有一半发展做结肠癌，70岁以后几乎100%发展成结肠癌；溃疡性结肠炎患者做结肠切除术；隐睾或睾丸下降不良做睾丸复位术或睾丸切除术，在幼年行睾丸复位术可使睾丸癌发生的可能性减少；口腔、外阴白斑患者做白斑切除术；易摩擦部位的黑痣做黑痣切除术；重度乳腺小叶增生伴有乳腺癌高危患者做乳房病灶切除术等。

（二）诊断性手术

正确的诊断是治疗肿瘤的基础，而正确诊断必须依据组织学检查，需要有代表性的组织标本。诊断性手术能为正确的诊断、精确的分期，进而采取合理的治疗提供可靠的依据。获取组织标本的外科技术如下。

1. 细针吸取

通过用细针头对可疑肿块进行穿刺做细胞学检查。方法简单易行，诊断准确率因操作技术、病理科医生经验和肿块所在部位而异，一般在80%以上。本方法存在一定的假阴性和假阳性，偶见有针道转移的病例。

2. 针穿活检

一般在局部麻醉下应用较粗针头或特殊的穿刺针头（如True-Cut、Core Cut），对可疑肿块进行穿刺并获得少许组织做病理检查。如果取得足够组织，诊断准确率高；如果取得组织太少，诊断较困难。同时，由于针穿活检亦可造成创伤出血，甚或引起癌细胞播散、针道转移等，因此务必严格掌握适应证。

3. 咬取活检

一般用于表浅的溃疡型肿块，用活检钳咬取组织做病理检查。诊断准确率高，但咬取时应注意咬取部位和防止咬取后大出血。

4. 切取活检

常在局部麻醉下，切取一小块肿瘤组织做病理检查以明确诊断。有时在探查术中，因肿块巨大或侵及周围器官无法切除，为了明确其病理性质，也常作切取活检。施行切取活检时必须注意手术切口及进入途径，要考虑到活检切口及进入间隙必须在以后手术切除时能一并切除，不要造成癌瘤的播散。切取活检与第二次手术切除间隔的时间应越短越好，最好是在准备彻底切除情况下行冰冻切片检查。

5. 切除活检

在可能的情况下，可以切除整个肿瘤送病理检查以明确诊断。这样诊断准确率最高，如果是良性肿瘤也就不必再做二次手术，如果是恶性肿瘤也不至于引起太多播散。但是，切除活检常在麻醉下进行，切口较大，所以活检手术切口选择必须考虑到第二次手术能否将其切除，同时也需要十分注意不要污染手术创面，以免造成肿瘤接种，若临床上拟诊为恶性黑色素瘤时，则不应作针穿、咬取或切取活检，应该在准备彻底切除时做切除活检。

（三）探查性手术

探查性手术目的：一是明确诊断；二是了解肿瘤范围并争取肿瘤切除；三是早期发现复发以便及时做切除术，即所谓二次探查术。它不同于上述的诊断性手术，探查性手术往往需做好大手术的准备，一旦探查明确诊断而又能彻底切除时，及时做肿瘤的根治性手术，所以术前准备要充分，备有术中冰冻切片检查。探查时动作轻柔，细致解剖。也应遵循由远及近和不接触隔离技术的原则。

（四）根治性手术

根治性手术指手术切除了全部肿瘤组织及肿瘤可能累及的周围组织和区域淋巴结，以求达到彻底治愈的目的，是实体肿瘤治疗的关键。凡肿瘤局限于原发部位和邻近区域淋巴结，或肿瘤虽已侵犯邻近脏器但尚能与原发灶整块切除者皆应施行根治性手术。根治性手术最低要求是切缘在肉眼和显微镜下未见肿瘤，切除范围视肿瘤类型不同和具体侵犯情况而定，对恶性肿瘤而言，一般要求切除范围应尽可能大，在达到根治的前提下才考虑尽可能多地保留功能（表4-2）。

表4-2 常见根治手术治疗最少切缘

原发肿瘤	切缘	原发肿瘤	切缘
基底细胞癌	2～5 mm	甲状腺癌	全腺叶
恶性黑色素瘤		乳腺癌	3 cm
厚度＜0.75 mm	1 cm	软组织肉瘤	全部肌肉
＞1.0 mm	3 cm	下咽及食管癌	3～5 cm
舌癌	1～2 cm	胃癌	6 cm
喉癌	2～5 mm	结肠、直肠癌	3～5 cm

根治性手术对上皮癌瘤而言为根治术，根治性手术对肉瘤而言为广泛切除术。根治术是指肿瘤所在器官的大部分或全部连同区域淋巴结做整块切除，如癌瘤侵犯其他脏器，则被侵犯的器官亦做部分或全部切除，如胃癌侵及胰腺尾部，除做胃次全或全胃切除及胃周围区域淋巴结清除外，尚须切除胰尾及脾脏。若切除的淋巴结扩大到习惯范围以外，则称为扩大根治术，如乳腺癌扩大根治术除根治术切除范围外，还包括胸骨旁淋巴结清扫。所谓广泛切除术是指广泛整块切除肉瘤所在组织的全部或大部分以及部分邻近深层软组织，如肢体的横纹肌肉瘤应将受累肌肉的起止点及其深层筋膜一起切除，有时需将一组肌肉全部切除，因肉瘤易于沿肌间隙扩散，若为骨肉瘤常需超关节截肢。

（五）姑息性手术

姑息性手术是相对于根治性手术而言的，适用于恶性肿瘤已超越根治性手术切除的范围，无法彻底清除体内全部病灶的患者。因此，姑息性手术的目的是为了缓解症状、减轻痛苦、改善生存质量、延长生存期、减少和防止并发症，适用于晚期恶性癌瘤已失去手术治愈的机会或由于其他原因不宜行根治性手术者。姑息性手术包括姑息性肿瘤切除术和减瘤手术，前者是指对原发灶或其转移灶部分或大部分切除，肉眼尚可见肿瘤残留；后者则根本未切除肿瘤而仅仅解除肿瘤引起的症状。常用的姑息性手术如下。

1. 癌姑息切除术

如晚期乳腺癌溃烂出血，行单纯乳房切除术以解除症状。胃大部分切除或肠段切除术以解除晚期胃肠道癌瘤梗阻，防止出血、穿孔等，术后再配合其他治疗。肺癌、食管癌、上颌窦癌有时也作姑息性切除手术，术后再添加放疗或化疗。当转移瘤引起致命的并发症时，可行转移瘤切除以缓解症状。

2. 空腔脏器梗阻时行捷径转流或造口术

为了解除消化道梗阻、胆管梗阻，临床上常需作食管胃吻合、胃空肠吻合、胆囊空肠吻合、小肠结肠侧侧吻合等内吻合转流术。有时为了解除食管梗阻、肠梗阻、尿道梗阻、喉梗阻须作胃造口、肠造口、膀胱造口、气管造口等。利用手术或内镜在因肿瘤而发生梗阻的生理腔道内置入内支架也可解除梗阻。

3. 供应血管结扎或栓塞术

晚期肿瘤可引起大出血，临床常须结扎或栓塞供应肿瘤部位的动脉以达到止血目的，如鼻咽癌、口腔癌并发大出血，若填塞无效，则须结扎或栓塞颈外动脉；恶性葡萄胎、绒毛膜上皮癌、宫体癌、直肠癌并发大出血而肿瘤难以切除，常须作髂内动脉结扎或栓塞。

4. 内分泌腺切除术

对激素依赖性肿瘤通过切除内分泌腺体，使肿瘤退缩缓解，如卵巢切除治疗绝经前晚期乳腺癌或复发病例，尤其是雌激素受体阳性者；晚期男性乳腺癌、前列腺癌行双侧睾丸切除等。

（六）减瘤手术

当肿瘤体积较大，或累及邻近重要器官、结构，手术无法将其完全切除的恶性肿瘤，可作肿瘤大部切除，术后进行化疗、放疗、免疫治疗、激素治疗、中医中药治疗、反转录治疗等综合治疗，以控制残留的癌细胞，争取较好的姑息性治疗效果，称为减瘤手术或减量手术。但减瘤手术仅适用于原发病灶大部切除后，残余肿瘤能用其他治疗方法有效控制者，否则单用减瘤手术对延长患者生命的作用不大，相反增加患者的创伤和痛苦，加重患者及家属的负担，浪费医疗资源。

不过应该指出的是，经减瘤手术后，体内瘤负荷减少，大量 G_0 期细胞进入增殖期，有利于采用化疗或放疗等综合治疗措施杀伤残余的肿瘤细胞，这与常规的辅助性化疗或放疗有本质上的区别。

（七）远处转移癌和复发性癌瘤切除术

转移瘤则指原发瘤以外的部位出现的与其生物学类型相同的肿瘤。肿瘤术后复发是指根治性手术后获临床治愈，经一段时间后又发生与原切除肿瘤生物学类型相同的肿瘤。临床所指的肿瘤复发多指局部复发，如残余器官、手术野、受累毗邻器官的复发。肿瘤术后复发的诊断需排除多中心起源和多原发恶性肿瘤。

转移和复发肿瘤的治疗比原发肿瘤更为困难，疗效也较差。但近年来对复发和转移肿瘤的手术治疗已受到重视。不过，转移癌瘤和复发癌瘤手术效果总的来说较差，必须与其他治疗配合进行。

远处转移癌属于晚期癌瘤，难以手术治愈，但临床上确有部分转移癌患者手术后获得长期生存，故此对转移癌手术不能一概否定。转移癌手术适合于原发灶已得到较好的控制，而仅有单个转移性病灶者，如孤立性肺、脑、骨转移，施行切除术后再配合其他综合治疗可获得良好效果。肺转移癌术后 5 年生存率 15%～44%，肝转移癌术后 5 年生存率 20%～30%，肺癌脑转移术后 5 年生存率 13%。有时多达 3 个转移灶，但局限于肺叶或肝叶，仍可施行切除术。若为皮下多个转移，则无手术指征。

复发性癌瘤应根据具体情况及手术、化疗、放疗对其疗效而定，凡能手术者应考虑再行手术，配合其他综合治疗，仍可获得一定疗效。例如，皮肤隆突性纤维肉瘤，术后反复复发，但反复切除，也获得延长寿命的效果；乳腺癌术后复发可再行局部切除术；软组织肉瘤术后复发可再行扩大切除乃至关节离断术、截肢术；肢体黑色素瘤术后复发可以截肢，以挽救部分患者生命；直肠癌保肛手术后复发可以再做 Miles 手术。

部分肿瘤在少数情况下切除原发瘤后转移瘤会自动消失，如切除原发性甲状腺腺癌或子宫绒毛膜细胞癌可导致肺部广泛血行转移的癌结节消退。临床医生应有这样的认知并努力争取这样的治疗。

（八）辅助性手术

为了配合其他治疗，需要做辅助性手术，如喉癌放疗，为了防止放疗中呼吸困难，有时需做放疗前气管切开术；直肠癌放疗有时亦需先做人工肛门术，以免放疗中肠梗阻；乳腺癌和前列腺癌内分泌治疗常需做去势手术。此外，各部位晚期癌瘤局部灌注化疗时常需做动脉插管术等。

（九）重建与康复手术

为了提高肿瘤病患者的生存质量，重建和康复手术越来越受到重视。由于外科技术，特别是显微外科技术的进步，使肿瘤切除术后的器官重建有很大的进展。头面部肿瘤切除术后常用带血管皮瓣进行修复取得成功。舌再造术、口颊和口底重建使患者生活质量大大提高。乳腺癌根治术后乳房重建、巨大肿瘤切除后胸壁重建、腹壁重建等已广泛开展。

（十）介入治疗

介入治疗是指在 X 线等设备的监视下将肿瘤药物和（或）栓塞剂经动脉导管或直接注入肿瘤组织，对肿瘤进行治疗，常用的有肿瘤的介入放射学治疗和超声波导向的介入治疗。由于介入设备的不断完善，技术不断提高，各类栓塞剂的广泛应用，进一步提高了此疗法的有效率和患者生活质量。

第四节　外科手术治疗的优缺点与注意事项

外科治疗有很多优点：肿瘤对外科切除没有生物抵抗性，外科手术没有潜在致癌作用，其治疗效果也不受肿瘤异质性的影响；大多数尚未扩散的实体瘤均可行外科治疗，而且手术可为肿瘤组织学检查和病理分期提供组织来源。外科治疗也有其缺点：切除术对肿瘤组织并无特异性，即正常组织和肿瘤组织同样受到破坏；外科治疗可能出现危及生命的并发症，并可造成畸形和功能丧失；若肿瘤已超越局部及区域淋巴结时，则不能用手术治愈。

肿瘤外科是外科学的一个分支，既具有外科学的共同特点，如无菌操作、选择适应证、尽量少损伤正常组织等，也具有其特殊性，还要注意以下几点。

（1）准确性：正确的诊断对正确的治疗是非常必要的，对肿瘤患者获得有关病理组织并进行病理学检查，了解相关疾病信息（包括诊断、分期、病理类型、预后判断）是肿瘤外科医生的基本任务之一。肿瘤外科手术不同于一般手术，其手术范围广、创伤大、组织器官损伤多，不少情况下甚至终身残疾。假若不以准确的诊断为依据而草率地贸然实施肿瘤根治切除术，有时会丧失患者的劳动能力、终身幸福甚至造成残疾，如不该截肢的截了肢，不该肛门改道的作了肛门改道等。更多的情况则是实为肿瘤而未能正确确定，未能获得正确恰当的外科手术治疗或其他治疗，给患者造成不应有的损失而过早地失去生命。术前要尽可能做出准确的诊断和正确的分期，选择恰当的治疗方法，要充分估计手术切除的可能性，是根治性切除还是姑息性切除，手术与其他治疗方法的配合等，注意手术后肿瘤的控制与功能损伤的关系。为了保证肿瘤诊治工作的准确性，肿瘤外科医生不仅要有丰富的病理学知识，尤其是肿瘤病理学知识，而且要与病理学医师保持密切联系，反复进行磋商，深入了解肿瘤性质、癌细胞的生物学特性，联合有关科室会诊，共同制订合理治疗方案，以便更好地发挥外科手术在综合治疗中的重要作用，为患者实施合理治疗。

（2）及时性恶性肿瘤：一旦进入进展期，发展往往很快，常在数月或一二年之内即可致患者死亡。所以要坚持早期发现、早期诊断、早期治疗的原则，对适合外科手术的癌症患者抓紧时机，赶在癌肿尚未蔓延播散或尚未明显蔓延播散之前，及时进行外科手术，多能收到良好的效果。反之，如果错过良机，让癌瘤病灶超越了手术能够肃清的范围，手术治疗的效果就会大大降低。不少患者由于就诊不及时、延误诊断或其他原因，使手术不及时，造成本来能够外科治疗的病变失去手术治疗机会，是十分令人惋惜的。

（3）彻底性与功能性：由于癌肿切除手术易有残留，肿瘤细胞易发生种植和播散，而一旦有残留、种植或播散，就极易发生复发和转移，其后果不堪设想。所以外科手术治疗肿瘤一定要坚持完全、彻底、全部、干净消灭之。除非某种肿瘤对放疗或化疗特别敏感且手术后有条件辅助进行放疗或化疗，不要实行"削切"手术。当然，彻底干净切除也是相对而言，不能要求外科医生的手术刀切净最后一个肿瘤细胞，也不能为了彻底干净切除而超越限制地扩大手术切除范围，造成组织器官和功能的过分损失。另外，不同期别的癌肿对手术切除彻底性的要求也不尽相同。对早期和病变局限的肿瘤应特别强调手术切除的彻底性，同时最大限度地保留组织器官功能，尽量做到器官功能保全性根治术；对较晚期的肿瘤，则不宜过分强调彻底性而片面扩大切除范围，而应把着眼点放在综合治疗上。此外，由于肿瘤的恶性程度不同和瘤细胞的生物学特性不同，对手术切除彻底性和切除的范围也不尽相同，应根据不同情况制定实施个体化的手术治疗方案。

（4）综合性：由于目前已认识到恶性肿瘤是全身性疾病，外科手术属局部治疗，而局部治疗难以完全解决全身性问题，因此应重视和强调多学科治疗，恰当、合理、有计划地实施综合治疗已成为肿瘤学工作者的共识。肿瘤外科医生要正确认识肿瘤外科在综合治疗中的地位和作用，恰当运用外科手术这一重要而锐利的武器，发挥其优势与特点，辨清其局限与不足，积极参与肿瘤诊断、分期、制定治疗方案等工作，搞好外科手术与放疗、化疗、新辅助放疗、新辅助化疗、生物治疗及其他治疗的衔接与联合，多科协作、联合作战，共同为恶性肿瘤患者提供最佳治疗，争取最佳治疗效果。其综合治疗的最终目的是：使原本不能手术的患者能接受手术，降低复发和播散，提高治愈率，提高疗效和生活质量。

（5）关于前哨淋巴结和前哨淋巴结活检的采用：在长期随访结果出来之前，前哨淋巴结活检尚不能成为标准的治疗措施。前哨淋巴结和前哨淋巴结活检的概念必须符合以下条件：①淋巴流向是有序和可预测的。②癌细胞的淋巴结播散是渐进的。③前哨淋巴结是最先遭受肿瘤细胞侵犯的淋巴结。④前哨淋巴结活检的组织学检查结果应代表整个区域淋巴结的组织学状态。很显然，要全部满足这些条件是很难的，甚至是不可能的，所以要谨慎采用之。

（6）心理因素：随着心身医学研究的进展，肿瘤患者心理状况已备受关注。人的精神因素与全身机能活动有密切关系。心理状况能影响免疫功能，如恐惧、悲观、失望、紧张可使机体免疫监视作用减轻，相反医务人员的鼓励、关心、尊重、信心有利于患者免疫功能的稳定，增强抗病能力，调动内在积极因素，配合治疗，提高生活质量。因此，科学地掌握癌症患者的心理状况，及时有效地给予心理照顾，对患者的治疗、康复、预后能起积极作用。

第五章 肿瘤的放射治疗

第一节 放射治疗原则与实施

一、根治性治疗

1. 根治性放疗

根治性放疗指应用放疗方法全部而永久地消失恶性肿瘤的原发和转移病灶。通过此法治疗，患者可望获得长期生存。

2. 根治性放射治疗的主要适应证

①病理类型属于放射敏感或中度敏感肿瘤。②临床Ⅰ、Ⅱ期及部分Ⅲ期。③患者全身状况较好，重要脏器无明显功能损害。④治疗后不会出现严重并发症或后遗症，患者自愿接受。

3. 根治放射治疗剂量

根治放射治疗剂量也就是达到肿瘤致死剂量。根据病理类型和周围正常组织的耐受尽有很大差异，如淋巴网状内皮系统肿瘤一般为（20～40）Gy/（2～4）周，鳞状细胞癌为（60～70）Gy/（6～7）周；腺癌一般为（70～80）Gy/（7～8）周。

二、姑息性放疗

对病期较晚、治愈可能性较小的患者，以减轻患者痛苦、改善生存质量、尽量延长生存期为目的放射治疗，称姑息性放射治疗，又可分为高姑息和低姑息治疗两种。

姑息性放疗的适应证：①止痛，如恶性肿瘤骨转移及软组织浸润所引起的疼痛。②止血，由癌引起的咯血、阴道流血等。③缓解压迫，如恶性肿瘤所引起的消化道、呼吸道、泌尿系统等梗阻。④促进癌性溃疡的清洁、缩小甚至愈合，如伴有溃疡的皮肤癌、乳腺癌等。⑤改善器官功能和患者的精神状态，尽管肿瘤已广泛播散，但当患者看到肿瘤在缩小，症状在缓解或消失，其精神状态就会获得很大的改善。

治疗技术相对简单，剂量也是根据需要和具体情况而定。高姑息治疗用于一般情况尚好的晚期病例，所给的剂量为全根治量或2/3根治量。低姑息治疗用于一般情况差或非常晚期的病例，照射方法可采用常规照射，也可使用大剂量少分割方式。

三、综合治疗

（一）与手术结合综合治疗

1. 术前放疗

术前放射治疗的目的是抑制肿瘤细胞的活性防止术中扩散；缩小肿瘤及周围病灶，降低分期提高手术切除率；减轻肿瘤并发症，改善患者状况，以利于手术治疗。

2. 术后放疗

术后放疗的适应证主要有：①术后病理证实切缘有肿瘤细胞残存者。②局部淋巴结手术清扫不彻底者。③因肿瘤体积较大或外侵较严重，手术切除不彻底者。④原发瘤切除彻底，淋巴引流区需预防照射。

⑤手术探查肿瘤未能切除时，需给予术后补充放疗。

3. 术中放疗

很少应用。

（二）与化疗结合综合治疗

1. 化疗和放疗综合治疗的目的

①提高肿瘤局控率。②降低远处转移。③器官结构和功能的保存。

2. 化疗和放疗综合治疗的生物学基础

①空间联合作用。②化疗和放疗独自的肿瘤杀灭效应。③提高杀灭肿瘤的效应。④正常组织的保护作用。⑤阻止耐药肿瘤细胞亚群出现。⑥降低放疗剂量。

3. 放疗化疗结合综合治疗的基本方法

主要有序贯疗法、交替治疗和同步治疗。

四、急症放疗

1. 脊髓压迫症（spinal cord compressim，SCC）

脊髓压迫症是指肿瘤或非肿瘤病变压迫脊髓、神经根或血管，从而引起脊髓水肿、变性及坏死等病理变化，最终导致脊髓功能丧失的临床综合征。由癌骨转移引起症状的病例，早期放疗效果比晚期放疗效果好。照射剂量应根据肿瘤的敏感情况而定，一般为 40～50 Gy，不宜超过 55 Gy。

2. 上腔静脉综合征（superior vena cava syndrome，SVCS）

上腔静脉综合征是上腔静脉或其周围的病变引起上腔静脉完全或不完全性阻塞，导致经上腔静脉回流到右心房的血液部分或全部受阻，从而表现为上肢、颈和颜面部淤血水肿，以及上半身浅表静脉曲张的一组临床综合征。源于恶性肿瘤的上腔静脉综合征，尤其是对放疗敏感的肿瘤，一般首选放射治疗；一般开始剂量用 4 Gy，每天一次，连续 3 天后改为 2 Gy，每周 5 次，病灶总剂量在（40～50）Gy/（3～5）周。

第二节　放射性核素治疗

一、历史回顾

早在 1905 年，居里夫人做了第一例放射性核素插植治疗。1936 年，劳伦斯用核素 ^{32}P 治疗白血病。1942 年，黑尔兹 ^{131}I 治疗甲状腺功能亢进。1951 年，缪勒用核素胶体磷和颗粒治疗肺癌。1964 年，卡达伏拉以 ^{32}P 树脂微球经动脉导管介入治疗肿瘤。1983 年，北京和上海也开展了放射性核素导向治疗肿瘤的研究。1986 年后，上海医科大学肝癌研究所把放射性核素引入不能手术切除的肝癌，使肿瘤缩小，然后切除，取得良好效果。1990 年，北京原子能研究院等单位制成的核素玻璃微球，临床试用效果和国外同类产品一样。

二、核素治疗原理

放射性核素治疗属于内照射治疗，核素聚集在病变部位发出射程很短的 β 粒子或 α 粒子，对病变进行集中照射，在局部产生电离辐射生物学效应，达到抑制或破坏病变组织的目的。目前放射性核素治疗的疾病不多，但疗效较好，方法简便，副反应小。

三、放射性核素临床应用

（一）^{131}I 治疗甲状腺癌

分化较好的甲状腺滤泡性癌及乳头状癌有聚集碘的功能，口服 ^{131}I 后，癌组织或转移灶受到足够量的 β 粒子照射后被破坏，达到治疗的目的。

（1）适应证：①甲状腺滤泡性及乳头状癌已有转移，包括颈部淋巴结、肺部转移，骨转移等。②经检查癌灶有吸取 ^{131}I 疗后复发而不能再手术切除者。③患者的一般情况良好，白细胞计数在 3 000 以上者。

（2）禁忌证：①妊娠和哺乳期患者。②甲状腺手术后创面未完全康复者及转移病灶不聚 ^{131}I 者。③转移病灶可以用手术切除者。④白细胞低于 3 000 以下或有肝肾功能严重障碍者。

（二）骨转移癌的治疗

人体各种恶性肿瘤均可发生骨转移，前列腺癌、乳腺癌及肺癌患者的骨转移较为多见。常表现为疼痛、局部肿胀、活动受限，甚至骨折。对有骨转移的患者，从静脉内注入趋骨性放射性药物后，在骨转移部位出现较高的药物浓集，利用放射性药物 β 射线对肿瘤病灶进行内照射，达到减轻疼痛和抑制病灶增长的姑息性效果，而同时不明显抑制骨髓功能。

（1）适应证：①确诊为骨转移患者，不受原发癌种类的限制。②骨转移引起剧烈疼痛，放、化疗无效者。③白细胞高于 3 500 和血小板高于 9 万者。

（2）禁忌证：①严重肝肾功能障碍者。②放、化疗出现严重骨髓功能障碍者。③骨转移灶显示溶骨性"冷区"并呈空泡的患者。④进行过细胞毒素治疗的患者。

（三）肝癌的动脉介入治疗

自 20 世纪 80 年代初应用放射性微球选择性的动脉灌注疗法以来，技术日臻完善，是较好的肝癌治疗方法之一。放射性核素标记的玻璃微球进入肝癌病灶区域，一方面阻塞癌的营养血管，同时放射性核素发射的 β 射线杀伤、杀死肝癌细胞，达到治疗肝癌的目的。

（1）适应证：①肝脏肿瘤血管丰富，有明确的单一动脉供血。②肿瘤供血无动脉畸形或变异者。③肿瘤无显著的动－静脉分流。

（2）禁忌证：①肿瘤血液供应差并有广泛坏死者。②肿瘤有动－静脉瘘且分流量大者。

（四）放射性胶体腔内治疗

将放射性胶体（^{32}P 胶体磷酸铬）注入由恶性肿瘤引起积液的胸腔或腹腔内，让其充分稀释并均匀分布，利用放射性胶体发射的 β 射线对胸、腹腔的转移灶进行破坏，以抑制或暂时停止积液的产生，达到姑息治疗的目的。

（1）适应证：①预防性治疗，肿瘤切除后疑有残留病灶或播散的癌细胞存在。②浆膜表面有不易切除的粟粒样转移性肿瘤。③肿瘤大部切除，遗留有难以切除的部分。④顽固性癌性胸腹腔积液。

（2）禁忌证：①患者情况严重，有明显恶病质及明显贫血。②有包裹性积液。③体壁有伤口与体腔相通，^{32}P 会由此外溢，达不到预期效果，而将污染环境和衣物。

第三节　放射性粒子靶向植入治疗

自 1901 年 Pierre Curie 成功地研制出放射性粒子以来，放射性粒子组织间近距离治疗肿瘤已有近百年的历史，由于早期放射性粒子治疗肿瘤使用的多是高能核素，如 ^{60}Co 等，这些核素释放 γ 射线，防护颇难处理，对患者和医护人员造成严重损伤，同时由于缺乏治疗计划系统和相关的定位引导设施，治疗精度大打折扣，临床应用进展缓慢。近 20 年来，由于新型、低能核素如 ^{125}I、^{103}Pd 相继研制成功，计算机三维治疗计划系统的出现和超声、CT 引导系统的发展使放射粒子靶向治疗受到越来越多关注。放射性粒子组织间近距离治疗肿瘤具有精度高、创伤小和疗效肯定等优势，临床应用显示了广阔的前景。在美国，放射性粒子组织间种植治疗早期前列腺癌已成为标准治疗手段，放射粒子种植治疗胰腺癌已能与经典手术相媲美，治疗头颈部复发肿瘤也显示了明显的优势。

一、放射性粒子种植治疗的条件

粒子种植治疗属于近距离治疗的范畴，但是又有别于传统的近距离后装治疗。粒子种植治疗一般需要三个基本条件：①放射性粒子。②粒子种植三维治疗计算系统和质量验证系统。③粒子种植治疗所需要的辅助设备。

（一）放射性粒子

粒子种植治疗包括短暂种植和永久种植两种。短暂种植治疗的粒子包括 ^{192}Ir、^{60}Co 和高活度 ^{125}I，剂量率一般为 0.5～0.7 Gy/h。短暂种植治疗所使用的放射性核素由于释放高能射线，临床应用不易防护。永久粒子种植治疗的核素释放低能量光子，包括 ^{198}Au、^{103}Pd 和 ^{125}I，剂量率一般为 0.05～0.10 Gy/h。永久种植粒子核素的物理特征如表 5-1 所示。

表 5-1　粒子永久种植治疗放射性核素的特征

同位素	半衰期（d）	γ射线能量（keV）	组织穿透距离（cm）	半价层（mm）铅
^{198}Au	217	410	4.5	10
^{103}Pd	16.79	20～23	1.6	0.008
^{125}I	60.2	27～35	1.7	0.025

这些核素的特点是穿透力弱，临床操作易于防护，对患者和医护人员损伤小。

（二）粒子种植治疗的三维计算系统和质量验证系统

粒子种植治疗有三种方式：①模板种植。② B 超和 CT 引导下种植。③术中种植。由于粒子种植是在三维空间进行，每种放射性粒子物理特征又不相同，因此每一种核素均需要一种特定的三维治疗计划系统。根据 B 超和 CT 扫描获得病灶图像，模拟粒子种植的空间分布，决定粒子种植数目和靶区及周围器官的剂量分布，指导临床粒子种植。粒子种植治疗后，由于人体活动和器官的相对运动，需要通过平片和（或）CT 扫描来验证粒子种植的质量，分析种植后的粒子空间分布是否与种植前的治疗计划相吻合、剂量分布是否有变异和种植的粒子是否发生移位。

（三）粒子种植治疗的辅助设备

根据不同部位肿瘤选择粒子种植治疗的辅助设备，如脑部肿瘤可利用 Leksell 头架，实施精确三维立体种植；头颈和胸腹部肿瘤利用粒子种植枪术中种植，盆腔肿瘤在 B 超或 CT 引导下利用模板指导粒子种植。其他的一些辅助设备包括粒子储存、消毒和运输装置等，确保放射性粒子的防护安全。

二、原理与优势

放射性粒子产生的低能量 γ 射线是高线形能量传递的射线，直接作用于增殖周期内肿瘤细胞 DNA 分子链，使 DNA 分子单链或双键断裂，肿瘤细胞失去增殖能力。在增殖周期中其他阶段的肿瘤细胞，对 γ 射线敏感度较差，静止的肿瘤细胞对 γ 射线相对不敏感。肿瘤组织间植入放射性粒子能持续地释放 γ 射线，因此能不断地杀灭肿瘤细胞，肿瘤细胞损伤效应累积。经过足够的剂量和半衰期，能使绝大多数肿瘤细胞失去增殖能力，从而达到较彻底的治疗作用。

放射性粒子近距离治疗与其他的外放疗和高剂量后装治疗不同，外放疗分次短时间照射只能对肿瘤增殖周期中一部分时相的细胞起治疗作用，其他时相的肿瘤细胞仍能很快恢复增殖能力，并且细胞的倍增时间明显缩短，因此在两次照射的间隔期内肿瘤细胞仍能迅速生长，直接影响外放疗的治疗作用。放射性粒子近距离治疗的持续时间长，治疗的剂量率较低。在连续的照射过程中，抑制细胞增殖。增殖细胞被杀灭后，处于非增殖状态的细胞进入敏感期，增加放射敏感性。如果细胞死亡超过细胞新生，再增殖将不再发生。

三、放射粒子植入治疗与外照射的区别

（1）放射源活度小，从几毫 Ci 到 10 Ci（10 MBq～400 GBq，1Ci = 3.7×10^{10}Bq），而且治疗距离短，在 4～50 mm，易于防护。

（2）没有防护屏蔽，大部分能量均能被组织吸收。

（3）考虑周围正常组织耐受限制因素少。由于放射源距肿瘤很近，肿瘤组织接受照射的剂量远比正常组织高。

（4）持续性照射，生物效应明显提高，对 DNA 双链断裂破坏完全，治疗增益可提高 12.6%。

（5）高度适形，降低了晚反应组织损伤的发生率。

（6）由于在不均匀剂量率下照射，靶区剂量分布均匀性较差，必须慎重划分处方剂量。

四、适应证和禁忌证

（一）适应证

放射性粒子组织间植入主要用于亚致死放射损伤修复能力强的肿瘤，放疗后的肿瘤再充氧过程差或含乏氧细胞比例高的肿瘤，分化程度高及生长缓慢的肿瘤。

主要适应证包括：①未经治疗的原发肿瘤。②需保留重要功能性组织或手术将累及重要脏器的肿瘤。③拒绝进行根治手术的病例。④预防肿瘤局部扩散或区域性扩散，增强根治性效果的预防性植入。⑤转移性肿瘤病灶或术后孤立性肿瘤转移灶失去手术价值者。⑥无法手术的原发病例。⑦外照射效果不佳或失败的病例。⑧外照射剂量不足，作为局部剂量补充。⑨术中残存肿瘤或切缘距肿瘤太近（＜0.5 cm）。

（二）禁忌证

肿瘤部位有活动性出血、坏死或溃疡，病灶范围广泛，放射治疗不敏感及有麻醉禁忌证等，原则上都是放射性粒子种植近距离治疗的禁忌证。

五、放射性粒子靶向治疗的展望

随着新的放射性核素如 ^{103}Pd 的研制成功和 B 超、CT 三维治疗计划系统的应用，保证了粒子植入治疗剂量分布更均匀、更合理，对于那些术后复发的肿瘤提供了更合理、更有效的治疗途径。但临床尚有许多问题需要解决，如不同增殖速度的肿瘤如何选择不同放射性核素，以获得最大的杀伤效应，粒子种植治疗与外放疗的合理结合；新的放射性核素如 ^{241}Am 和 ^{152}Cf 的临床应用前景如何需进一步明确。总之，粒子种植治疗肿瘤由于其创伤小、靶区剂量分布均匀和对周围正常组织损伤小等特点，使其临床应用显示了广阔的前景。

第四节　三维适形放疗和调强放疗技术

以往的常规放射治疗在肿瘤的治疗中取得了一定效果，但由于受到正常组织耐受量的限制，在达到一定剂量后，再无法提高局部剂量，否则就会增加正常组织的放射并发症。如果改进放射治疗的方法和技术，尽量提高肿瘤组织剂量，减少正常组织受量，提高放射治疗的增益比，就会提高肿瘤的局部控制率，从而改善治疗效果，适形（3DCRT）及强调（IMRT）放疗技术是一种有效提高治疗增益比的技术，它使得在照射过程中高剂量区剂量分布的形状在三维方向上与肿瘤靶区的形状一致。同时立体定向放射治疗是利用立体定向技术进行放射治疗，目的是提高定位精度和摆位精度，是开展适形及调强放射治疗必要的和不可缺少的技术。

几十年来，放射治疗学家和放射物理学家为了提高放射治疗的治疗增益比，进行了不懈的努力。20 世纪 50 年代，日本的 Takahashi 等首次提出适形放射的概念，当时称为原体照射，其原理是采用一个控制系统控制多叶准直器的开口形状与射野方向的靶区投影一致，可以使治疗机围绕患者做旋转照射。同期，Proimos 等提出同步挡块旋转放射治疗，但由于设计复杂，难以推广。1959 年，Green 提出循迹扫描原理，经过不断完善，1973 年模拟系统控制的循迹扫描 ^{60}Co 治疗机问世，并开始用于治疗患者。20 世纪 80 年代初发展为计算机控制的循迹扫描 ^{60}Co 治疗机。循迹扫描放射治疗能使高剂量区的剂量分布在各个方向上，与肿瘤靶区的形状一致，所以可以称为真正的三维适形放疗（3DCRT）。近年来，随着 CT 和 MTI 的使用，尤其是三维影像重建及融合等现代放射技术的发展，临床医生能够更准确地确定肿瘤靶区实施照射而不损伤邻近的重要器官，从而有效地提高了治疗增益比。但由于常规 3DCRT 所用的射线是均一强度的射线，当肿瘤紧邻或包裹正常重要组织时，要把两者安全地分开就比较困难。为了解决这个问题，就必须对射野内各点的输出剂量率或强度按要求的方式进行调整，因此引入了调强的概念，称为调强适形放疗（intensity modulation radiationtherapy，IMRT）。1993年应用于临床的IMRT作为3DCRT的进一步发展，采用了逆向治疗计划设计，不仅能使照射野与靶区形状一致，还能通过动态多叶光栅（MLC）对射线束强度进行调制，使多束不同强度的射束穿透治疗区，形成边界锐利的射野，并使射野内各点的输出剂量能按要求的方式进行调整。调强适形放射治疗是放射治疗领域一次重大的历史飞跃，对肿瘤放射治疗的发展起到了巨大的推动作用。

（一）立体定向放射外科与立体定向适形及调强的概念

立体定向放射外科（stereotactic radiosuygery，SRS）概念由瑞典神经外科学家Lars于1951年首先提出，其理论是根据半圆弧球心聚焦原理，运用CT、MRI和DSA等现代医学影像设备对颅内症灶（靶点）进行立体定位，使大剂量窄束高能射线粒子束（X射线或γ射线等）单次大剂量照射在病灶上，使病灶缩小，同时又能保证病灶边缘及其周围正常组织所接受的放射性剂量呈锐减分布，即靶点边缘形成犹如刀割的边界，达到类似手术治疗的效果，放疗界形象地称之为X（γ）刀。由于SRS提供了精确定位、精确计划和精确治疗的途径和方法，在治疗颅内小体积良、恶性肿瘤和功能性病变方面取得了成功，促使人们将这种技术扩展到颅内较大病变和恶性肿瘤的治疗中。当肿瘤或病灶体积相对较大时，其几何形状的重要性突现出来。此时，无论是从临床的角度，还是放射物理学和放射生物学的角度看，放射治疗必须进行多靶点照射和分次照射。SRS就演变成立体定向放射治疗（stereotatic radiosuygery，SRT）。前者使用手术概念，单次照射；后者使用放射治疗概念，分次照射。SRS、SRT和3DCRT都是采取一定的物理手段，为了改善病灶（靶区）与周围正常组织和器官的剂量分布，从而提高放射治疗增益比。从这个意义来说，SRT本身就是3DCRT技术在小体积病灶的应用，而SRS则是3DCRT的一个特例。而调强（IMRT）是在3DCRT的基础上对射野内各点的输出剂量率或强度按要求的方式进行调整。

（二）适形及调强放疗的设备—直线加速器

（1）直线加速器的结构：直线加速器发射X线和B线（电子线），主要包括：①电子枪，②微波功率源，包括磁控管或速调管。③波导管。④DC直流电源。⑤真空系统（真空泵）。⑥伺服系统，包括聚焦线圈、对中线圈。⑦偏转系统，包括偏转室、偏转磁铁。⑧剂量监测系统。⑨治疗机头。⑩治疗床。

直线加速器配合CT模拟定位机、三维立体放射治疗计划系统及多叶准直器（MLC）等即可进行三维适形及调强放射治疗。

（2）直线加速器X线的特点：①穿透力强，有较高的百分深度量。②8～10 MeV X线的最大能量在皮下2.0～2.5 cm深度，皮肤剂量相对较低，可保护皮肤。③和^{60}Co、γ射线一样，康普顿吸收占优势，使得骨和软组织的吸收剂量相同，在射线穿过骨组织时，可保护骨免受放射损伤。另可使射线穿过组织交界处时，等剂量线变化较小，治疗剂量精确。④直线加速器X线的旁向散射比^{60}Co、γ射线还小，对射野边缘外正常的组织的保护更好。⑤源焦点很小，不存在几何半影，线束边缘更加清晰，等剂量曲线更加扁平。

（3）加速器电子线的特点：①电子线能量可以调节，可以选择不同能量的电子线治疗。②电子线在一定深度之前剂量很平坦，在一定深度后剂量迅速下降，因此可以保护病变后的正常组织和器官。③等剂量线很扁平，放射野范围内剂量分布均匀。④对不同组织（骨、脂肪、肌肉）剂量吸收差别不大。⑤采用组织等效物作为填充物可以治疗偏心肿瘤。

（三）适形及调强放射治疗的临床意义

放射治疗的临床剂量学原则为：①肿瘤剂量要求准确。②治疗的肿瘤区域内，剂量分布要均匀。③射野设计应尽量提高治疗区域内剂量，降低照射区正常组织受量。④保护肿瘤周围重要器官免受照射，至少不能使它们接受超过其允许耐受量的照射。理想的放射治疗应满足上述剂量学原则。

常规放射治疗尽管采用多野、楔形、滤过板、挡块等技术，但因为是共面照射，所以较好满足以上剂量学原则非常困难。受到正常组织耐受量的限制，治疗区的放射剂量无法提高，必定会影响肿瘤的局部控制率，从而降低生存率和治愈率。Leibel等分析2 648例头颈部瘤放射效果，证实局部肿瘤治疗失败患者的远处转移率比局部肿瘤控制成功的远处转移率高 3.5～15 倍，即使是早期肿瘤，局部控制失败也对肿瘤的远处转移率有极大的影响。

适形及调强放射治疗可以采用非共面立体照射方式，射线可以从各个角度进入靶区，避开重要组织或减少重要组织受照剂量，如加入高强技术，则可设置或调整多个不同剂量的靶点，以确保靶区得到高剂量，正常组织受量降到最低，使得高剂量区的剂量分布在各个方向上与肿瘤靶区的形状一致；并可使靶区内及表面的剂量处处相等，从而更好地满足放射治疗的临床剂量学原则。这样，靶区的放射剂量就可以适当地增加，从而提高局部控制率，进而提高生存率和治愈率。

（四）适形及调强放疗的适应证及禁忌证

1. 适应证

适形及调强放疗的适应证较广泛，主要有以下情况：

（1）明确的影像学或病理学诊断。

（2）一般情况中等以上，KPS 评分大于 60 分，估计患者生存期 ≥ 3 个月。

（3）有手术禁忌证，或不愿手术。

（4）探查术后肿瘤无法切除，手术失败或手术后肿瘤残存，但病灶尚局限。

（5）术后患者肿瘤局部复发，病灶局限在原发部位。

（6）病灶最大 ≤ 50 mm。

2. 禁忌证

（1）一般情况很差，难以耐受放射治疗，预计生存期少于 3 个月。

（2）大量胸腹腔积液患者。

（3）恶病质患者。

（4）全身多处脏器转移或骨转移。

（五）适形调强放射治疗的技术优势

1. 对肿瘤体积进行准确判定

这是用好适形放射治疗的前提。因为适形调强放射治疗技术是使在照射过程中高剂量区剂量分布的形状在三维方向上与肿瘤靶区形状一致，如果肿瘤范围确定不准，势必导致治疗区高剂量区的放射剂量分布与肿瘤实际靶区不吻合，导致治疗失败；另根据不精确的肿瘤范围，所制定的临床靶区、计划靶区都将不准确。目前的影像学技术各有优缺点，CT 对骨及软组织分辨较好，MRI 对神经组织和软组织分辨较清晰，PET 能进行各组织的功能显像。将各种影像学检查技术结合起来，取长补短，发挥各自的优势，有助于对肿瘤组织范围的精确判断。

2. 功能强大的三维治疗计划系统

立体定向调强适形放射治疗需要功能强大的计算机治疗计划系统软件，这是适形治疗得以进行的关键技术之一。它要求计算机有较大的内存及硬盘，速度快，要具有较好的三维图像显示功能。三维适形放射治疗计划系统软件可准确勾画肿瘤轮廓及周围组织轮廓，根据 CT 或 MRI 重建立体三维图像，进而显示肿瘤靶区及周围组织的三维立体形状和体积，根据显示的三维肿瘤形状，采用三维剂量计算模型进行剂量计算，并进行治疗方案的优化。治疗计划系统还具有逆向设计模式，可先设定理想治疗方案，输入治疗计划系统，经智能化计算得到各治疗射野参数。

3. 肿瘤靶区的准确定位

肿瘤靶区定位的准确与否是适形放疗能否成功的重要因素之一。近年来，CT 模拟定位机的出现为肿瘤靶区的准确定位提供了条件。一个完整的 CT 模拟定位机主要由三个部分组成：①一台具有大视野的螺旋 CT。②一套具有 CT 图像的三维重建、显示及射野模拟功能的软件。③一套激光射野模拟器，并配有立体定位框架。CT 模拟定位的精度比常规模拟定位的精度高，其误差一般小于 2 mm。

4. 三维适形放射治疗的精确实施

适形放疗是使在照射过程中高剂量区剂量分布的形状在三维方向上与肿瘤靶区的形状一致。通过以下方法可以实现肿瘤的三维适形照射。

（1）低熔点铅同步挡块法：是将特殊设计的铅挡块安装在患者和治疗装置之间，并且挡块可以随机架或患者的旋转做同步运动，保证挡块的形状随时与照射靶区的投影一致。该方法设计复杂，效率低。

（2）手动及自动多叶准直器：手动多叶准直器是在加速器附加装配手工驱动的多叶准直器，手工调节叶片的个数，可改变照射野的大小和形状，随时与照射靶区的投影相一致。自动多叶准直器是在手动基础上加入微机控制系统，从而能够使射野的剂量分布在形态和大小两方面动态地适合肿瘤靶区。

（3）循迹扫描法：循迹扫描法比手动及自动多叶准直器优越。该方法通过控制和操纵加速器机架及治疗床的相互运动，保证靶区每个截面的中心总位于治疗机旋转中心，射野的大小和形状根据机架和治疗床的不同位置进行准直器的调节得到，使得射野的剂量分布在各方向上与靶区形状一致，是真正的三维适形治疗。

5. 强调放疗的技术特点

调强放疗（IMRT）和三维适形放疗相比，能更好地把剂量集中到肿瘤靶区，保护旁邻重要的正常组织和器官。它的原理来自 CT 的逆向思维，均匀射线束经过人体后变成强度不均匀的射束，若给予一个不均匀的射束照射，则出射线就有可能是均匀的。IMRT 的关键是在照射野内给出强度不均匀的射线进行治疗，加上多野照射就可以得到适合靶区立体形状的剂量分布，同时也可以使剂量适形，这种根据预定靶区和危险器官结构计算出射束剖面的强度分布并使靶区获得最佳剂量分布的方法称为放射治疗计划的逆向计划方法（inverse planning）。它的剂量计算方法与 CT 重建图像的计算方法类似，但从相反方向进行，把患者的照射部位分成如 CT 扫描时的一个个体层，CT 在扫描时给出空间上均匀的射束而接收到的是空间不均匀的出射线束，IMRT 给出空间上不均匀的调强入射线束，以期在靶区获得均匀的剂量分布。

调强方式分两类：第一类是用加速器多叶准直器进行调强，第二类是用剂量补偿器进行逆向计划调强。

第一类技术主要有 step and shoot 调强方式，即将微型多叶准直器附加在一个标准直线加速器上，用旋转方式照射一个体层，扇形束由一个个小射束组成，由计算机控制多叶准直器各叶片的开关，逐层完成整个射野的照射。这类技术比传统的 3DCRT 复杂，但能使剂量分布于靶区，特别是在靶区与正常组织相互包绕时高度适形。另一方式是用多固定野调强方式，用计算机控制每一对多叶准直器在相应的缝隙中扫过靶区，产生所需的剂量分布，称为动态多叶准直器。

第二类是剂量补偿技术，使用立体 CT 数据，根据补偿挡块不仅可以补偿表面组织欠缺，而且可以补偿体内组织不均匀性原则，使用逆向方法进行治疗计划并制成补偿挡块，使射野产生所需的剂量剖面强度分布而完成适形治疗。此方式在临床上证明很容易实现。

（六）适形及调强放疗计划的设计与执行

1. 适形放疗计划的设计及实施

（1）CT 模拟定位：定位前可先用 B 超或模拟机确定肿瘤的大概位置及在治疗状态下的活动度；训练和调整患者的呼吸动度，使肿瘤的最大活动度限制在 X、Y 轴方向上 ≤ ±3 mm，Z 轴方向上 ≤ ±5 mm；定位箱要牢固固定于 CT 床上，选择适合的负压袋，扎腹带于合适位置上；上定位标尺后准确记录坐标位置，酌情行薄层（每层 3～5 mm）CT 扫描，并在 CT 指导下标出肿瘤在体表的位置投影及中心到体表深度，为下一步实施适形放射治疗提供确切的参数依据。

（2）适形放疗计划的设计和优化：将 CT 图像输入 3D 治疗计划系统（3DTPS）的计算机中，勾画出大体肿瘤靶区（GTV）、临床靶区（CTV）和计划靶区（PTV）以及周围相关的重要结构，利用容积性 CT 数据进行解剖结构的模拟重建。确定使用的射线、旋转角度、射野个数、入射角、MLC 等。通过射线眼视野（beam's eye vlew，BEV）设计出合理的射野，利用医生反方向观视（reaction equation vision，REV）功能设计射线束的投射方向。调强逆向设计方法则从目标剂量即医生的处方剂量开始计算，包括靶区剂量、重要脏器的限量，然后计算机根据此目标，反向推算出每野的剂量比重。分次剂量的大小需根据肿瘤大小确定，大的病变必须减少每分次剂量，增加分割次数，一般每分次剂量应在 4～7 Gy，但亦可按常规照射方式给予。要根据治疗方针选择。

三维计划设计能显示剂量体积直方图（dose volume histogram，DVH），肿瘤控制的可能性（TCP）

和正常组织并发症可能性（NTCP）等资料。利用上述参数对治疗计划质量进行评估，最终确定一个最优放疗计划。

（3）放疗计划的实施和验证：将治疗计划输入控制系统治疗计算机以实施放疗，并摄下验证照片来确定射野位置的准确性及计划的有效性。

2. 调强放疗的计划及实施

（1）调强方式的实现：常用的调强方式为多叶准直器（MLC）静态调强和动态调强。① MLC静态调强：是将计划要求的强度分布进行分级，利用MLC形成多个子野分布照射，其特点是，每一个子野照射完毕后切段照射，MLC调到另一个子野，直到所有子野照射完毕；所有子野的流强相加，从而实现计划要求的强度分布。由于每个子野照射结束后，因加速器的射线"ON""OFF"动作，带来了MLC静态调强剂量的稳定问题。MLC的静态调强技术，非常类似于物理补偿技术，它不需要模拟制作射野补偿器，以及摆位时不需手工替换补偿器，方便操作。缺点一是多次多个子野照射，MLC会增加漏射；二是还存在子野的验证问题。② MLC动态调强：大致包括动态叶片、动态MLC扫描、旋转调强技术的方法，通过控制叶片的运动速度和改变输出强度的方法来达到要求的强度分布，动态调强的特点是，叶片在运动过程中射线一直处于"ON"位置，该技术的优点是可以缩短总照射时间。

（2）调强治疗计划及实施：由于IMRT的剂量分布特点是靶区边缘剂量分布非常锐利，这就对定位技术的要求非常严格，头颈肿瘤患者用热塑面膜固定，体部肿瘤用体部固定膜或负压真空垫固定，采用CT/MRI定位，有条件者可应用图像融合技术。摆位时均须用激光定位灯等辅助设备进行验证。

（3）计划设计：①根据影像学资料及病变的生物学特性，逐层勾画出肿瘤体积（GTV）或（和）临床靶区（CTV）以及邻近的敏感组织。由于肿瘤萎缩或手术后移位，患者膀胱充盈程度、呼吸、移位及日常摆位不准确会出现肿瘤偏射野，从治疗计划以及摆位实践考虑，CTV的外周还要留余地，以确保肿瘤组织的大小和位置发生变动时仍保持在射野内，这一扩大的区域称为计划靶区。②逆向计划设计：是常规治疗计划设计的逆过程。逆向设计技术是根据预期的治疗结果去确定一个治疗方案，预期的治疗结果是用靶区及周围组织的三维剂量分布表示的，在计划设计的过程中不断寻找最好的布野方式，求得射野入射方向、射野形状和射野内的射线强度分布；并根据医生给出的剂量要求、敏感组织的耐受量的限制而调整相关参数，进行优化，选择最理想的计划。③治疗计划的评估：优化的治疗计划方案必须要与治疗实施的可行性相吻合，即验证IMRT的准确性。由治疗计划系统得到的治疗方案在实施前必须经过验证，主要内容为计划实施的可行性、靶区的位置验证、剂量学验证等。治疗前还要仔细检查机架是否有可能和治疗床相碰撞，是否会挤压患者等。

（七）适形及调强放射治疗的质量控制和保证

适形及调强放疗质量保证的内容包括计划系统和治疗系统的验收和测试，治疗系统的日常质量保证和特定患者治疗计划的质量保证。第一个任务主要涉及计划系统和治疗系统的完整性。第二个任务涉及治疗系统的正常运转，包含每日、每周、每月和每年的质量保证和质量控制措施。第三个任务涉及特定患者精确和安全的治疗问题。需要强调的是，适形及调强放疗处于快速发展的状态之中，质量保证必须不断发展使之能够处理出现的新问题。

从治疗实施的角度讲，三维适形放疗（3DCRT）和调强放疗（IMRT）的区别在于"强度调节"。3DCRT使用挡块或多叶准直器（MLC）来形成固定照射野的边界，而为了改善靶区剂量的均匀度，也使用楔形板或组织补偿器等剂量调节器。IMRT延伸了强度调节的范围，以获得更为复杂的剂量分布。

计划系统剂量学的验收应遵循一系列程序。基本的方案就是从简单到复杂的试验逐步进行。例如，开始根据调强模式，用单野照射平的模体。当这些测试通过以后，用调强模式在这个平的模体上用多个射野照射。然后，在平的模体中应用多个射野照射假想的靶区。如果可能的话，最后在人体仿真模体中，应用多野照射假设靶区。这样做的目的：第一是确定在简单的、易于评估的条件下射野参数是否是准确的；第二是确定在临床条件下可以达到的精确度。剂量测量的主要工具有水等效模体或其他塑料模、电离室、静电计、胶片和胶片扫描系统。需要指出的是，如果体模内固定位置放置电离室进行CT扫描，那么在计划设计中就可以勾画出电离室的灵敏体积，计划系统所给出的该区域平均剂量可以直接与测量的剂量相对比。多野照射时，由于其轴对称性，指形电离室较平行板电离室更为优越。除非剂量梯度在电离室大小的尺度上比较小，否则最好用小体积电离室。

建立适形及调强放疗计划综合的 QA 体系可将整个治疗过程分成三个步骤：①剂量计算和 MU 计算。②从计划系统到 R/V 系统和治疗系统的信息传输。③治疗实施。

整个过程中的每一步都有可能出现误差，每一步都要检查。针对患者计划的测试要和标准的 MLC 测试以及直线加速器测试结合起来考虑。针对特定患者计划的测试将计划测试和治疗实施过程测试结合起来进行，另外也可以将单个患者的计划测试和机器的常规 QA 结合起来进行 IMRT 的 QA，而机器的常规 QA 是常规治疗（也可延伸到 IMRT）标准 QA 过程，但在实施 IMRT 的早期阶段，物理师要仔细分析和评估各自 QA 测试的整个结构和实施频率。

（八）适形及调强放射治疗的临床实践

适形及调强放射治疗依靠立体定向技术提高定位精度和摆位精度，也是一种立体定向放射治疗。X、γ 刀治疗（也称立体定向放射外科，SRS）是立体定向放射治疗的一个特例，当肿瘤靶区体积很小肿瘤的放射治疗时，靶区的几何形状变得不重要，X、γ 刀可以被认为是适形放射治疗。适形放射治疗与 X、γ 刀治疗的区别是适形放射治疗使用放射治疗概念，进行分次照射，照射区的边界适当放宽；而 X、γ 刀治疗使用手术概念，单次大剂量照射，一般不适当放宽照射区的边界。从恶性肿瘤特性及放射物理、放射生物学角度考虑，对较大的恶性肿瘤，适形放射治疗要比 X、γ 刀治疗优越。有时两者结合可优势互补。

适形及调强放射治疗应用的理论基础在于增加肿瘤部位的照射剂量，以提高局部控制率和无瘤生存率，降低远处转移率。通过减少正常组织受照射量，可提高无并发症的生存率。以下情况应用适形放射治疗可能有益：①用常规放射治疗剂量但局部控制率差的肿瘤。②增加肿瘤剂量但不显著增加正常组织的损伤。③肿瘤位于复杂解剖部位。④极不规则肿瘤。⑤肿瘤的邻近有放射敏感的正常组织结构。⑥小体积但需要高剂量照射的肿瘤。对放射治疗极度敏感和极度抵抗的肿瘤不适用于适形及调强放射治疗。

（九）适形及调强放疗的副反应、并发症及处理

适形及调强治疗的副反应较轻，并发症很少。全身各部位的副反应各不相同，胸部肿瘤治疗中可出现咳嗽，给予止咳治疗后症状消失；纵隔肿瘤治疗时可出现轻度放射性食管炎，经对症处理后症状可缓解；腹部肿瘤治疗时可出现胃肠道反应，如恶心、偶尔呕吐，部分出现腹部疼痛；胰腺癌的适形及调强治疗一般来说反应稍大，放射剂量应适当减少，经对症治疗一般可好转，不会出现严重的放射性胃肠道损伤；盆腔肿瘤治疗时可发生放射性直肠炎。

（1）放射性脊髓炎：是较严重的并发症，发生率一般为 0.8% ~ 3.5%。放射性脊髓炎发生在脊髓受照射剂量 45 Gy 以上，症状可逐渐发展，由感觉障碍到运动障碍，严重者出现截瘫。要注意保护脊髓，放射剂量勿超量。因没有特别有效的治疗方法，一般给予大量维生素、神经营养药、脱水剂、激素等治疗。关键是预防，要采用合理的照射野，降低脊髓的受照剂量，以减少放射性脊髓炎的发生率。

（2）放射性食管炎：照射 20 Gy 左右可导致食管黏膜水肿，使进食困难加重，照射 30 ~ 40 Gy 时可因食管炎导致进食痛及胸骨后痛，可给予沙棘油、激素、斯密达等治疗。

（3）放射性气管炎：照射剂量达 40 Gy 时可产生放射性气管炎性反应，导致干咳，可对症处理。

（4）放射性肺炎：属于放射性并发症。两野照射易出现放射性肺炎。适形及调强放疗由于照射肺部减少，因此出现该并发症较少。急性放射性肺炎主要症状为咳嗽、咳痰、发烧、胸痛、气短等，一般发生在放疗后不久，治疗主要是给予抗生素、激素、止咳、平喘等。

（5）放射性食管瘘：放射剂量过高造成的一种并发症。溃疡型食管癌放疗时容易发生，即使适形及调强放疗照射溃疡型食管癌亦容易发生该并发症，应引起注意。治疗时给予禁食、水，营养支持对症治疗，置入带膜支架，可使瘘口封闭。

（6）其他：照射胰腺癌时，注意保护十二指肠，以免十二指肠发生溃疡。照射盆腔肿瘤可发生泌尿生殖系统副反应，如放射性膀胱炎、尿道炎，可致尿频、尿急、尿痛等，严重者可有尿道狭窄或梗阻、尿道坏死，但发生率低，主要是高剂量照射后易于发生，所以放射剂量超过 70 Gy 时要注意对正常组织的保护。亦可发生放射性直肠炎，尤其高剂量照射前列腺癌时要注意保护直肠。

(十)适形调强放射治疗的展望

适形调强放射治疗能提高肿瘤组织放射剂量，减少肿瘤周围正常组织受量，对于提高治疗效果、减少放射并发症的发生率有较大意义。适形调强放疗技术的发展标志着肿瘤放射治疗进入了精确定位、精确治疗计划设计、精确摆位、精确治疗的崭新时代，可以看作一次重要的历史变革。

因为适形调强放疗开展的时间不长，所以还存在一些问题，如时间、剂量分割问题无一定常规可循，各单位采用的剂量分割大小、时间长短还不太一样，采用什么样的剂量分割为好还未确定。立体定向放射治疗的剂量分割方式应根据以下几个原则进行：①利用三维立体定向放射治疗物理剂量分布的优越性，在病变周围剂量不增加（与常规外照射相比正常组合并发症不增加）的基础上，尽量提高病变的每分次剂量和总剂量。②需根据周围正常组织的特点（属于早还是晚反应组织）确定分割方式（每周几次）。③分次需根据肿瘤大小确定，大的病变必须减少每分次剂量，增加分割次数，一般每分次剂量应在 4～7 Gy。

目前肿瘤靶区的确定准确与否及患者的位移有时很难精确掌握及控制，这就给适形调强放疗的完美实施造成一定困难。这需要放射治疗工作人员进一步研究及探讨，找到理想的解决办法，使适形调强放射治疗达到更好的疗效。

IMRT 和三维适形放疗相比，能更好地把剂量集中到肿瘤靶区，更好保护旁邻重要的正常组织和器官。目前 IMRT 在肿瘤的治疗中应用还不多，具体疗效如何还没有明确，应很好地研究及完善。

近年来，人们将调强技术引入质子治疗之中，使质子治疗技术有了更进一步的发展，其目的是使靶区内及表面的剂量处处相等，就必须能对射野内各处的输出剂量率或强度按要求的方式进行调整，因此引入了调强的概念，称为质子调强治疗（intensity modulated proton therapy，IMPT）。该技术已经用于前列腺癌、脑瘤等的治疗。因为质子束的固有生物场，能得到比光子更好的剂量分布，所以 IMPT 能比光子的调强治疗得到更好的适形性，取得更好的治疗结果，这也是调强治疗的一个发展方向。

第五节 肿瘤的射波刀治疗

一、放射外科发展史

外科手术和放射治疗原是医学上两个分科，各有超过百年的历史。放射外科的定义，如指放射治疗体表和体内肿瘤，需要借助麻醉、消毒器具、微创技术、短疗程、低次大剂量放射线对局部肿瘤的照射，则翻开 100 年来放射治疗学和放射肿瘤学的教科书和文献，凡是描述制造成针、粒、囊、球、线、板、圆盘、液体的伽马线放射性核素，如镭 -226、氡 -222、钴 -60、铯 -137、金 -198、碘 -125、钯 -103、铱 -192 及中子射线核素锎 -252、贝塔射线核素锶 -90/ 钇 -90，以近距治疗的方式，包括对腔内、管内、插植等方法治疗皮肤癌、宫颈癌、子宫内膜癌、口腔癌（舌、唇、颊、口底）、鼻咽癌、脑瘤、乳腺癌、食管癌、肺癌、胰腺癌、前列腺癌、阴道癌、阴唇癌、阴茎癌、软组织肉瘤、冠状动脉狭窄等，都属放射外科的范畴。此外，早年使用深 X 线和限光筒治疗口腔癌、宫颈癌和直肠癌以及近年使用电子线或 X 线进行术中放疗，包括生产 50 kVp、不需要辐射防护专用治疗室，任由各手术室轮流使用的最新可移动的机种 IntraBeam，以治疗颅内肿瘤、头颈癌、乳腺癌、胸腔、腹腔和盆腔肿瘤、四肢的肉瘤或瘤床，所有这些技术都属于放射外科的低次远距放疗。

不过近代的放射外科，往往指由神经外科医师基于立体定向外科的基础所发展的治疗机和技术，当 1957 年瑞典 Uppsala 大学拥有 185 MeV 质子加速器时，神经外科医师 Lars Leksell 便提出用质子射线剂量优质分布的特性，可免除开颅手术，大剂量摧毁颅内病灶，达到外科医师运用金属刀切除颅内病灶同样的效果，却能保护健康的大脑组织称之为质子刀，是现代放射外科观念的萌芽。1967 年 Leksell 医师改用约 200 颗钴 -60 射源发出的伽马射线制作治疗机，在头颅周围聚焦式一次大剂量的照射颅内良性病灶如神经功能性疾病和动静脉畸形，称为伽马刀；后来伽马刀更广泛用于治疗颅内良性肿瘤和恶性肿瘤，取得良好的疗效，并普遍推广到欧洲、美洲和亚洲国家，使伽马刀放射外科在过去 45 年来稳定的成长和发展，前提是采用四颗螺钉固定金属头架在颅骨上，以能精准取得颅内病灶的三维影像，并凭影像制作治疗计划将颅骨固定在治疗机上，进行立体定向照射。

鉴于伽马刀放射外科一次大剂量聚焦式消融颅内病灶的成功，20世纪80年代放射肿瘤学家利用常规放疗的直线加速器，在四个螺钉固定立体定向金属头架在颅骨上，做聚焦式旋转和多弧形一次大剂量照射颅内病灶，也能得到伽马刀放射外科类似的效果，而称为X刀，经过好几代直线加速器精准性的改进，加上影像引导技术，目前瓦利安（Varian）及医科达（Elekta）等公司生产的直线加速器，已能做立体定向体部放疗（stereotactic body radiotherapy），接近放射外科的功能。

二、射波刀放射外科发展史

原美国哈佛大学医学中心神经外科医师John Adler于1990年初在瑞典进修，目睹Leksell教授采用伽马刀免开颅的方法治疗颅内疾病，这是神经外科立体定向治疗的一大突破，给患者带来了很大的帮助，但这种技术需要局部麻醉固定头架在颅骨，只能一次照射颅内比较小如直径3 cm以下的病灶，不能治疗体部的肿瘤，鉴于此，Leksell萌发了改进这种技术的想法。因此回美国后转到加州靠近硅谷的斯坦福大学医学中心神经外科任职，利用硅谷一带高科技创新和资金容易取得的优势，整合六个关节工业用的机器人，带动小型直线加速器，加上安装在治疗床左、右两侧天花板上的一对X线球管，用45°交叉向靶区曝光瞬间取得骨质或金标的立体定向影像，用粗细可变的6MV X线以多角度、聚焦式，照射颅内和全身各部位肿瘤和非肿瘤疾病1~5次，并于2001年8月获得美国FDA的核准临床使用，称为射波刀。从此在美洲、欧洲和亚洲推广，让放射外科进入一个更精准、临床使用更广泛的境界。截至2012年5月，全球射波刀治疗机的安装使用数为260套，其中亚太地区33套。全球发表接受射波刀治疗的患者已超过15万例，全球发表射波刀SCI论文680余篇。

三、射波刀在我国的发展史

生产射波刀的美国Accuray公司，在股票上市以前，台湾地区台南市统一公司集团是最大的股东。得到统一公司的介绍和支援，国立台南成功大学附属医院在2001年底，就安装了亚洲第一部治疗全身性肿瘤的射波刀（日本更早安装的射波刀只能治疗头部病灶），2002年2月便开始临床使用。由于台北市三军总医院神经外科医师朱大同曾追随射波刀发明人John Adler教授在斯坦福大学学习一年，学成后促成了台北医科大学万芳医院和三军总医院先后于2005年及2007年8月开始射波刀的临床应用。此后台北市台大医院附属医院和台南市奇美医院也先后在2008年1月21日及2008年10月启用第四代射波刀从事临床应用。香港地区的港安医院Theresa Po数码导航治疗中心，于2006年启用第四代的射波刀，是亚洲地区最早开始使用第四代射波刀的医院。

在内地经过John Adler教授多次前来演学，射波刀最早于2006年9月1日在天津肿瘤医院启用，广西南宁市的瑞康医院和上海市的华山医院浦东院区先后在2007年12月10日及2007年12月18日开始用射波刀治疗第一例患者。南京军区总医院则于2009年4月18日启用射波刀的临床应用。2010年8月和11月解放军150医院和解放军107医院启用射波刀开始临床应用，2011年2月、9月、11月先后有解放军302医院、解放军207医院和解放军301医院启用射波刀。上海第二军医大学附属长海医院则于2012年1月开始治疗患者。从2012年6月开始，有些医院陆续安装射波刀治疗机。2012年5月29日卫计委向全国各省、自治区、直辖市卫生厅局出台高端放射治疗设备配置意见函，允许公立医院、非公立医院具备相当的条件可以申请配置射波刀治疗机。预计从2013年开始，各省市的地方医院会安装更多的新型射波刀，服务广大的肿瘤和非肿瘤患者。

四、射波刀的构造和功能

射波刀自2001年应用以来，历经多次改进，应用功能强大。至2012年已进入第四代治疗机的后期，最新的治疗机称为vSⅠ型，其构造和功能分述如下：

（一）机器人系统

这是德国汽车制造业Kuka公司的产品，有六个关节，灵巧带动直线加速器在平躺的患者外围球面空间的四周移动，直线加速器发出的 X 线有 1 500 个方向，由电脑选择最不伤害健康组织约 200 个方向对患者的靶区照射，机械移动的精准度为 0.2 mm，照射距离有 65、80、100 cm 等多种选择。

（二）直线加速器

生产射波刀的 Accuray 公司采用最轻巧的直线加速器，重量只有 150 kg，发出 60 MV 的 X 线。X 线有 12 种粗细，直径 5~60 mm，由准直器所规范。准直器经过三个阶段的演变，最早个别的准直器是手动式安装或置换，后来是机器人自动安装和置换，工作人员不必进入治疗室，一来可以缩短操作时间，二来可避免惊动患者，减少患者体位的移动。准直器最后的演变是采用单一的准直器，12 种直径的径孔由电脑调控，免除置换准直器的操作和耗时。X 线的输出在距离射源 80 cm 和准直器直径为 60 mm 时约每分钟 8 Gy。

（三）治疗床

治疗床属平板式，治疗头部时头部安放在伸延添加的头板，左右长度较窄小，以方便使用短距离（65 cm）照射，即 X 线每分钟输出增加，剂量不变时照射时间缩短。治疗床有六个动度（6D），即左右、上下和头脚方向的线移，和左右倾斜、头脚倾斜和平旋。除平旋外其他五个方向都可用电脑按需要自动控制。最新型的射波刀采用机器人治疗床，六个方向的移动都可用电脑自动控制，这是和常规放疗治疗床最大的不同点。

（四）X 线定位系统

在治疗床左右天花板上，安装了一对 X 线球管，X 线以 45° 交叉通过靶区曝光，瞬间在地板下的影像板成像，传入电脑构成立体影像自动判读。采用影像诊断用千伏级 X 线球管，最高能量为 125 kVp，按患者胖瘦及体位调节能量和电流的高低和曝光时间，即可取得最清晰的影像。用电脑软件比较现场一对 X 线影像和 CT 扫描 45° 重组影像，能自动侦测出患者在治疗床摆位和 CT 扫描时摆位的 6D 误差，而自动移动治疗床予以修正。治疗中患者的移动，也可借 X 线摄影侦测 6D 移动的误差，由调整 X 线射源与靶区的距离和方向加以修正。射波刀治疗前的 X 线摄影和自动摆位以及治疗中频繁的 X 线摄影，自动判读位移和修正，每次只要 4 s，是真正做到影像引导放疗（image guided radiation，IGRT）的技术。

（五）呼吸记录和同步动态照射系统

位于肺、肝、胰和肾的肿瘤，会随呼吸而移动，射波刀为了精准照射随呼吸而移动的肿瘤，采用同时掌控内运动和外运动的模式。内运动采用呼吸末期做 CT 扫描或 4D 扫描，每隔 1~1.5 cm 扫描一张，以取得胸腹部解剖组织和肿瘤的三维影像。另外当患者躺在治疗床上时，在一个呼吸周期内利用 X 线定位系统摄影 15 对 X 线影像，以了解在呼吸周期内每一个时段肿瘤或植入金标所在的相关位置，也就是建立内运动模型，存放在电脑控制系统内。外运动指前胸壁的呼吸运动模型，如呼吸的快慢和深浅，用三个摄影机对准安放在前胸壁的三个红光二极体，连续记录其呼吸运动模型，电脑软件将内外运动模型连锁，调整机器人因机器惯性的反应滞后时间，机器人所带动的直线加速器及其发出的 X 线，即可随肿瘤移动的轨迹做同步动态的照射。这是全世界唯一让患者在自然呼吸下，放射治疗机能做同步动态的照射，其精准度达到 1.5 mm，对肿瘤周围健康组织的保护，取得极大的效果，也是放射外科治疗系统优劣的关键因素。精准度不足的放疗系统，不能轻易使用放射外科 1~5 次大剂量、短疗程的照射。

（六）治疗计划系统

射波刀有功能强大、运算快速的治疗计划系统，接纳 CT 扫描为基础的三维影像，亦接受磁共振造影（MRI）、正电子射出造影（PET）及血管造影（angiogram）等成为融合影像，以增加判读病灶的解像力，可正向和逆向制作电脑化治疗计划。制作治疗计划时，最好由临床医师勾画靶区，其余濒危器官的勾画、等剂量曲线的制作和照射次数及剂量处方由主治医师决定，医学物理师协助完成。

在治疗计划制作的过程中，射波刀治疗时针对三维靶区的追踪有几个电脑软件特别精准好用：当射波刀治疗头颅病灶时，采用颅骨六维（6D）追踪术，也就是利用颅骨骨质影像作标志，确认头颅和病灶的三维空间、精准光或立体定向的治疗计划和照射。当射波刀治疗脊柱时，采用 X sight spine 软件，也就是利用椎骨影像计划和引导治疗椎骨、脊髓或脊椎附近的病灶；当射波刀治疗肺肿瘤时，同时采用

X sight spine、X sight lung 和 Synchrony 软件，利用脊椎骨和肺部肿瘤的影像做治疗计划，免除植入金标（fiducial），精准和共呼吸运动同步、动态的治疗原发性肺癌和肺部转移瘤；当植入金标治疗随呼吸而移动的肿瘤时（肝、肺、胰、肾），仅用 Synchrony 追踪软件即可，达到与呼吸同步、动态的照射病灶；当射波刀治疗前列腺瘤追踪前列腺被膀胱和直肠捉摸不定的推移时，采用 In Tempo 软件，可每 15 s X 线摄影一次，以充分掌控前列腺癌的位置。总而言之，放射外科一次大剂量的照射期中，精准掌控病灶或患者的移动，而随时修正射线照射的方向是治疗成败的关键。射波刀治疗计划系统按不同的治疗部位，肿瘤的放射治疗使用多个靶区追踪系统，无论是静态还是动态肿瘤，都能充分掌控，肿瘤的三维体积存放在治疗室以 X 线定位系统为坐标的空间，这是射波刀放射外科系统的优越之处，起到涵盖不下六种误差的临床总精度，对静态肿瘤小于 1 mm，动态肿瘤小于 1.5 mm，在保护病灶周围健康组织助益甚大，大幅度降低治疗的不良反应及毒性反应，加上患者痛苦少、疗程短，是患者和家属乐意接受射波刀治疗的主要因素。

（七）系统整合

射波刀整个系统还包括治疗室旁的治疗操控系统（SGI 主工作站）、设备间的支持系统，如机器人控制器（robotic controller）、水冷机（chiller）、调制器（modulator）、靶区定位系统（target locating system）的控制器（control chassis）、X 线发生器（X-ray generator）、不间断电源、电源分配器和质保专用工具等。治疗技术师和医学物理师受过足够的训练，按照使用手册，每天、每周、每月、每季进行规范的质保操作，使射波刀系统经常维持在最佳的工作状态，定能替医务人员和患者提供最佳的服务。

五、射波刀适合治疗的疾病

射波刀放射外科是非常人性化的治疗，除肝癌、胰腺癌、前列腺癌和部分肺癌需要微创植入金标外，治疗的本身是无创的，也就是无痛、无血、无麻醉，疗程短，只要 1~5 d，治疗后恢复期短或毫无不良反应，没有所谓的恢复期。其他的优点还包括不会牺牲患者的器官，保留外观容貌、治疗风险低，没有真正外科手术细菌感染的风险，治疗中治疗后影响工作小，家人照顾容易等，适合各种早、中、晚期肿瘤的治疗。

从名称上考量射波刀放射外科就有放射肿瘤科和外科的含义，况且射波刀发明人正是神经外科教授 John Adler（他后来取得美国放射肿瘤教授资格）。每一例患者如有一位放射肿瘤科医师和一位外科医师共同照顾，由诊断疾病的外科医师经培训后参与治疗靶区勾画，与放射肿瘤科医师和物理师共同制定治疗计划，分享治疗成果，相信外科医师会减少使用金属刀，而改用射波刀治疗早期的肿瘤患者。

（一）移动肿瘤改用射波刀治疗

原发性和转移性肺癌、肝癌、胰腺癌和肾癌行放疗时，其病灶会随呼吸而移动，要成功治疗不太容易。使用外科切除有一定的限制，也有手术切除及麻醉的风险，术后 1~2 周，患者也很痛苦。射波刀治疗是唯一让患者在自然呼吸下同步动态照射随呼吸移动肿瘤的方法。例如，原发性非小细胞肺癌改用射波刀治疗，精准性提高，肿瘤周围健康器官保护良好，剂量提高，肿瘤局部控制率也提高，而疗程通常只要 3 d，最多为 5 d。

前列腺癌受膀胱和直肠内容物的多寡产生位移，射波刀是唯一在治疗中频繁用 X 线重复定位和修正照射方向的治疗机，疗程短、不良反应低、肿瘤局控率高。

（二）射波刀优先治疗的肿瘤

下列肿瘤因为可以保存重要器官及其功能、疗程短且属无创治疗，可以照射足够大的剂量控制肿瘤，并可良好保护肿瘤周围的健康组织，因此应优先选择射波刀治疗。

1. 眼球肿瘤

如视网膜胚细胞瘤（retinoblastoma）、神经网膜的胶质瘤（glial tumor）、星形细胞瘤（astrocytoma）、脉络网血管瘤（choroidal hemangioma）、脉络膜黑素瘤（choroidal melanoma）、脉络膜神经鞘瘤（choroidal meurilemoma）、视神经盘血管瘤。

2. 眼眶肿瘤

如视神经星形细胞瘤、血管瘤、脑膜瘤（meningioma）、纤维组织细胞瘤、神经纤维瘤（neurofibroma）、横纹肌肉瘤（rhabdomyosarcoma）、淋巴瘤（lymphoma）和身体各器官的转移瘤。

3. 鞍旁、视神经交叉旁肿瘤

如垂体瘤、颅咽管瘤（craniopharyngioma）、室管膜瘤（ependymoma）、畸胎瘤（teratoma）、颅底脊索瘤（chordoma）和骨质恶性肿瘤。

4. 小型脑部良性肿瘤

通常在 1~3 d 可免除开颅手术治疗 4 cm 以下脑部良性肿瘤，如脑膜瘤（meningioma）、神经鞘瘤（neurilemmoma）、颅咽管瘤（craniopharyngioma）、室管膜瘤（ependymoma）、松果体细胞瘤（pineocytoma）、毛状细胞星形细胞瘤（pilocytic astrocytoma）、畸胎瘤（teratoma）、浆细胞肉芽肿（plasma cell granuloma）、海绵状血管瘤（cavernoma）、血管外皮细胞瘤（hemangiopericytoma）等。

5. 小型脑部恶性肿瘤

如星形细胞瘤（astrocytoma）、胶质母细胞瘤（glioblastoma）、寡突胶质细胞瘤（oligodendroglioma）、血管网状细胞瘤（hemangioblastoma）、髓母细胞瘤（edulloblastoma）、中枢神经细胞瘤（central neurocytoma）、恶性脑膜瘤（malignant meningioma）、恶性淋巴瘤（malignant lymphoma）、软骨肉瘤（chondrosarcoma）、恶性黑素瘤（malignant melanoma）、生殖细胞瘤（germinoma）、胚胎瘤（embryonal carcinoma）、腺泡状软组织肉瘤（alveolar soft tissue）。

6. 小型听神经瘤

由于射波刀治疗对肿瘤局控率和听力保存率最高，加上疗程短，不良反应少，射波刀已经成为听神经瘤（acoustic neuroma）的首选治疗法。射波刀经过超过 5 000 例治疗听神经瘤的经验，目前普遍使用的疗法分 3 次照射 18 Gy。如果患者的听力大于 100 dB，分 3 次照射 21 Gy，可以争取最高的肿瘤局控率，3 年甚至 5 年的局控率可达 96%~98%，听力保存率达 90% 以上。

7. 脊椎骨转移瘤

由于射波刀能精准照射肿瘤，给予肿瘤细胞致命性剂量，而避免脊髓及邻近器官的伤害应优先选用射波刀，即使是多发性的椎骨转移瘤仍应给予积极性的治疗，治疗后全部患者立刻获得疼痛缓解，部分患者获得长期的肿瘤局控效果。尤其是单一椎骨转移瘤，更不应纳入消极的姑息治疗。

8. 多发性大脑转移瘤

过去多发性大脑转移瘤倾向于给予低剂量姑息性全脑照射，如分 10 次给予 30 Gy 的常规放疗。这样的治疗部分患者有延迟性毒性反应，复发率也高。射波刀治疗多发性大脑转移瘤，一个治疗计划同一天可同时照射多个肿瘤，肿瘤间的正常神经组织不在高剂量照射范围内，肿瘤剂量较大，肿瘤局控率提高，极少产生急性及延迟性反应；万一有新病灶出现，可以再用射波刀治疗。

9. 多发性肺转移瘤

肺脏是各器官恶性肿瘤好发的转移瘤部位，由于保护肿瘤周围健康组织良好，优先采用射波刀给予积极性的治疗。一个治疗计划，往往可以涵盖数个相近的肿瘤，因此多发性肺转移瘤也适用于射波刀治疗。

10. 肝转移瘤

肝脏是人体各器官转移瘤好发的部位，因射波刀有同步动态照射的软件 Synchrony，能精准照射肿瘤，避免对肿瘤周围健康组织的伤害，应优先选用射波刀给予积极性癌细胞致命的高剂量治疗。如果肝转移瘤也是多发性的，应尽可能在一个治疗计划内，涵盖多个肿瘤的照射，使肿瘤之间的肝组织剂量降低而起到保护作用。治疗后再定期追踪，观察患者病情的发展；万一有新病灶出现，也可以用射波刀再治疗。

（三）射波刀擅长治疗的肿瘤

下列肿瘤外科切除技术有困难，肿瘤局控率通常很低，患者也很痛苦，常规放疗又碍于靠近放射线敏感组织，治疗剂量无法提升，便纳入射波刀擅长治疗的范围。

1. 胰腺癌

射波刀 1～3 次的照射，可获得肿瘤长时间的控制和疼痛的立即缓解；万一需要加用化疗以控制转移性病灶，短疗程和不良反应轻微的射波刀治疗，也不会妨碍化疗的开始。

2. 脊椎良性肿瘤

脊椎骨良性肿瘤有脊索瘤（chordoma）、软骨瘤（chondroma）和巨细胞瘤（giant cell tumor）等。脊髓良性肿瘤有室管膜瘤（ependymoma）、皮样囊肿（dermoid cyst）、表皮样囊肿（epidermoid cyst），脂肪瘤（lipoma）、畸胎瘤（teratoma）等，如用射波刀治疗，在达到肿瘤良好控制能力的前提下，射波刀的治疗比传统放疗的剂量高，保护正常组织较好，治疗的风险远比放疗或手术低，而疗程通常都在 3 次以下，很少用到 5 次的照射。

3. 脊椎恶性肿瘤

脊椎骨的恶性肿瘤有骨肉瘤（osteosarcoma）、软骨肉瘤（chondrosarcoma），脊髓的恶性肿瘤有恶性星形细胞瘤（malignant astrocytoma）、血管网状细胞瘤（angioretculoma）、恶性脊髓膜瘤（malignant meningioma）、脊髓内室管膜瘤（malignant ependymoma）、神经鞘肉瘤（neurilemmosarcoma）等。射波刀治疗脊髓骨和脊髓恶性肿瘤，安全，肿瘤局控率也可合理提高，没有手术治疗的痛苦和风险，比常规放疗使用的剂量高而避免毒性反应的出现，疗程大幅度缩短，如 1～3 d。

4. 脊椎管硬膜内脊髓外良性肿瘤

这一组肿瘤可能出现在颈段、胸段、腰段及马尾部，最常见的肿瘤为雪旺细胞瘤（schwannoma）、脊髓膜瘤（meningioma）和神经纤维瘤（neurofibroma）。Sachdev 等报道 87 例 103 个这类肿瘤，分 1～5 次（中位 2 次）给予 19.4 Gy，在 6～87 个月（中位 33 个月）随访期，肿瘤 59% 稳定，40% 缩小，1% 增大，其中 1 例在治疗后 9 个月发生脊髓病变。Gerszten 等报道 73 例硬膜内脊髓外良性肿瘤，在 8～71 个月（中位 37 个月）随访期，全部脊髓膜瘤（13 例）获得控制；雪旺细胞瘤（35 例）的局控率为 86%，疼痛控制率为 82%；神经纤维瘤（25 例）100% 获得控制，63% 的患者疼痛缓解，但有 3 例有新的神经症状出现。

5. 颅底脑膜瘤、脊索瘤、骨肉瘤

6. 盆骨和骨盆腔背索瘤、骨肉瘤和软组织肉瘤

这一类为放射线抗性肿瘤（radioresistent tumors），如果手术不能完全切除，放射线只能给予姑息性治疗。自射波刀问世后，这类肿瘤可以给予肿瘤细胞致命性的剂量，让肿瘤获得长期的控制。

（四）射波刀放射外科和手术合作治疗的肿瘤

1. 外科医师对金属刀和射波刀的使用

包括早期肺癌、肝癌、胰腺癌和肾癌的治疗。对第一期非小细胞肺癌，射波刀最常用的疗法为 3 次给予 60 Gy 的剂量，胰腺癌可 1 次给予 25 Gy。

2. 手术切除肿块，射波刀照射残瘤

大脑胶质瘤、巨型大脑良性肿瘤，如听神经瘤和脑膜瘤。

3. 手术切除原发肿瘤，射波刀治疗转移瘤

如食管癌、胃癌、直肠结肠癌、膀胱癌、胆囊癌、卵巢癌。

4. 手术切除肿瘤，射波刀照射肿瘤

如恶性脑瘤、乳腺癌、头颈癌、肉瘤。

5. 射波刀照射加手术

大块的肝癌、预备肝移植的大块肝癌。

（五）射波刀的综合治疗

1. 血管栓塞加射波刀

肝癌。

2. 常规放疗加射波刀

鼻咽癌、宫颈癌、子宫内膜癌、食管癌。通常在常规放疗的后期，用射波刀 1 次做加量治疗，有提

高肿瘤局控率，减少不良反应及缩短约 2 周的疗程。

3. 放化疗加射波刀

头颈癌。

4. 射波刀加化疗

胰腺、小细胞肺癌、巨块淋巴癌、肝内胆管癌。

5. 激素加射波刀

晚期前列腺癌。

六、射波刀治疗神经功能性疾病

射波刀已成功治疗过很多原发性神经功能性疾病，包括三叉神经痛、群集性头痛（cluster headache）、关节面诱发疼痛（face togenic pain）、癫痫（epilepsy）、帕金森病（Parkison's disease）、精神障碍（如严重的抑郁症、强迫症、顽固性精神分裂症）。此外，射波刀也成功治疗过颅内动静脉畸形，一次照射 18.7～25.25 Gy；治疗脊髓动静脉畸形时，可分 2～5 次给 20.5 Gy。

用射波刀治疗三叉神经痛，通常用一次照射脑桥外 3 mm 的三叉神经，以 6.5 mm 的长度作为照射靶区，一次给予 66 Gy 的剂量，这样的治疗技术，约 90% 的患者疼痛获得完全或接近完全的缓解。半数以下患者常见的并发症是治疗后同侧脸部麻木。

大脑动静脉畸形是一种困扰患者的颅内非肿瘤疾病，手术治疗存在相当大的风险，如不治疗，每年有 2%～5% 的患者病灶会自动出血，如未及时手术，可能会带来肢体残障等后遗症。射波刀放射外科疗法治疗大脑动静脉畸形，真正提供了无痛、无血、无麻醉的人性化治疗。目前，全球治疗过的患者有 2 500 例，甚至有单一医院治疗 279 例的文献报道（Colombo 等），建议用射波刀一次照射 20～24 Gy，较大的病灶则采用 2～3 次照射 24～30 Gy。

脊髓动静脉畸形，如采用手术治疗，技术要求高。自从有了良好的血管造影术和 MRI 造影，用射波刀治疗能提供亚毫米精度的照射。例如，美国斯坦福大学射波刀中心 Sinclair 报道 15 例脊髓动静脉畸形治疗的经验，他们用射波刀分 2～5 次给予 20.5 Gy 的剂量，并随访了 3～59 个月（平均 27.9 个月）。凡已达 3 年以上的随访者，86% 的患者病灶缩小，92% 的患者临床症状改善或无变化。治疗后患者无出血或神经功能变差等并发症。

第六章

肿瘤的靶向治疗

第一节 以人类基因组为基础的肿瘤靶向治疗

大量的研究显示，人类肿瘤发生的分子过程由特定的基因结构或功能异常所致，而这些基因的正常功能是调控细胞的增生、凋亡和分化等过程，其中对细胞增生和生长起正调节作用的为癌基因（oncogene），而抑制细胞增生、生长，促进细胞分化的基因为抑癌基因（tumor suppressor gene）。这些基因发生突变、扩增和染色体重排会导致癌基因的激活或抑癌基因的失活或丢失，二者失去平衡，导致细胞发生持续性增生和恶变。在过去10年中对人类肿瘤全基因组测序的综合分析发现，对大多数肿瘤只有少数的基因发生高频率突变，而多数基因仅发生偶发性突变。到目前为止共计发现仅138个"突变驱动基因"（Mut-driver genes）。这些突变驱动基因涉及12个与肿瘤相关的信号通路（STAT、MAPK、TGF-β、DNA damage control、Transcriptional regulation、Chromatin modification、APC、HH、NOTCH、Cell cycle/apoptosis、RAS、PI3K），如图6-1所示。而这12个信号通路调控着3种重要细胞程序，包括细胞命运、细胞生存和基因组稳定性的维护。而每一种类型的肿瘤仅包含2~8个"驱动突变"。

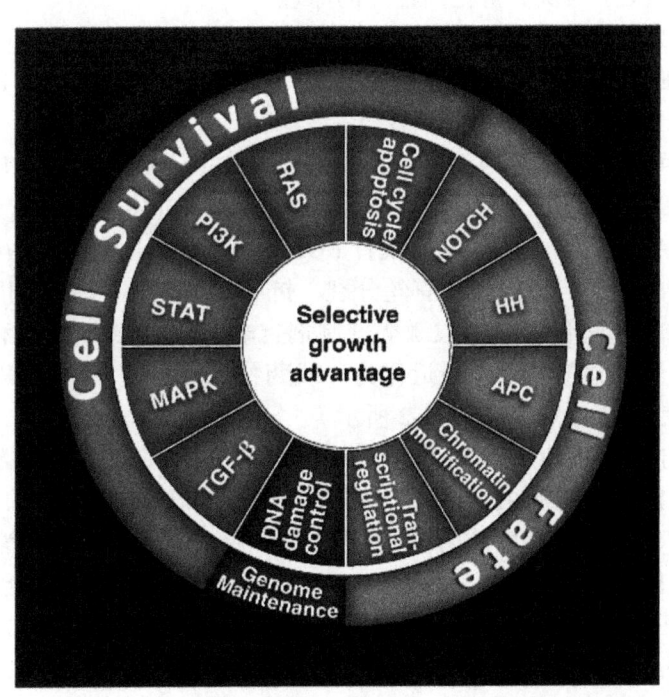

图6-1 肿瘤细胞信号通路及其所调控的细胞进程

肿瘤治疗所面临的唯一挑战就是发现一种药物能够选择性地只杀死肿瘤细胞而不影响正常细胞。随着基因组时代的到来，人们对肿瘤生物学和肿瘤发生过程中的基因突变的认识不断加深，针对性地作用于某一特定的肿瘤相关基因的治疗，即所谓的"肿瘤分子靶向治疗"的时代已经来临。

自从首次关于上皮生长因子（epidermal growth factor receptor，EGFR）第 19 和第 21 号外显子突变与 EGFR 酪氨酸激酶抑制剂（EGFR tyrosine kinase inhibitors，EGFR TKIs）敏感性相关的报道以来，在过去数年中陆续在不同肿瘤中发现许多与化疗或酪氨酸激酶等药物相关的敏感性突变位点。

人们对某些肿瘤中编码蛋白激酶的驱动基因的激活性突变的认识导致了靶向这些激酶的小分子抑制药物的研发。这类以基因组为基础的靶向治疗的代表性例子包括应用 EGFR 酪氨酸激酶抑制剂对 EGFR 突变肿瘤的治疗，应用 ALK（anaplastic lymphoma kinase）抑制剂对 ALK 基因易位肿瘤的治疗，以及应用对 BRAF 突变体特异性的抑制剂治疗 BRAF 突变的肿瘤。在开始应用这些小分子抑制剂治疗肿瘤之前，必须要明确肿瘤中是否包含有这些药物所靶向的突变。只有一小部分肺癌患者具有 EGFR 突变或者 ALK 基因易位，而只有这些人才对上述药物敏感。而对于无特异性基因改变的肺癌患者，这样的治疗除了肿瘤将继续进展外，还会产生药物的不良反应。

以人类基因组为基础的肿瘤靶向治疗的挑战性问题是，批准临床应用的所有靶向突变基因产物的药物均直接拮抗激酶类，其中的一个原因是小分子物质很容易靶向激酶，且激酶类在生物化学、结构和生理功能方面已被广泛研究；另一个原因比较复杂，目前市场上绝大多数的针对肿瘤和其他疾病的靶向药物主要是抑制靶标蛋白的作用，这种抑制作用是通过药物干扰酶活性（如激酶促进磷酸化）或者与蛋白上小分子配体（如与 G 蛋白配对的受体）结合而实现的。许多其他参与蛋白质复合体的蛋白，其相互作用的接触面较大或者具有许多比较弱的作用位点，用小分子药物抑制这些蛋白的功能是非常困难的，因为小分子化合物只能抑制一个这样的作用位点。

尽管人们想象能够研发针对非酶活性蛋白质功能的靶向药物，其面临的挑战更大，大多数的驱动突变基因编码肿瘤抑制蛋白，一般来说，药物常常干扰蛋白质的功能，而不能替代缺失基因蛋白的功能，不幸的是，在实体瘤中抑癌基因的灭活性突变与癌基因的激活性突变相比占主要地位，很少有肿瘤包含两个或以上的癌基因突变。

以酪氨酸激酶抑制剂（tyrosine kinase inhibitors，TKIs）靶向治疗 EGFR 突变的非小细胞肺癌（non-small cell lung cancer，NSCLC）为例分析靶向治疗的原理。

EGFR 家族，又称 EGFR 酪氨酸激酶家族，由 4 个不同的受体酪氨酸激酶（receptor kinases，RTK）组成，分别为 EGFR（HER1/ErbB1）、ErbB2（HER2）、ErbB3（HER3）和 ErbB4（HER4）。这些受体表达于上皮、间质和神经组织。

EGFR 的磷酸化激活可以刺激细胞内 Ras-Raf-MAPK、PI3 K/AKT 和 JAK/STAT 信号通路的级联激活。EGFR 家族介导的信号通路对于发育、代谢和生理功能的调控等非常重要，在许多肿瘤中 EGFR 信号通路的活性一般是增加的，常常由于基因的突变或者 EGFR 的过度表达所致。由于它的配体或者辅活因子的过度激活或者对其抑制的减弱，可以促使有丝分裂、抗凋亡、血管生成和细胞的侵袭行为。

针对 EGFR 的靶向治疗药物包括酪氨酸激酶抑制剂吉非替尼（gefitinib）和厄洛替尼（erlotinib）最初用于肺癌的治疗并取得了明显的效果，最近作为一线药物治疗肺癌，对 EGFR 突变患者的有效率达到 70% 临床上抗 -EGFR 治疗作用位点，如图 6-2 所示。

在肺癌中，激酶区的突变与 EGFR 抑制剂的敏感性相关，如 EGFR 酪氨酸激酶抑制剂 EGFR 突变与性别、种族、吸烟以及病理类型有关，在东方人群、女性、非吸烟、腺癌的患者中突变发生率较高，EGFR 突变很少在肺鳞癌、小细胞肺癌或者其他上皮恶性肿瘤中发现，最为常见的 EGFR 突变包括 19 号外显子保守的 LREA 区的小片段缺失（residues747～750）和 21 号外显子上的点突变（L858R），二者占所有 EGFR 激酶突变的 90% 以上。18 号外显子的点突变（G719）占 EGFR 突变的 5%。20 号外显子上的片段插入和点突变占总突变的 5%，如 CL-387,785。

目前，吉非替尼（gefitinib）和厄洛替尼（erlotinib）已应用于肺癌、头颈部癌、结肠癌、胰腺癌、乳腺癌、卵巢癌、膀胱癌、肾癌和胶质瘤等肿瘤的治疗，并取得一定的疗效。

多种 EGFR 突变与最初的对 EGFR TKIs 耐药性相关，如 EGFR 20 号外显子的插入突变阻止吉非替尼或厄洛替尼与 EGFR TK 片段的结合，从而导致耐药。NSCLC 中 20 号外显子的插入突变同样存在于 ErbB2，类似的导致对吉非替尼或厄洛替尼的耐药。

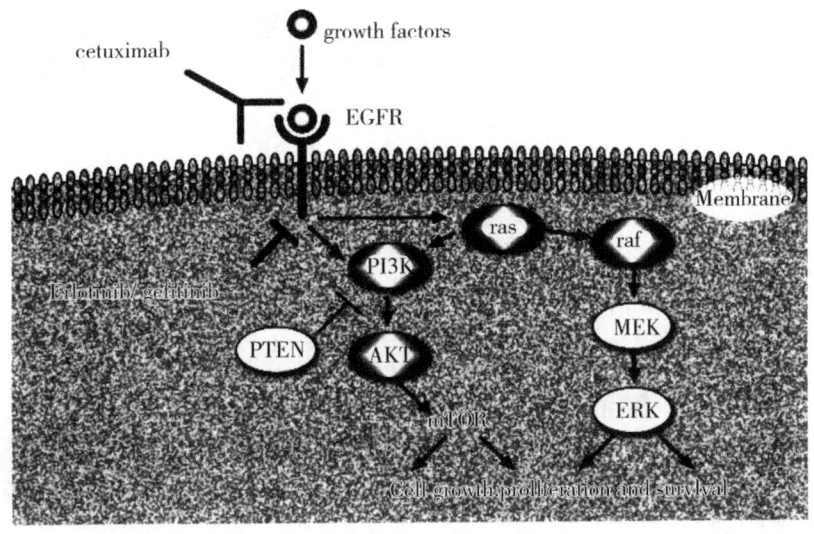

图 6-2　上皮生长因子（EGFR）信号通路及临床中抗-EGFR 治疗

K-RAS 属于癌基因 RAS 家族并且在 NSCLC 患者中占 RAS 总突变的 90%，K-RAS 突变在 15%～30% 的 NSCLC 患者中被检测到，主要发生在 12 号和 13 号密码子，尤其是 12 号密码子（>90%）。该突变导致受损的 GTP 酶的活化，并随后持续地激活 EGFR 的下游 RAS 信号，导致增殖以及抗凋亡通路如 ERK 信号通路的激活。K-RAS 突变在包括肺癌等多种肿瘤中被证实是 EGFR TKIs 耐药的主要原因。有效的 K-RAS 抑制剂的研发依然是目前肿瘤治疗的挑战。

另外，还有很多基因的突变与化疗药物的敏感性相关的例子，微卫星不稳定性常常是肿瘤发生及其肿瘤耐药的原因，DNA 错配修复基因（DNA mismatch repair，MMR）MSH2 和 mLHl 在多种对顺铂耐药的肿瘤细胞中的表达缺失达 90%。胸苷酸合成合酶（thymidylate synthase，TS）的过表达和（或）MMR 缺陷与氟尿嘧啶（5-fluorouracil，5-氟尿嘧啶）的耐药性相关。另外，BAX 基因功能缺乏的细胞能拮抗氟尿嘧啶所诱导的细胞凋亡。

p53 缺陷细胞对 DNA 损伤药物阿霉素（adriamycin）的敏感是由于不能诱导周期依赖激酶抑制剂 p21 的表达所在，而 p53 缺陷细胞对抗代谢药物氟尿嘧啶则是耐药的。BRAF 抑制剂对黑色素瘤的治疗效果非常明显，最早发现的 Raf 抑制剂索拉非尼（sorafenib）可以抑制 VEGFR、PDGFR、Raf 等多个靶标，目前已被批准应用于肝癌的治疗。厄洛替尼（erlotinib）是人类 HER1 和 EGFR 酪氨酸激酶的可逆抑制剂，厄洛替尼与吉西他滨（gemcitabine）结合应用于无法切除的进展期或者转移的胰腺癌治疗正在进行临床试验。伊马替尼（imatinib）为多激酶抑制剂，已被批准应用于不可切除/转移的胃肠道间质瘤（GIST）的治疗。而舒尼替尼（sunitinib）同样为多激酶抑制剂，被批准应用于伊马替尼治疗失败的 GIST 患者。

第二节　基于核酸的靶向治疗

人类基因组中只有不到 20% 的序列可以编码蛋白，但 70%～90% 人类基因组 DNA 是被转录的，其转录产物过去被认为是"垃圾"或"暗物质"，近年来人们发现这些转录产物有着重要的生物学功能，参与细胞的分裂、分化、凋亡等生命活动。非编码 RNA 包括 rRNA、tRNA、snRNA、snoRNA、microRNA 以及长链非编码 RNA 等许多类型（图 6-3），根据长度可以分为三类：①短非编码 RNA：这些 RNA 长度介于 17～30 nt，包括 miRNAs（microRNAs）、piRNAs（piwi-interacting RNAs）以及 tiRNAs（transcription initiation RNAs）等。②中等长度非编码 RNAs：长度介于 20～200 nt，snoRNA（small nucleolar RNAs）即属于此类。③长链非编码 RNA（long ncRNAs，lncRNAs）：长度大于 200 nt，如已经被广泛研究的 lncRNA MALAT1 和 HOTAIR 等。ncRNA 具有多种功能，在多个水平上调节着基因的表达，如对染色体结构的影响、对 RNA 加 T 修饰及稳定性的影响、对转录和翻译的影响，甚至对蛋白质的稳定性和转运都有影响，这些 RNA 的共同特点都是从基因组上转录而来，但是不翻译成蛋白，在 RNA 水平上就能行使各自的生物学功能。目前受到广泛关注的与肿瘤相关的非编码 RNA 主要包括 miRNA、siRNA 以及 lncRNA。

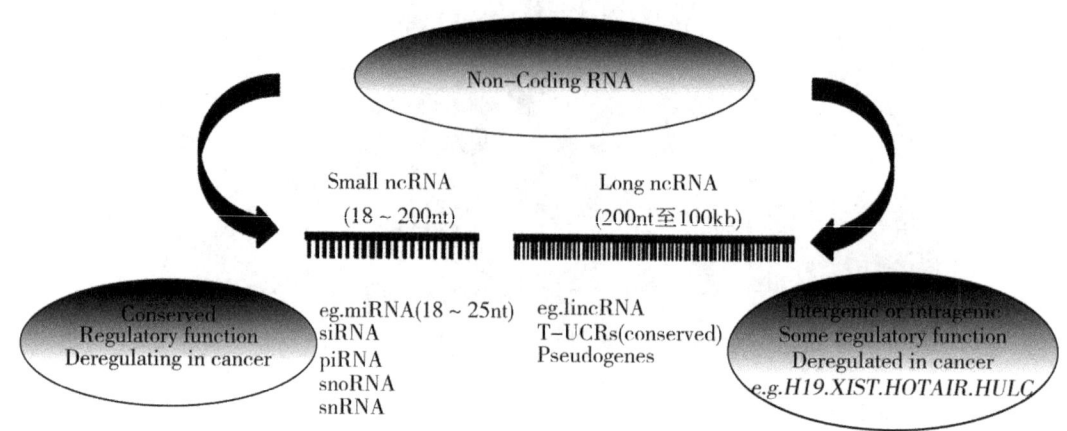

图 6-3 非编码 RNA 概览

miRNAs: microRNAs; siRNAs: small interfering RNAs; piRNAs: piwi-interactingRNAs; snoRNAs: small nucleolar RNAs; snRNA: small nuclear RNAs; lncRNAs: long intergenic RNAs; T-UCRs: tran-scr ibed ultra conserved regions

（一）miRNA 与肿瘤靶向治疗

微小 RNA（microRNA）是一类由内源基因编码的长度为 18～25 nt 的非编码单链 RNA 分子，可以导致 mRNA 的降解。miRNA 由核内 RNA 聚合酶 Ⅱ 作用于初级转录物（primary transcripts，pri-miRNAs）产生。与编码蛋白基因的转录本类似，pri-miRNAs 包括有 5' 帽子结构以及 poly（A）尾，有时候会有内含子序列。每个 pri-miRNA 会由部分互补序列形成一个茎环结构，在核内核糖核酸酶的作用下，DROSHA 和它的分子伴侣 DGCR8- 起识别该茎环结构并进一步介导 pri-miRNA 形成 pre-miRNA 中间体，在 exportin-5/Ran-GTP 作用下 pre-miRNA 进入胞质后，在另一个核糖核酸酶 DICERI 作用下形成双链 miRNA 分子。两条链均可产生成熟 miRNAs，但也可能仅有一条链（引导链，guide strand）变成有功能的 miRNA，而另一条链（过路链，passenger strand）将很快降解。成熟 miRNA 可以与 argo-naute 蛋白联合形成一个 RNA 诱导的沉默复合体（RNA-induced silencing complex，RISC），从而由 miRNA 引导该复合体到靶 mRNA 的 3'UTR 区阻断其翻译和（或）诱导其降解。目前根据 Sanger 研究所 miRNA 数据库（miRBase）的统计已有大于 2 500 个人类 miRNA 被定义，生物信息学分析提示 miR-NAs 可能调控超过 5 300 个人类基因，约占人类基因的 30%，并且每个 miRNA 调控大约 200 个基因。因此肿瘤中 miRNA 表达的改变可以导致显著的基因表达的改变，并对肿瘤的发生和发展具有重要作用。

许多 miRNAs 参与调控细胞的生命活动，与肿瘤发生相关的 miRNAs 又被称为"onco-miRNAs"。依据其主要的靶标是抑癌基因或癌基因，被分为促癌和抑癌的 miRNAs。靶向 miRNAs 的治疗主要分为 miRNA 的减少以及 miRNA 的替代。miRNA 的减少治疗主要针对肿瘤中上调或者过表达的促癌 miRNAs，而 miRNAs 替代疗法主要应用于肿瘤中表达下调或者缺失的抑癌 miRNAs。对于促癌性的 miRNA 主要治疗手段有抗 -miRNA 的寡聚核苷酸、miRNA 海绵（miRNA sponges）、miRNA masking 以及小分子抑制剂等。而对于抑癌的 miRNAs，通过恢复这些 miRNAs 的表达将是有效的治疗手段。

1. 抗 -miRNA 的寡聚核苷酸

miRNAs 与它对应的靶标的结合遵循 Watson-Crick 碱基配对原则。miRNAs 的显著抑制分子即抗 -miRNA 寡聚核苷酸（anti-miRNA oligonucleotides，AMOs），可以竞争性地抑制 miRNA 与其靶 mRNAs 的结合。通过不同方式的化学修饰增加 AMOs 的稳定性，如锁定核酸（locked nucleic acid，LNA），常被称为难接近的 RNAs（inaccessilble RNAs）。LNA 可与 RNAase 共存并在体内具有很好的水溶性，低毒性。另一种寡聚核苷酸类似物，如2'-O-甲基化（2'-O-methvl）以及2'-O-甲氧乙基修饰（2'-O-methoxyethyl-modified，2'-MOE）寡聚核苷酸同样被证明可有效抑制miRNAs。除了化学修饰外，增加AMOs的长度也可以提高其抑制活性。综上，有效的AMO需要与最优的序列、结构及化学修饰相结合。

靶向mir-21的研究是通过下调促癌miRNA表达来抑制肿瘤发展的最早的具有代表性的例子。mir-21在多种不同肿瘤中过表达，研究发现mir-21可以通过下调肿瘤抑制基因TpmL和PTEN在细胞增生过程中发挥重要作用。在荷瘤裸鼠模型中，Si等通过注射有瞬转抗-mir-21的2'-O-甲基化寡聚核苷酸的MCF-7细胞到裸鼠体内，发现瞬转抗-mir-21组裸鼠体内肿瘤在体积上比对照组小50%。在恶性胶质瘤细胞系中，体外敲降mir-21可以诱导细胞凋亡。这些研究提示AMOs可成为通过抑制促癌miRNAs治疗肿瘤的有效药物。

2. miRNA海绵（microRNA sponges）

miRNA海绵被定义为包含有多个内源性miRNA结合位点的合成mRNA，从而阻止miRNA与其内源性靶标的相互作用。Ebert等在miRNA结合位点之间可以被Ar-gonaute 2切开的位置插入一个突起部分，增加miRNA海绵与沉默复合体（microribonucleoprotein，miRNP）结合的稳定性；另外，他们设计了特异性的海绵（the specifically design ecsponges with comple-mentary heptameric seed），使单个海绵可以有效地抑制整个miRNA科子家族。体外实验中，这些"海绵"使miRNA失去抑制的能力与化学修饰的AMOs相当。然而这些稳定表达的"海绵"在体内的功效有待进一步研究。

3. miRNA罩（miRNA masking）

每个miRNA可以调控上百个基因，每个基因可以被多个miRNAs调控，与内源性miRNA相似，AMOs只是序列特异性而并非基因特异性。因此AMOs可能会导致脱靶不良反应以及毒性。Xiao等设计了"miR罩"，即可以与内源性miRNA完全互补的一段序列，"miR罩"与靶mRNA具有较高的亲和性并可形成二聚体，从而阻断miRNA与其结合位点的结合，并避免了AMOs介导mRNA降解时的潜在不良反应。这种基因特异性的miRNA干扰手段被应用到斑马鱼的mir、-430调控TGF-β中。"miR罩"可以与mir-430在靶miRNA上的结合位点互补配对进而破坏特异性的mir-430-mRNA的结合，从而放大或者减弱节点信号通路。值得注意的是，"miR罩"的效果主要取决于靶基因的选择，在肿瘤治疗应用中，关键肿瘤抑制基因或者癌基因的选择则尤为重要。

对miRNA特异性的小分子抑制剂的研究正在进行中，Gumireddv等鉴定出偶氮苯（azobenzene）为mir-21的特异性有效抑制剂。这样的特异性miRNA抑制剂不仅为miRNA的功能研究提供了条件，而且为肿瘤患者对特异性药物的反应提供了条件。该类小分子抑制剂在体内的作用有待探讨。

4. 恢复具有抑癌作用miRNAs的表达

人们设想恢复具有抑癌作用miRNAs的表达可能像恢复蛋白编码抑癌基因表达一样具有抑癌作用。体外实验显示在肺癌细胞中过表达Let-7可以抑制细胞的生长，以Let-7稳定表达的BT-IC细胞建立的裸鼠成瘤模型，其成瘤能力受到抑制。Lin28可以阻抑Let-7加T的进程并可以导致Let-7前体的降解，因此，通过抑制Lin28而恢复Let-7的表达可现代肿瘤诊疗新进展能抑制肿瘤的生长。另一个miRNA替代治疗的例子是mir-15和mir-16，其表达常常在CLL患者中缺失，它们能靶向BCL2，转染mir-15/16表达载体可以抑制BCL2的表达并诱导肿瘤细胞的凋亡，提示mir-15a和mir-16-1可能用于BCL2，过表达肿瘤的治疗。MiR-26a在肝癌中被证实为抑癌miRNA，在肝癌的动物模型中，恢复缺失mir-26a的表达可以抑制肿瘤细胞的增生，诱导肿瘤细胞的凋亡。AAV（adeno-associated virus）载体不会整合到宿主基因组中，以AAV为载体的miRNA可能用于人类肿瘤的治疗。

除了病毒载体为基础的基因恢复表达，miRNA mimics同样被应用于功能获得性实验（gain-of-function experiments），这些miRNA mimics是小的、化学修饰的模仿内源性成熟miRNA的双链RNA分子。很多基因的miRNA mimics如pre-miRTM miRNA前体（dmbion）。miRDIAN®microRNA mimics（thermo scientific pharmacon）已上市。为了使这些寡聚核苷酸在体内达到良好的治疗效果，已启动了应用脂质体及聚合物形式的纳米颗粒（polymer-based nanoparticles）的体内给药方式，并取得了可喜的结果。由于 miRNA mimics 没有载体相关的毒性，有望成为肿瘤治疗的有效手段（图 6-4）。

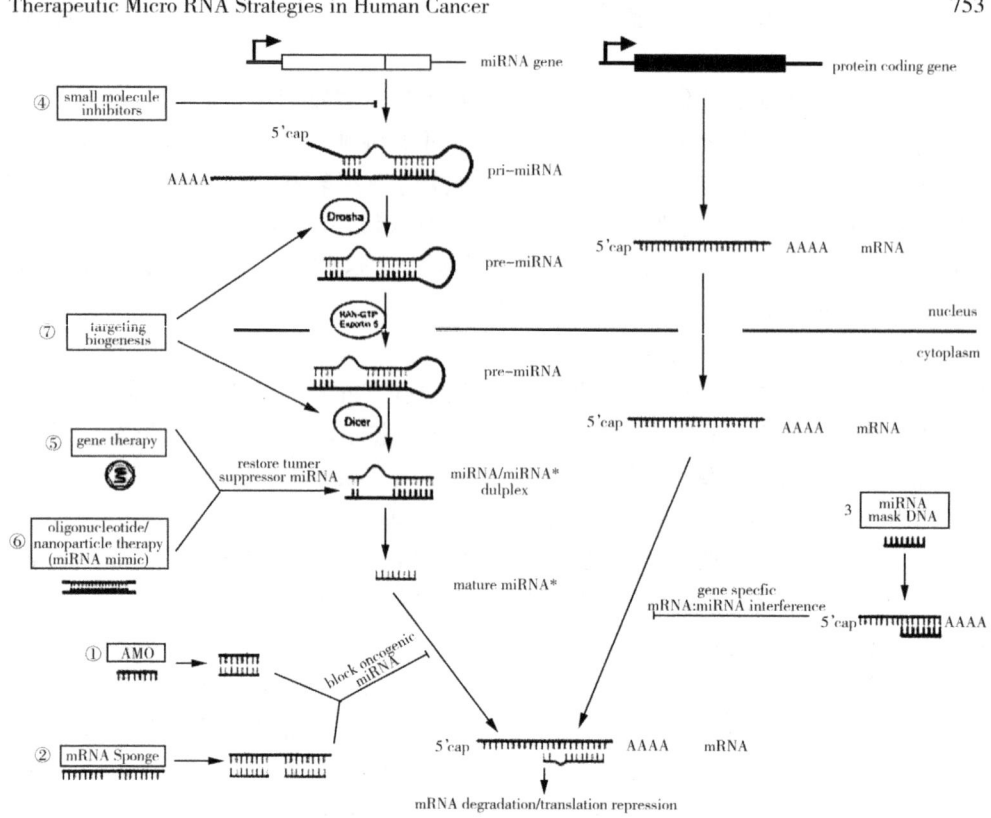

图 6-4 基于 miRNA 的肿瘤治疗

（二）siRNA 与肿瘤靶向治疗

RNAi 治疗是指应用 RNA 分子在转录后水平调节基因表达。SiRNA 是长 21～25 nt 的双链 RNA 序列，在胞质中 siRNA 与 RNA-诱导沉默复合体（RNA-induced silencing complex，RISC）相互作用诱导 mRNA 的降解，从而调控基因的表达。RNAi 的序列选择的特异性以及有效抑制基因表达的能力，在真核生物体内、体外实验中均得到了证实。在肿瘤治疗方面，RNAi 已被用来抑制 Kras 等基因突变诱导的肿瘤。

RNAi 可以抑制染色体易位、点突变等所导致的癌基因的高表达，如慢性粒细胞白血病中的 bcr/abl。bcr/abl 断点特异性的 siRNAs 可以抑制 Bcr/Abl 蛋白的表达及活性，重要的是同样的 siRNAs 可以加强 Abl 激酶竞争性抑制剂效果（Abl-kinase-specific competitive inhibitor），如影响伊马替尼的药效。这些研究证实 RNAi 单独治疗或者联合其他药物可以增加疾病对一线治疗药物的敏感性。

对化疗药物耐药是肿瘤治疗复发的主要原因，MDRI 编码的 β-糖蛋白在多种药物耐药中起着重要的作用。在胰腺癌和胃癌中靶向 MDRI 的 RNAi 可敲降 90% MDRI 的表达，在体外可降低 89% 的胰腺癌细胞及 58% 的胃癌细胞对道诺霉素（daunorubicin）的耐药。

RNAi 具有可以沉默任何已知序列的基因的特性，并且 RNAi 只靶向沉默与其 100% 互补配对的靶基因，已成为基因功能研究的有力手段，同时也为肿瘤的靶向治疗提供了契机。Thijin Brummelkamp 及其同事收集了抑制人类 50 个去泛素化酶的 RNAi 载体，并研究它们与肿瘤相关信号通路的联系。其中 CYLD 可以增加 NF-KB 的活性，敲降后可以增加细胞对凋亡的耐受性。RNAi 治疗的主要目标是通过下调与肿瘤恶性转化和血管生成等相关的基因的表达进而抑制肿瘤的生长。目前已有大量的编码转录因子、抗凋亡蛋白、GTPases、RTKs 以及黏附因子等的基因被 RNAi 靶向应用于基因治疗。基于 RNAi 药物研发所面临的挑战是如何有效地将 siRNA 运输到哺乳动物细胞内。RNA 纳米颗粒的研发则为 RNAi 药物的临床应用提供了条件，并受到广泛关注。RNA 纳米颗粒可以设计成不同的形式：① siRNAs 靶向基因的某一个位点。②不同的 siRNAs 靶向同一基因的不同位点。③不同的 siRNAs 靶向不同的基因，从而调节多个信号通路产生协同或者加强的治疗效应。

RNA 纳米技术有很多优势：①纳米颗粒的大小及其呈现分支状、棘齿状外形使得 RNA 纳米颗粒容易被动靶向于肿瘤并产生高通透性和滞留效应（enhanced permeability and retention effect，EPR）。② RNA 纳米颗粒可以根据设定的大小、结构及化学计算来合成。③ RNA 的多聚阳离子趋向特性防止了 RNA 纳米颗粒与带负电荷细胞膜的非特异性结合。④ RNA 纳米颗粒是高水溶性的，而且在正常的生理条件下不容易聚合。⑤ RNA 纳米颗粒与其他异质纳米颗粒相比免疫原性低（如抗体嵌合的纳米颗粒），因为 RNA 纳米颗粒由多核苷酸组成，具有生物相容性，从而避免了异质纳米颗粒带来的不良反应。⑥ RNA 纳米颗粒的多价特性允许靶向分子、治疗分子以及成像分子等在同一纳米颗粒整合这些结构，从而达到协同或者增强效应，而不会发生交叉联结。⑦ RNA 纳米结构（RNA nano-scaffold）在体内具有良好的药代动力学及药效，并在小鼠体内是无毒的。⑧ RNA 纳米颗粒的特异性转运以及长时间的潴留减少了用药的剂量及相关的不良反应，特异性转运通过 EPR 效应以及与肿瘤标志物特异性配体的靶向结合而实现。⑨ RNA 是化学试剂，它的调控过程将优于基于蛋白质的临床药物。目前 RNA 纳米颗粒应用于临床的主要挑战就是 RNA 产品的产量及成本。

（三）lncRNA 与肿瘤靶向治疗

长链非编码 RNA（Long noncoding RNA，lncRNA）的概念是指其长度大于 200 nt 且缺乏开放阅读框的 RNA，大多数的长链非编码 RNA 具有 polyA 尾。根据 lncRNA 在基因组的位置可分为：①正义和反义长链非编码 RNA。正义 lncRNA 是从编码基因的正义链转录生成，可包含编码基因的外显子，它们可能和蛋白编码基因的一部分重叠或者覆盖编码基因的整个序列；反义 lncRNA 是从编码基因的反义链转录而来。②基因间和基因内 lncRNA。基因间 lncRNA 是从基因组上位于基因间的区域转录生成的 lncRNA，基因内 lncRNA 是从编码基因的内含子区域转录生成的 lncRNA。③双向 lncRNA（bidirectional）。双向 lncRNA 是指在邻近的蛋白编码 RNA 的 1 000 bp 内与其呈头对头的方向，它们共享同样的转录调控元件。lncRNA 可以在转录、翻译和转录后水平对基因的表达进行调控。

近年来，随着高通量测序技术的发展和 RNA 芯片技术的成熟，越来越多的 lncRNA 被发现，但是大部分的 lncRNA 的功能并不明确。已有报道 lncRNA 在增生、细胞周期、凋亡、分化、侵袭迁移等生理和病理过程中发挥重要作用。在肿瘤中研究比较成熟的 lncRNA 主要有 HOTAIR、MALAT1、PANDA、PCAT-1。MALAT1（metastasis-associated lung adenocarcInoma transcript 1）最先在转移相关基因分析中被发现并定义。MALAT1 在多种恶性肿瘤如肺癌、子宫内膜间质肉瘤及肝癌中均表达上调，在转移的肺癌中 MALAT1 的表达量是非转移肺癌的 3 倍，是评估早期肺腺癌生存时间的独立预后指标。另外 MALAT1 在大部分人类正常组织中广泛表达，包括胰腺和肺，但是在皮肤、胃、骨髓以及子宫等组织中表达缺乏，提示 MALAT1 可能具有组织特异性功能。MALAT1 在子宫内膜间质肉瘤、宫颈癌以及肝癌中高表达，而在相对应的正常组织中表达低甚至检测不到。Hox transcript antisense RNA（HOTAIR）是从 HOXC 基因位点转录生成，通过反式调控方式抑制跨越 40 kD 的 HOXD 基因位点的染色质的活性从而导致 HOXD 基因的转录抑制。HOTAIR 与乳腺癌、结肠癌、胰腺癌、肝癌等多种肿瘤的增生和转移相关。HOTAIR 通过与 PRC2 复合体相互作用促进 H3K27 三甲基化，从而导致多个基因的转录抑制，特别是与转移相关的基因。PTEN（deleted on chromosome ten）是具有磷酸酶活性、被诠释得较全面的肿瘤抑制基因，近期研究发现 PTEN 的表达受其假基因（pseudogene）PTENP1（又称为 PTH2 或 ψPTEN）的调控。假基因是指与其同源基因有相似序列但无蛋白编码能力的基因，由于过早出现停止密码子、插入/缺失或者移码突变等，导致其不能翻译成有功能的蛋白质。PTEN 的假基因 PTENP1 在一些组织中高表达，提示其存在具有生物功能的可能性。Poliseno 等发现 PTENP1 通过扮演 PTEN-靶向 miRNA 的"分子海绵"（molecular sponge for PTEN-targeting miRNA）在转录后水平调节内源性 PTEN 的生成。PANDA 由 p53 依赖的方法诱导表达，DNA 损伤后 p53 直接与 CDKN1A 结合，进而活化 PANDA，PANDA 可以直接与转录因子 NF-YA 结合使 NF-YA 从基因启动子区脱靶而抑制凋亡基因的表达。PANDA 在人类乳腺癌中高表达，而且 PANDA 是乳腺癌化疗耐药的标志。PCAT-1（prostate cancer associatedtranscript-1）是从前列腺癌患者中通过高通量RNA测序技术获得的在前列腺癌组织中特异性高表达的lncRNA。lncRNA PCA3（the prostate cancer antigen-3 gene）已经美国食品和药品管理局（FDA）于2012年批准用于前列腺癌的早期检测和预后评估。

lncRNA在肿瘤的发生、发展中起到重要作用，对lncRNA功能的研究有望为肿瘤的治疗奠定基础。基于lncRNA的肿瘤治疗受到人们的广泛关注。针对lncRNA的靶向治疗策略主要有小干扰RNA（siRNA）、反义寡核苷酸（antisense oligonucleotide，ASO）、核糖酶（ribozyme）、适配体（aptamer）、小分子化合物、转录后加T通路以及靶向lncRNAs的miRNAs等（图6-5）。

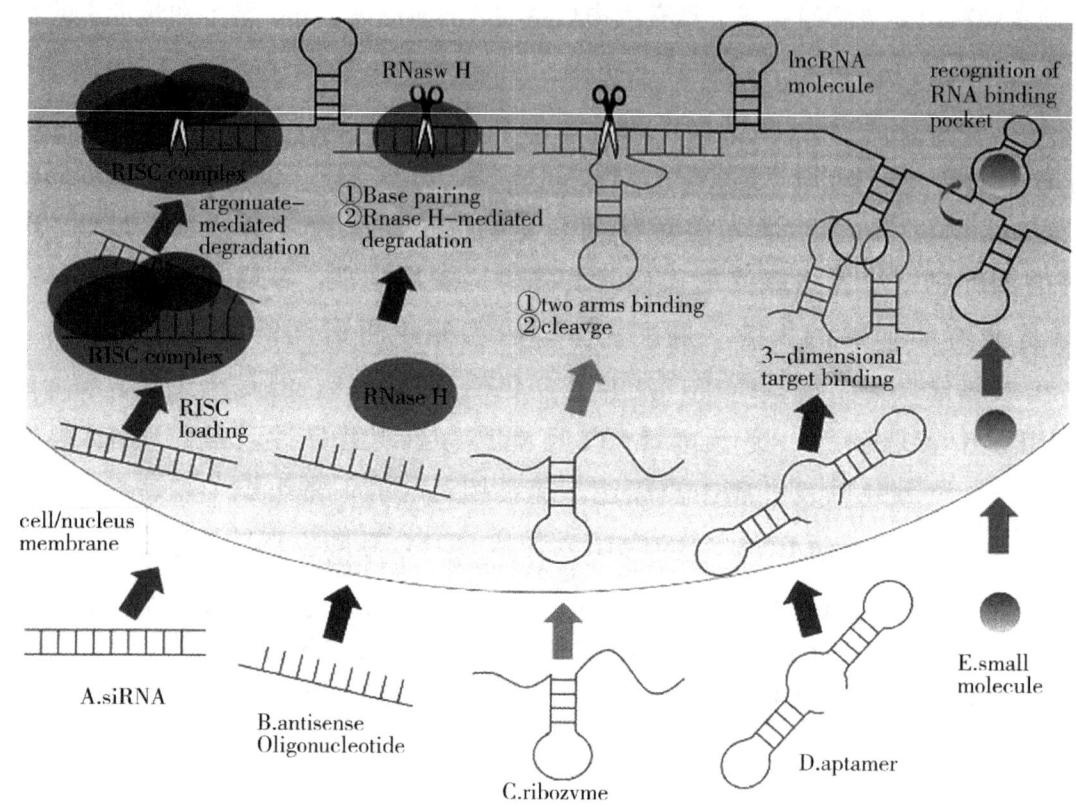

图6-5 靶向lncRNA因子作用机制

1. siRNA

siRNA可介导目标RNA的转录后沉默，近期研究显示，应用siRNA敲降HOTAIR可以抑制乳腺癌细胞的侵袭能力，也可以抑制胰腺癌移植瘤的生长。Ren等在前列腺癌中通过应用siRNA下调lncRNA MALAT的表达，进而抑制了前列腺癌细胞的生长、侵袭迁移，同时诱导去势抵抗性前列腺癌细胞周期阻滞在G_0/G_1期。瘤内给予靶向MALAT-1的治疗性siRNA可以延缓去势荷瘤裸鼠模型肿瘤的生长以及转移，同时延长荷瘤裸鼠的生存期，因此MALAT-1有成为去势抵抗性前列腺癌潜在的治疗靶标。虽然应用siRNA抑制lncRNAs的治疗仍处于初级阶段，但是通过抑制肿瘤相关关键基因治疗肿瘤的siRNA已处于不同的临床试验阶段，靶向lncRNAs的治疗将很快成为现实。

2. 反义寡核苷酸（antisense oligonucleotide，ASO）

ASOs是针对目标RNAs设计的长度在8~50 nt的短的单链DNAs或者RNAs，大量研究显示ASOs具有较高的靶向特异性并能够识别单个碱基的错配。ASOs主要通过碱基配对与lncRNA结合并被内源性RNase H1识别导致lncRNA分子的降解。有研究显示ASO介导HeLa细胞以及HUVEC细胞中MALAT1的降解进而破坏MALAT1的功能。ASO抑制MALAT1可以诱导宫颈癌细胞周期的阻滞，荷瘤裸鼠皮下肺癌移植瘤注射ASO可以显著抑制MALAT1的表达并抑制肺癌的转移。

3. 核糖酶（ribozyme）

核糖酶在细胞内RNA的合成过程中起催化作用，它的分子功能之一是降解RNA分子。其中锤头状核酶（hammerhead ribozyme，HamRz）因具有良好的靶向抑制效果而受到青睐。已有研究证实核糖酶具有抑癌作用，另外核糖酶的应用可能弥补 siRNAs 设计中的不足。

4. 适配体（aptamer）

适配体是短的 DNA 或者 RNA 寡核苷酸链或者多肽，在体内具有稳定的三维结构，并且可以依据 lncRNA 的三维结构特异性地结合到相应的靶标。适配体的靶标包括蛋白、RNA 以及小分子。理论上将适配体融合到肿瘤细胞的基因组中可以产生功能性 RNA 适配体从而靶向核内以及胞质中的 lncRNAs。

5. 小分子化合物

小分子化合物可特异性地结合到目标 lncRNAs 的 RNA 结合带，与蛋白因子或者细胞内小的配体竞争性与 lncRNAs 结合，特异性阻断 lncRNA 的功能途径。另外，小分子与 lncRNA 的结合可导致 lncRNAs 分子构象改变或者阻碍重要的 lncRNA 结构的形成，从而阻抑 lncRNAs 功能的发挥。

lncRNA 在肿瘤发生、发展中的作用受到了人们广泛的关注，基于 lncRNA 的靶向治疗有望成为肿瘤治疗的有效手段。

（四）核酸适配体（Aptamer）与肿瘤靶向治疗

Aptamer 是碱基数为 20～80 的单链核酸，既可以是 DNA 也可以是 RNA。因为 Aptamer 可以与靶标特异性结合，其结合强度与结合特异性与传统抗体相当，故又称为化学抗体。核酸适配体技术与传统抗体技术相比具有独特优势，在肿瘤的基础研究与临床治疗上逐渐为大家所认知。目前核酸适配体已经成功应用到肿瘤标志物发现、肿瘤诊断、肿瘤成像以及肿瘤治疗中，成为非常有应用前景的核酸类化合物。

1. 以肿瘤细胞作为靶标分离肿瘤标志物

目前以细胞作为靶标的 SELEX（systematic evolution of ligands by exponential enrichment）技术分离肿瘤标记物的研究很多，该方法发现的肿瘤标记物在未来肿瘤的靶向治疗上具有重要意义。Yang 等筛选特异性识别急性髓性白血病 NB4 细胞的核酸适配体，应用其核酸序列中的 K19 结构富集、鉴定出与其结合的蛋白 siglec-5，作为急性髓性白血病的标志物，并且通过检测 siglec-5 可以检测骨髓提取物中极低丰度的 AmL 细胞，在肿瘤的治疗中具有一定的应用前景。Shangguan 等以 T 细胞标记的淋巴细胞白血病细胞作为正筛靶进行 SELEX 筛选后得到特异性的核酸序列。随后以其中的一条序列 Sgc8 在 T 细胞急性淋巴细胞白血病细胞蛋白中进行靶蛋白纯化、质谱鉴定发现了靶标 PTK7 蛋白，PTK7 蛋白已被证实在血液系统肿瘤及结肠癌中高表达，是白血病治疗的一个潜在的靶标。

2. 以肿瘤蛋白质组为靶标应用 SELEX 筛选核酸 aptamers 的方法分离和鉴定肿瘤标志物

考虑到肿瘤的发生、发展是一个多基因共同参与的过程，单蛋白、单靶标的研究方法不能很好地满足实际需要，以肿瘤患者的血清或者肿瘤细胞的蛋白质组作为 SELEX 的筛选靶标对发现诊断标记物具有重要意义。Partha Ray 等用胰腺癌细胞的分泌蛋白组作为正筛靶，使用正常胰腺细胞的分泌蛋白质组作为反筛靶，筛选到特异性与胰腺癌细胞分泌蛋白结合的核酸序列，用筛选到的核酸序列分离出在胰腺癌细胞高表达的分泌蛋白 CypB，在胰腺癌患者的血清中表达增加。Ostroff R.M.I. 等通过大规模筛选针对多个蛋白质的 aptamers，并在肺癌患者和健康人的血清找到 44 个差异表达的蛋白，对其中的 cadherin-1、CD30ligand、endostatin、HSP90α、LRIG3、MIP-4、pleiotrophin、PRKCI、RGM-C、SCF-sR、sL-selectin 等 14 种蛋白的组合进行检测可能成为肺癌诊断手段。

3. Aptamer 与肿瘤治疗

Aptamer 的许多特性与抗体相似，如亲和性及特异性。同时，Aptamer 与蛋白质的结合多在其活性区域，因此与抗体一样，Aptamer 也可以用于肿瘤的靶向治疗。Aptamer 与抗体相比，在治疗上具有自己独特的优势，首先就是自身的免疫原性。由于 Aptamer 序列较小，免疫原性低，不会引起人体的免疫反应；而单克隆抗体多源于小鼠，容易产生机体的免疫反应。且核酸可以反复冻融易于保存，而抗体要求一定的保存条件，因此 Aptamer 用于肿瘤治疗可能更方便。现已有多个 aptamer 分子应用于临床或正在进行临床前期试验。针对老年性黄斑病变的 aptamer（macugen）已经上市，但是在肿瘤治疗中应用较少。AS1411 已进入肿瘤治疗的临床试验。Zamay 等人发现 vlmentm 蛋白的核酸适配体 NAS-24 对小鼠腹腔积液中腺癌细胞生长具有明显的抑制作用，并诱导肿瘤细胞凋亡。Aptamer 还可作为化疗药物的靶向载体，由于 aptamer 易于被修饰，通过化学方法在 aptamer 上耦联具有杀伤肿瘤细胞的药物能够显著提高治疗的特异性而降低其不良反应。阿霉素-aptamer 复合物对其靶细胞具有较好的特异性，并且能够被靶细胞内吞，在细胞内受酸性溶酶体作用释放阿霉素，能有效杀伤肿瘤细胞。Wang J. 等应用 SELEX 筛选获得的能特异性识别前列腺癌细胞的 aptamer CSC13，与金刚米棒耦联后增加对肿瘤干细胞的特异性杀伤效果。Aptamer 与化疗药物耦联治疗将成为肿瘤靶向治疗的一个新方向。

第三节　基于蛋白水平（抗体）的靶向治疗

自从 1975 年 Georges Kohler 和 Cesarlilstein 发明杂交瘤细胞技术后，单克隆抗体（monoclonal antibodies，mAbs）已经成为人类疾病诊断和治疗的不可或缺的工具，Georges Kohler 和 Cesar Milstein 在 1984 年与在免疫学方面做出其他贡献的 Niels Jerne 共同获得了诺贝尔医学生理学奖。单克隆抗体主要用于：①激活针对肿瘤细胞的免疫系统。②阻断肿瘤细胞自身的信号通路。③携带毒性物质到达肿瘤部位以及干扰肿瘤细胞和间质之间的相互作用。目前人们主要致力于研发免疫刺激的单克隆抗体，这些单克隆抗体不仅可以增强肿瘤相关的免疫反应，而且可以限制肿瘤或者药物所引起的免疫抑制。单克隆抗体技术很大程度上改进了许多诊断技术，包括表位特异性免疫印迹、免疫荧光以及免疫组化等。

另外，单克隆抗体在以下几方面已经成功应用于体内（在疾病的动物模型中或者患者体内）：①中和循环中的致病因子。②激活针对维持疾病发生的细胞群的免疫应答效应器。③抵抗疾病特异性致病分子或者分子级联反应。④交联血浆膜受体并激活治疗性的信号通路（疾病细胞自发或非自发）。⑤携带放射性核素、药物前体、毒物或者药物包裹囊泡到达靶细胞（器官）。肿瘤治疗相关的单克隆抗体至少有 6 种：

（1）直接抑制肿瘤细胞自身生存所依赖的信号通路：如西妥昔单抗（cetuximab）和帕尼单抗（panitumumab）可以抑制表皮生长因子受体（EGFR），并已批准用于结直肠癌的治疗。西妥昔单抗与 EGFR 胞外区的亲和力比内源性配体更高，可竞争性抑制内源性配体与 EGFR 的结合而阻断 EGFR 介导的信号转导通路，从而抑制肿瘤细胞生长，诱导细胞凋亡。也有研究发现西妥昔单抗可以介导抗体依赖的针对肿瘤细胞的细胞毒性。西妥昔单抗已经被证实对 KRAS 野生型的转移性结直肠癌有效（metastaticcolorectal cancer，mCRC），KRAS 编码的小 G 蛋白可连接胞内 EGFR 信号通路的配体依赖性受体的活化的关键位置，常见的密码子 12 和 13 的突变可导致 KRAS 相关信号的持续激活，越来越多的证据表明肿瘤 KRAS 突变与西妥昔单抗和帕尼单抗的耐药性相关。西妥昔单抗联合伊立替康（irinotecan）作为一线治疗方案与单用伊立替康相比可明显延缓转移性结直肠癌的病程。其疗效仅限于 KRAS 野生型的肿瘤患者。

（2）干扰肿瘤与间质的相互作用，从而间接抑制肿瘤生长：如贝伐单抗（bevacizumab）可以抑制血管内皮生长因子（vascular endothelial growth factor，VEGF），用于结直肠癌、乳腺癌、肾癌以及肺癌的治疗；贝伐单抗早在 2004 年和 2006 年即由美国 FDA（US Food and Drug Administration）批准作为治疗转移性结直肠癌的一线和二线的干预性治疗。

（3）单克隆抗体通过与肿瘤细胞表面的抗原结合并通过选择性激活 ADCC/ADCP 和 CDC 而发挥作用，如利妥昔单抗（rituximab）通过识别带有 CD20 标记的恶性 B 细胞和正常 B 细胞而发挥特异性的杀伤作用，对其他细胞无作用。利妥昔单抗是第一个被批准用于肿瘤治疗的单克隆抗体，也可应用于标准化疗后复发的非霍奇金淋巴瘤（NHL）患者。

（4）具有三种（或两种）特异性功能的单克隆抗体，可以与两个不同的抗原结合并且保持其免疫效应机制。如卡妥索单抗（catumaxomab），是一种抗-CD3、抗-EpCAM 的嵌合性单克隆抗体，用来治疗 EpCAM 阳性的恶性腹腔积液的肿瘤患者。

（5）免疫交联物：如替伊莫单抗（Y-ibritumomab tiuxetan）和托西莫单抗（I-tositumomab），与放射性核素耦合的抗-CD20 单克隆抗体，用于淋巴瘤的治疗。

（6）免疫刺激单克隆抗体：通过同时交叉结合靶向的肿瘤细胞和免疫系统而激活所诱导的信号通路达到肿瘤特异性免疫反应的效果。一个有趣的例子就是，将推定的肿瘤抗原和靶向树突状细胞表面受体的抗体（如 CLEC9A、DC-SIGN、DEC205）交联，这些分子通过抗原递呈促使 CD4[+] 和 CD8[+] 细胞建立肿瘤特异性的免疫反应而起到肿瘤疫苗的作用，这一方法在感染领域也取得了一些进展。

第四节　基于表观遗传修饰的肿瘤靶向治疗

过去的 20 余年，是人类基因组技术高速发展的时代，对恶性肿瘤细胞编码基因及其蛋白质产物的研究也达到了白热化的程度。在过去 10 年中对人类肿瘤全基因组测序的综合分析发现，大多数肿瘤只有少数的几个关键的驱动基因发生高频率突变（driver mutation），而多数基因仅发生偶发性伴随（passenger mutation）突变。到目前为止共计发现 138 个基因的突变属于"驱动基因突变"（driver gene mutation，这种突变能够促进肿瘤的发生），每一种典型的肿瘤仅包含 2～8 个"驱动突变"。近些年来越来越多的研究显示肿瘤的发生、发展不仅受遗传学的调控，同时与表观遗传学（epigenetics）的累加性改变密切相关。表观遗传学是一门研究基因表达的新兴学科，表观遗传学改变可能成为肿瘤的诊断、预后、化疗敏感性标志物，对于表观遗传调控机制的研究为表观遗传治疗奠定了基础。

表观遗传学是指不依赖于 DNA 序列改变的可遗传的基因表达调控。遗传学的改变，如基因突变通常是不可逆转的，而表观遗传学的改变在一定条件下可以逆转，表观遗传学的这一特性为肿瘤的临床治疗提供了新的机遇。表观遗传学改变具有组织特异性和肿瘤特异性，在肿瘤早期诊断、预后评估及化疗敏感性等方面的应用已成为目前的研究热点。表观遗传学主要包括 DNA 甲基化、组蛋白修饰以及非编码 RNA 等。

肿瘤癌变过程中最为常见的表观遗传学改变为抑癌基因启动子区域 CpG 岛发生甲基化，甲基化相关基因的灭活影响到许多细胞信号通路的转导，包括 Wnt/beta-catenin、TGF-β、Estrogen receptor、JNK、MAPK、DNA damage repair、cell cycle、p53、ATM 等信号通路。本研究组之前的工作证明了 DNA 甲基化在肿瘤发生、发展中的重要作用，如 SOXr7 的甲基化沉默在食管癌、肺癌和肝癌的发生、发展起到重要作用，CXCL14 在结直肠癌频发甲基化并可诱导结直肠癌细胞的侵袭迁移。组蛋白（histone）是真核生物染色体的基本结构蛋白，与带负电荷的双螺旋 DNA 结合成 DNA-组蛋白复合物，共有五种类型组蛋白：H1、H2A、H2B、H3、H4O。在哺乳动物基因组中，组蛋白可以有很多修饰形式，包括组蛋白末端的乙酰化、甲基化、磷酸化、泛素化、ADP 核糖基化等，这些修饰都会影响基因的转录活性。

（一）DNA 甲基化与肿瘤靶向治疗

DNA 甲基化是指生物体在 DNA 甲基转移酶（DNA methyl transferase, DNMT）的催化下，以 S-腺苷甲硫氨酸（SAM）为甲基供体，将甲基转移到特定的碱基上的过程。甲基化是基因组 DNA 的一种主要表观遗传学修饰形式，是调节基因组功能的重要方式。在脊椎动物中，DNA 甲基化主要发生在 CpG 二核苷酸位点。CpG 岛常位于转录调控区附近。CpG 岛覆盖约一半的人类基因的启动子区，包括活跃表达的基因以及处于转录静止期的基因，抑癌基因的表观沉默在肿瘤的发生、发展中起着重要作用（图 6-6）。

DNA 甲基化主要是通过 DNA 甲基转移酶家族（DNA methyl transferase, DNMT）来催化。DNA 甲基转移酶分两种：一种是维持 DNA 甲基化的酶，如 Dnmd；另一种是从头（启动）甲基化的酶（denovo），如 Dnmt 3a 和 Dnmt 3b。DNA 的甲基化由 Dnmt 3a 和 Dnmt 3b 催化，并由 Dnmd 维持其甲基化状态。在细胞分化的过程中，基因的甲基化状态将遗传给后代细胞。但在哺乳动物的生殖细胞发育时期和植入前胚胎期，其基因组范围内的甲基化模式通过大规模的去甲基化和接下来的再甲基化过程发生重编程，从而产生具有发育潜能的细胞。

甲基化 CpG 结合蛋白家族是一类与甲基化 CpG 二核苷酸结合的核蛋白，该家族成员含有能够阅读 DNA 甲基化的结构域 MBD。甲基化的 DNA 能够被甲基-CpG 结构域（methyl-CpG binding domain, MBD）或 C2H2 锌指结构（C2H2 zinc fingers）所识别。包含 MBD 结构域能够阅读 DNA 甲基化的蛋白有

MeCP2、MBDI、MBD2、MBD3及MBD4。而Kaiso（ZBTB33）、ZBTB4和ZBTB38蛋白是应用锌指结构结合甲基化的DNA的。MBDs和Kaiso被认为是通过参与肿瘤抑制基因启动子区DNA甲基化而调控基因转录的。MBD2作为甲基化CpG结合蛋白家族成员，能有机地将DNA甲基化和组蛋白修饰耦联起来，在表观遗传中发挥着纽带作用，并与细胞调控、组织发育及肿瘤生成有着密切的关系。

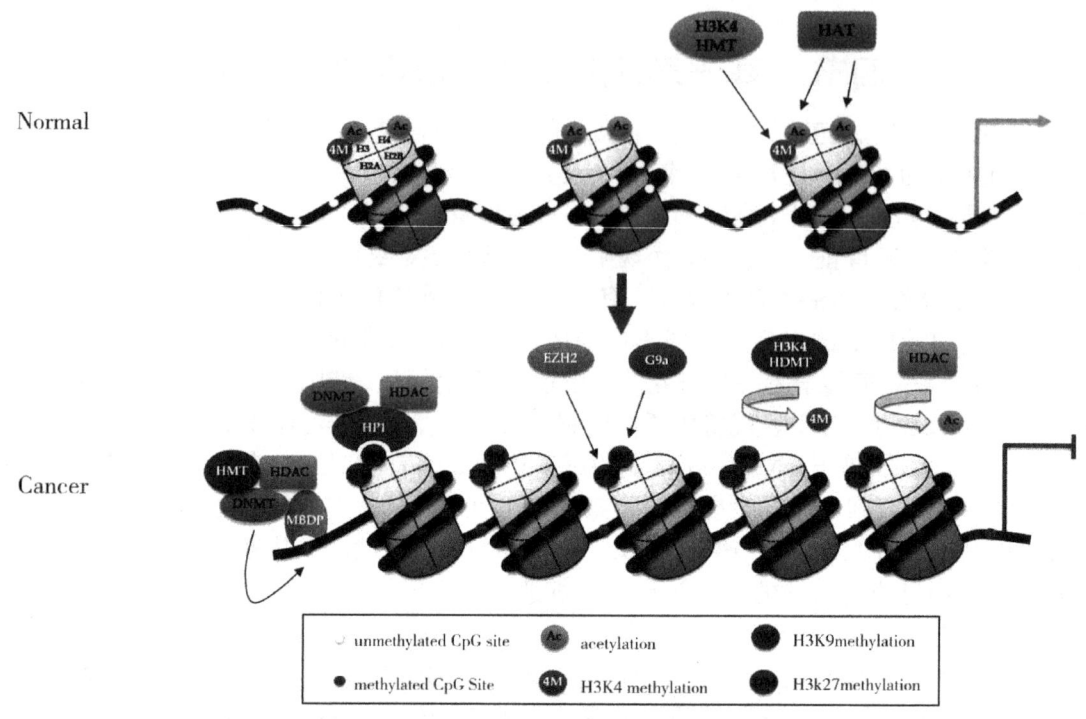

图6-6 肿瘤发生中抑癌基因表观遗传沉默机制

DNA甲基化所致基因表观遗传学转录失活已经成为肿瘤表观基因组学研究的重点内容。基因组水平上研究DNA甲基化模式对于肿瘤及其他疾病的诊断、治疗和预后判断具有重要的应用价值。1996年James G.Herman等人发明的甲基化特异性PCR（methylation-specific polymerase chain reaction）可以用来检测少量DNA的甲基化，对于某个位点CpG岛的甲基化，其敏感度可达到1/1 000。MSP还可用于检测石蜡包埋的组织中的DNA甲基化状态。

阿扎胞苷（azacitidine，5-azacitidine，AZA）和地西他宾（decitabine，5-aza-2'-deoxycytidine，DAC）是两个主要的DNA甲基化抑制剂。低剂量应用阿扎胞苷和地西他宾对血液病具有疗效且很少有不良反应，高剂量应用DNA甲基化抑制剂则会导致急性DNA损伤及细胞毒性。近年来阿扎胞苷和地西他宾已被应用于白血病前期（pre-leukemichematological disease）、骨髓增生异常综合征（myelodysplastic syndrome，MDS）以及确诊的白血病的治疗，具有良好的疗效，经美国FDA批准应用于MDS患者的治疗。地西他宾在肺癌、食管癌等多种实体瘤中的治疗处于临床试验阶段。Tsai等研究发现将白血病细胞以及上皮来源的肿瘤细胞短期暴露于临床低剂量的甲基化抑制剂，并不引起急性细胞毒性，而产生抗肿瘤"记忆"反应，包括抑制肿瘤干细胞的亚群。这些效果的产生是伴随着维持全基因组基因启动子区甲基化的减低、基因表达的恢复以及关键信号调控通路抗肿瘤作用的变化。最近完成的一个临床试验表明，采用过去治疗MDS的甲基化抑制剂的有效剂量，应用于联合多种化疗药治疗失败的进展期肺癌患者，获得了较长时间稳定的完全或部分反应。低剂量的阿扎胞苷及地西他宾可诱导持续的抗肿瘤作用，因此，低剂量的阿扎胞苷及地西他宾在肿瘤治疗中具有广泛的应用前景。

由于DNA甲基化的检测方法比较稳定可靠，将DNA甲基化作为肿瘤标志物具有一定的临床应用价值，DNA甲基化对抑癌基因的调控作用为肿瘤的个体化治疗奠定了基础，而对化疗药物敏感性标志物的发现在个体化化疗的实施中显得尤为重要。本节我们将主要从DNA甲基化及与DNA修复、解毒、程序性细胞死亡和信号转导等相关的酶来探讨DNA中基化、基因调控以及药物敏感性之间的联系。

（二）DNA 修复机制

最典型的启动子区甲基化调控基因表达抑制和耐药的例子是 DNA 损伤修复基因 06-甲基鸟嘌呤–DNA 甲基转移酶（06-methylguanine-DNA methyltransferase，MGMT）。MGMT 基因定位于 10q26，含有 5 个外显子和 4 个内含子，其第 4 外显子编码一个由 5 个氨基酸残基（-Pro-Cys-His-Arg-Val-）组成的高度保守区。其中的半胱氨酸残基（-Cys-）为烷基受体，也是蛋白酶的活性部位，存在于包括细菌及哺乳动物等几乎所有的生物中，MGMT 基因和大多数管家基因一样，启动子区缺少 TATA 框和 CAAT 框，但存在富含 GC 的区域。MGMT 在多种肿瘤中存在启动子区高甲基化。烷化剂能使 DNA 鸟嘌呤 06 位发生烷基化，MGMT 基因自身半胱氨酸可作为烷基受体，将鸟嘌呤 06 位上的烷基转移到自身的半胱氨酸残基上，结果在受体蛋白分子中形成 S-烷基半胱氨酸，DNA 分子中烷基鸟嘌呤去烷基后得以修复，同时 MGMT 失去活性。烷化剂是一种致癌剂，同时也是一种广泛应用于肿瘤治疗的化疗药物，如亚硝脲类化疗药物卡氮芥 [1,3-Bis（2-chlorethyl）-1-Ni-trosourea，BCNU，carmustine]，治疗高分化的脑肿瘤以及小细胞肺癌、乳腺癌、淋巴瘤等效果显著，其主要作用机制是在肿瘤细胞 DNA06 位形成具有毒性的加合物，并进一步导致 DNA 交联，产生细胞毒性作用，导致肿瘤细胞死亡。但其耐药现象也很常见，研究发现该现象与肿瘤细胞中 MGMT 蛋白含量高低有关。MGMT 可以修复烷化化疗药造成的这种 DNA 损伤，使肿瘤细胞对烷化剂化疗药产生耐药，MGMT 基因是目前公认的烷化剂化疗药耐药基因。MGMT 基因启动子区高甲基化造成的基因沉默，是肿瘤发生的一种机制，也是肿瘤对烷化剂化疗药如卡氮芥和替莫唑胺（temozolomide）化疗敏感性评估的标志物。

DNA 修复也影响肿瘤对铂类（例如顺铂）化疗的敏感性。错配修复基因 MLH1 的甲基化与卵巢癌细胞系对顺铂的化疗耐药性相关，而去甲基化药物可以恢复修复基因的表达并增加卵巢癌细胞系对化疗的敏感性，在体内实验小鼠模型中，该去甲基化药物同样可以增加对铂类化疗药物的敏感性。同时 MLH1 甲基化在原位卵巢癌标本中是频发事件，更加提示了上述发现的临床价值。随着全基因组分析技术的应用，ARMCX2、COLIA1、MDK、MEST、BMP4 和 IGFBP3 等基因被认为可以作为 DNA 甲基化介导的对顺铂耐药性的标志物。

BRCA1 通过对 DNA 修复的影响及其在乳腺癌和卵巢癌中频发高甲基化失活，成为肿瘤对 DNA 损伤药物的敏感性评估的另一个生物标志物，BRCA1 的高甲基化与乳腺癌及卵巢癌对顺铂的化疗敏感性相关，然而 BRCA1 甲基化对铂类化疗敏感性的影响尚存在争论，不同的研究小组得出了不同的结论，因此，需要进一步的研究。BRCA1 相关的 DNA 损伤修复通路中的 FANCF 的高甲基化与顺铂的化疗敏感性相关。BRCA1 的表观遗传学沉默同时可作为 PARP 抑制剂敏感性的生物标志物。不同于 BRCA1，PARP 通过切除碱基发挥其 DNA 修复作用。在 BRCA1 缺陷细胞中针对 PARP 功能的化疗可以导致 DNA 损伤和细胞死亡，该作用最先发现于 BRCA1 突变的细胞中。但是 BRCA1 突变仅存在于少数的散发性乳腺癌和卵巢癌中，而 BRCA1 的表观遗传学改变在这些患者中占到了 20%，可以作为一个潜在的预测对 PARP 抑制剂敏感的标志物。

另外，WRN、ERCC1 和 ERCC5 等 DNA 修复基因的高甲基化同样与药物的有效性相关。WRN 为 DNA 解旋酶（3'-5'核酸外切酶活性）参与到 DNA 复制、重组和 DNA 修复中。WRN 表达的抑制可以增加对拓扑异构酶抑制剂如伊立替康的化疗敏感性。这一点在临床实践中也得到了证实，伊立替康治疗的患者中 WRN 甲基化的患者的预后要比非甲基化的患者的预后好。类似的 ERCC1 DNA 甲基化与神经胶质瘤对顺铂的敏感性相关。相反的另一个核苷酸切除修复基因 ERCC5 的甲基化则与拓扑异构酶抑制剂奈莫柔比星（nemorubicin）的耐药性相关，ERCC5 的甲基化存在于大量的原发性卵巢癌中，并且可以由去甲基化剂恢复表达，化疗与去甲基化治疗的联合应用可能成为肿瘤治疗的一个方向。

综上，DNA 损伤修复基因的甲基化改变可能成为个体化治疗的一个标志。

（三）外源性物质的解毒

外源性物质的解毒指的是代谢通路和清除非机体本身产生或者存在的化学物质的排除，解毒酶通过去除致癌物对癌症的预防显得尤为重要。而在肿瘤的治疗中，解毒过程则通过去除治疗药物而引发对药物的耐受。在细胞解毒过程中，GSTP1 甲基化作为潜在的生物标志物，最早被认为是前列腺癌的诊断标志物。该基因的甲基化在肿瘤中频发,并作为候选的诊断标志物。鉴于 GSTP1 的对外源性物质和致癌物的解毒作用,GSTP1 对健康细胞是有益的,但是,在化疗过程中,它会排除治疗性外源物质而有益于肿瘤细胞的存活。研究显示 GSTP1 的甲基化及表达抑制与肿瘤对多柔比星(doxorubicin)的敏感性相关,在多柔比星治疗的乳腺癌患者中,GSTP1 甲基化患者的生存期更长一些。另一个异源物质运输基因 ABCB1 在乳腺癌患者对多柔比星化疗有效性中起着类似的作用。

(四)程序性细胞死亡

细胞凋亡被认为是某些类型的细胞对 DNA 损伤所做出的应激反应,该过程依赖于野生型 p53 的存在,细胞 DNA 损伤后,p53 首先诱导细胞周期阻滞和 DNA 修复,如果损伤不能被修复,p53 就活化诱导细胞凋亡通路下游基因的转录,导致细胞发生程序性死亡,即细胞凋亡。TP53 的失活多为基因突变导致而非甲基化所致,但是 TP53 相关基因 TP73 和 APAF1 在肿瘤细胞中常常发生甲基化改变。应用 NCI60 肿瘤细胞组合筛选多种药物,发现 TP73 的甲基化可以预测肿瘤对包括顺铂等烷化剂的敏感性。

APAF1 是与细胞色素 C 的释放以及 caspase 的活性相关的细胞死亡效应器。它的甲基化及转录抑制在黑色素瘤细胞中可以阻止阿霉素介导的肿瘤细胞死亡。去甲基化药物可逆转 TP73 和 APAF1 的甲基化状态,恢复肿瘤细胞对药物的敏感性。DNA 损伤药物所诱导的细胞凋亡可能与表观遗传沉默有密切关系,因此,细胞凋亡相关基因的甲基化不仅是有效的生物标志物,而且也是非常有前景的治疗靶标,结合常规化疗和去甲基化治疗将会成为新的治疗手段。

(五)信号转导

到目前为止,主要的表观遗传学生物标志物与 DNA 损伤类药物相关,但是受体介导的网络同样为代表性的有潜力的治疗靶标并且与表观遗传沉默相关。特别是成功用于抗雌激素治疗的生物标志物呈现出较强的临床转化潜能。抑制 CDK10 基因可激活 MAPK 而驱动有丝分裂信号通路,与乳腺癌细胞对抗雌激素治疗的耐药性相关。与其一致,甲基化所致 CDK10 表达抑制的 ER-α 阳性的乳腺癌患者,在他莫昔芬(tamoxifen)治疗后出现早期复发现象。

激素受体阳性的患者经他莫昔芬化疗后可依据表观遗传学标志物 PITX2 的启动子区甲基化状态而分为低风险和高风险组,86% 的 PITX2 低甲基化患者无转移生存期长达 10 年,而 PITX2 高甲基化患者的 10 年无转移生存期的比例为 69%。

另一个可以将 DNA 甲基化作为标志物具有预测潜能的信号通路是 EGFR 通路,是靶向治疗的代表性模式。CHFR 基因可诱导蛋白酶体依赖的大量蛋白的降解,有人提出 CHFR 可能泛素化 EGFR。有趣的是,CHFR 的高甲基化与 EGFR 突变事件互为排除。CHFR 非甲基化的非小细胞肺癌患者在 EGFR 抑制剂(gefinitib 或 erlotinib)作为二线治疗后其生存期延长。近期的综合的基因组学方法发现,DNA 甲基化标志物可用来分类非小细胞肺癌的上皮及间质表型,上述情况可能作为 EGFR 拮抗剂敏感性的替代标志物,因为间质表型与多种化疗药,包括埃罗替尼(erlotinib)的化疗耐药相关。

(六)组蛋白修饰与肿瘤靶向治疗

组蛋白(histones)是真核生物染色质的基本结构蛋白,约 1/4 的氨基酸残基为精氨酸和赖氨酸等碱性氨基酸,组蛋白与带负电荷的双螺旋 DNA 结合成 DNA-组蛋白复合物。其有五种类型:H1、H2A、H2B、H3、H4O,组蛋白的修饰包括乙酰化、甲基化、磷酸化及泛素化等,主要是通过组蛋白甲基转移酶(histone methyltransferases,HMTs)和去甲基酶(histone demethylases)如 KDMs、组蛋白乙酰转移酶(histone acetyltransferases,HATs)和去乙酰化酶(histone deacetylases,HDACs)等的相互协调平衡来调控的。这些修饰会影响染色质结构、基因的转录及活性。其中组蛋白 H_3 赖氨酸修饰的作用比较明确(图 6-7)。

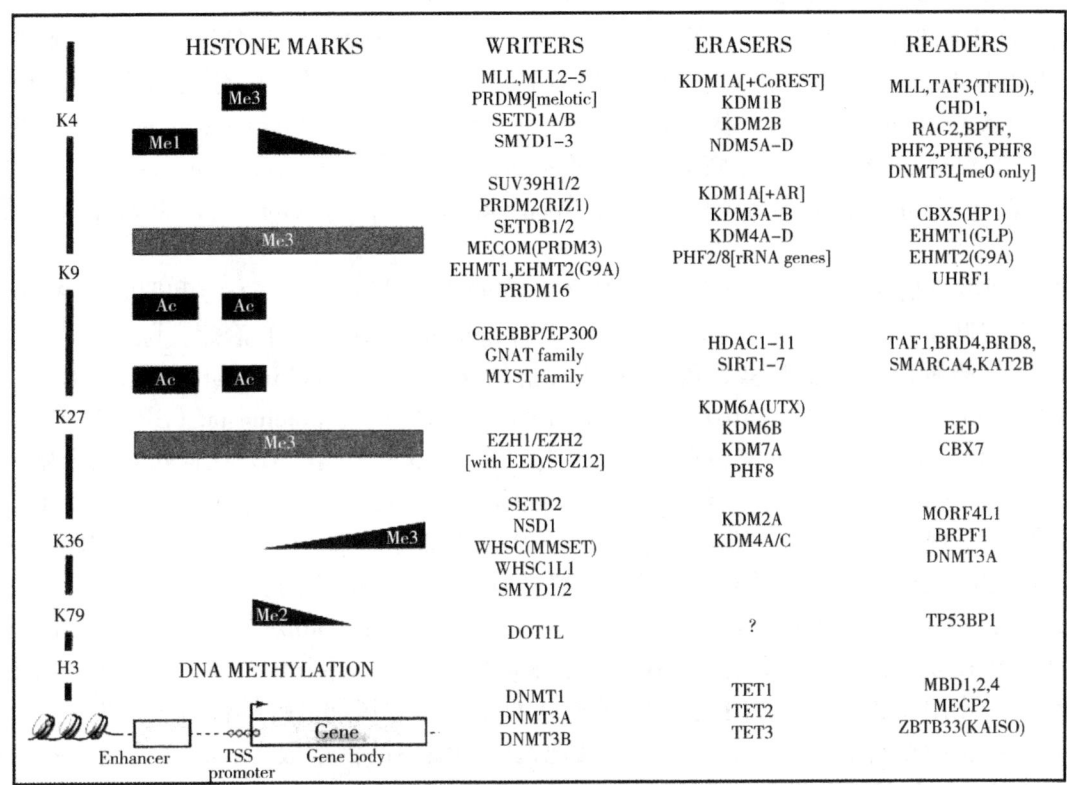

图 6-7 组蛋白 H3 赖氨酸—"写者""橡皮擦""阅读者"

（Ac：乙酰化；me1：单甲基化；me3：三甲基化；红色：抑制标志；蓝色：活化标志）不同赖氨酸的乙酰化共用"写者"和"橡皮擦"，而甲基化则有专用的酶，"阅读者"（同时可以作为"写者"和"橡皮擦"）识别不同的染色体位点并通过不同途径转导信号，包括自我强化、交互作用、转录的激活和抑制，或 DNA 修复。交互作用可以发生在组蛋白修饰和 DNA 甲基化之间，是因为 DNMT3A、DNMT3L 和 UHRF1 均含有染色质的阅读域。

（七）组蛋白乙酰化

组蛋白乙酰化是基因表达的一个重要因素，乙酰化主要与表达的激活相关，而组蛋白的去乙酰化与基因的表达抑制相关。组蛋白去乙酰化酶（histone deacetylases，HDACs）通过移除组蛋白上的乙酰基调控基因的表达。HDACs 在非组蛋白蛋白如在细胞增生、凋亡相关的 p53、E2FI 及 NF-KB 等表达的调控中起着关键作用。经典的 HDACs 包含 11 个成员，根据其与酵母蛋白的同源性、亚细胞定位以及酶活性分为三类（Ⅰ、Ⅱ和Ⅳ），Ⅰ类包括 HDAC1、HDAC2、HDAC3 和 HDAC8，Ⅱα 类包括 HDAC4、HDAC5、HDAC7 和 HDAC9，Ⅱb 类包括 HDAC6 和 HDAC10，HDAC11 属于Ⅳ类。第Ⅲ类 HDACs，即 sirtuins，具有 NAD-依赖的催化部位并与经典的 HDACs 具有交叉作用。但是 sirtuins 不会被传统的 HDAC 抑制剂（HDACis）所抑制。

有研究发现肿瘤细胞中存在广泛的组蛋白 H4 的单乙酰化及三甲基化的缺失，提示基因组范围内的组蛋白乙酰化的改变可能与肿瘤的发生及进程相关。大量的研究显示，人类肿瘤中存在 HDACs 表达的改变，而且 HDAC1、-5 和 -7 的表达可以作为肿瘤的生物标志物。有趣的是在前列腺癌、结直肠癌、乳腺癌、肺癌、肝癌以及胃癌等多种肿瘤中，单个 HDACs 的过表达与无病生存期及总的生存期的下降显著相关，可作为预后差的标志，且与肿瘤的类型及疾病的进程无关。HDACs 的过表达与肿瘤发生中的关键基因，如抑癌基因 CDKN1A 以及编码 DNA 损伤修复酶的 BRCA1、ATR 基因的表观遗传沉默相关。然而 HDAC 过表达并不总是预后差的标志，HDAC6 的表达增加则是 ER 阳性的乳腺癌患者预后好的标志。HDACs 活性的改变常常与关键致癌事件相关，在结肠癌、乳腺癌、肺癌以及急性早幼粒细胞白血病等多种肿瘤中，敲降单个 HDAC，尤其是 HDAC1、-2、-3 和 -6，可以诱导细胞凋亡和细胞周期阻滞。

(八)组蛋白去乙酰化酶抑制剂(histone deacetylase inhibitors,HDACIs)

HDACIs是靶向抑制HDACs活性的一类小分子,可以诱导肿瘤细胞的凋亡、生长阻滞、衰老、分化以及免疫原性,抑制血管生成。根据HDACI的化学结构不同,可分为羟肟酸类(hydroxamic acids),如TSA(trichostatin A)、伏立诺他(vorinostat);羧酸类(carboxylic acids),如丙戊酸盐(valproate)、丁酸盐(butyrate);苯胺类(aminobenzamides),如entinostat mocetinostat;环肽类(cyclic peptides),如apicidin,romidepsin;环氧酮类(epoxyketones),如trapoxins,以及杂交分子(hybrid molecules)等。

临床上应用最成功的HDACIs是已经美国FDA批准的伏立诺他(vorinostat)和罗咪酯肽(romidepsin)应用于难治性皮肤T细胞淋巴瘤(cutaneous T-cell lymphoma,CTCL)的治疗,除了这两个经FDA批准的HDACIs类药物之外,丁酸盐、丙戊酸以及新的化合物如panobinostat(LBH-589)、givinostat(ITF2357)、mocetinostat(MGCD01030)、belinostat(PXD101)、pracinostat(SB939)和entinostat(MS275)已在临床上得到广泛的实验和研究。目前,超过20种不同的HDACis药物临床显示对恶性血液病的治疗有效,如霍奇金淋巴瘤、不同种类的骨髓瘤以及AML。除了恶性血液病,HDACIs单药治疗实体瘤的效果并不理想。未来临床研究的趋势将是HDACIs联合其他药物的尝试,如HDACIs联合硼替佐米(bortezomib,velcade)治疗骨髓瘤以及其他恶性血液病的研究正在进行中。

伏立诺他(vorinostat,SAHA,suberovlanilide hydroxamic acid;Zolinza)主要通过与酶的催化区的锌离子相结合抑制HDAC的活性。伏立诺他在荷瘤裸鼠模型中具有诱导分化及凋亡的作用,与化疗药联合具有加强和协同作用。2006年伏立诺他经美国FDA批准用于进展期、持续性或者复发的CTCL患者或已接受两种系统治疗的患者。除了在CTCL和其他血液肿瘤中的治疗效果,在实体瘤中并没有如此的疗效,尽管Ⅰ期临床试验的结果令人鼓舞。

罗咪酯肽(romidepsin,depsipeptide;Istodax)作为具有二硫键的前体药物在细胞内释放锌结合巯基通过与锌依赖HDAC结合袋处的锌原子结合从而抑制HDAC的活性。罗咪酯肽于2009年经美国FDA批准应用于CTCL的治疗,主要根据两个共计有167个复发的、耐药的或者进展期的CTCL患者的Ⅱ期临床试验。2011年罗咪酯肽由美国FDA批准用于治疗周围T细胞淋巴瘤(peripheral T-cell lymphoma,PTCL),基于两项研究的结果:一个针对至少一个系统性治疗失败的PTCL患者多中心、国际化、非盲、无对照Ⅱ期临床试验,另一个针对之前治疗失败的PTCL患者的无对照临床研究。很多罗咪酯肽应用于实体瘤患者的Ⅰ期和Ⅱ期临床试验均为令人失望的结果。

第二代基于临床有效药物如异羟肟酸、伏立诺他和苯甲酰胺(entinostat,mocetinostat)的化学结构设计的可口服的HDACIs已得到研发,其中一些已进入临床,包括Ⅰ类HDAC特异性药物CHR-3996,西达苯胺(chidamide,CS055/HBI-8000),Ⅰ类和Ⅱ类HDAC特异性的AR-42、hydroxamides quisinostat(JNJ-26481585)及abexinostat(PCI-24781)等。临床前期研究显示这些药物比父代(本)化合物(parental compounds)更加有效,具有改进的药效和药代动力学,且可能具有更少的不良反应。鉴于这些药物与已应用于临床的HDACIs具有同样的作用位点,其临床疗效尚待观察。这些药物的有效性及可以接受的毒性表明可能作为新一代药物应用于联合治疗。

第五节 靶向治疗药物

靶向制剂指一类能使药物浓集于靶器官、靶组织、靶细胞且疗效高、不良反应小的靶向给药系统,为第四代药物剂型,且被认为是抗癌药的适宜剂型。此类药物有非细胞毒性和靶向性的特点,主要对肿瘤细胞起调节作用和稳定作用。目前已在临床上广为应用并已取得一定成效的分子靶向治疗药物,有四大类:①表皮生长因子单靶点信号传导抑制剂:如伊马替尼、吉非替尼、厄洛替尼等。②抗肿瘤单克隆抗体:如利妥昔单抗、曲妥珠单抗、西妥昔单抗、尼妥珠单抗等。③新生血管抑制剂:如贝伐珠单抗、重组人血管内皮抑素等,见第五节。④多靶点抗肿瘤靶向治疗药:如索拉非尼(多吉美)、凡德他尼等。

(一)利妥昔单抗

1. 药物名称

利妥昔单抗(rituximab);制剂:利妥昔单抗注射液,10 mL(100 mg),50 mL(500 mg)。

2. 药理作用

利妥昔单抗是一种嵌合鼠/人的单克隆抗体,该抗体与纵贯细胞膜的 CD20 抗原特异性结合。此抗原位于前 B 细胞和成熟 B 淋巴细胞,但在造血干细胞、后 B 细胞、正常血浆细胞或其他正常组织中不存在。该抗原表达于 95% 以上的 B 淋巴细胞型的非霍奇金淋巴瘤。在与抗体结合后,CD20 不被内在化或从细胞膜上脱落。CD20 不以游离抗原形式在血浆中循环,因此,也就不会与抗体竞争性结合。利妥昔单抗与 B 淋巴细胞上的 CD20 结合,并引发 B 细胞溶解的免疫反应。细胞溶解的可能机制包括补体依赖性细胞毒性(CDC)和抗体依赖性细胞的细胞毒性作用(ADCC)。此外,体外研究证明,利妥昔单抗可使药物抵抗性的人体淋巴细胞对一些化疗药的细胞毒性敏感。

3. 适应证

复发或耐药的滤泡性中央型淋巴瘤(国际工作分类 B、C 和 D 亚型的 B 细胞非霍奇金淋巴瘤)。未经治疗的 CD20 阳性Ⅲ-Ⅳ期滤泡性非霍奇金淋巴瘤,应与标准 CVP 化疗(环磷酰胺、长春新碱和泼尼松)8 个周期联合治疗。CD20 阳性弥散大 B 细胞性非霍奇金淋巴瘤(DLBCL),应与标准 CHOP 化疗(环磷酰胺、多柔比星、长春新碱、泼尼松)8 个周期联合治疗。

4. 用法用量

需稀释后静脉滴注。无菌条件下,用氯化钠注射液或 5% 葡萄糖注射液稀释到浓度为 1 mg/mL,通过专用输液管给药。初次滴注,起始滴注速度 50 mg/h;最初 60 min 过后,可每 30 min 增加 50 mg/h,直至最大速度 400 mg/h。以后的滴注,起始滴注速度可为 100 mg/h,每 30 min 增加 100 mg/h,直至最大速度 400 mg/h,用于滤泡性非霍奇金淋巴瘤,单药治疗,成人一次 375 mg/m^2,每周 1 次,22 天疗程内共给药 4 次。首次治疗后复发患者,一次 375 mg/m^2,每周 1 次,连续 4 周。

弥散大 B 细胞性非霍奇金淋巴瘤联合 CHOP,一次 375 mg/m^2,每个化疗周期的第 1 天使用,化疗的其他组分应在本品应用后使用。

不推荐本品在治疗期间减量使用,与标准化疗合用时,标准化疗药剂量可以减少。

5. 注意事项

(1)细胞因子释放综合征或肿瘤溶解综合征。出现严重细胞因子释放综合征的患者应立即停止滴注,并予对症治疗,严密监护至症状和体征消失。

(2)超敏反应。

(3)约 50% 的患者会出现输液相关不良反应,约 10% 的患者较严重,出现低血压、呼吸困难和支气管痉挛。

(4)滴注期间可能出现一过性低血压,滴注前 12 h 及滴注期间应考虑停用抗高血压药。有心脏病史的患者在滴注过程中应严密监护。

(5)可能导致严重的皮肤黏膜反应。

(6)定期检查全血细胞计数。骨髓功能差的患者慎用。

6. 不良反应

疼痛,不适,腹胀,高血压,心动过缓,心动过速,直立性低血压,心律失常,腹泻,消化不良,厌食症,淋巴结病,高血糖,外周水肿,乳酸脱氢酶(LDH)增高,低血钙,肌张力增高,头晕,焦虑,感觉异常,感觉过敏,易激惹,失眠,神经质,咳嗽,鼻窦炎,支气管炎,呼吸道疾病,阻塞性细支气管炎,盗汗,出汗,单纯疱疹,带状疱疹,泪液分泌疾病,结膜炎,味觉障碍。

7. 禁忌证

对本品的任何组分和鼠蛋白过敏者,妊娠及哺乳期妇女。

8. 药物的相互作用

目前尚未见本药与其他药物相互作用的报道。当患者存在人抗鼠抗体(HAMA)或人抗嵌合抗体

（HACA）滴度时，若使用其他诊断或治疗性单克隆抗体，会产生过敏或高敏反应。

（二）曲妥珠单抗

1. 药物名称

曲妥珠单抗（trastuzumab）；制剂：注射用曲妥珠单抗，440 mg。

2. 药理作用

曲妥珠单抗是一种重组DNA衍生的人源化单克隆抗体，选择性地作用于人表皮生长因子受体-2（HER2）的细胞外部位。此抗体属IgG1型，含人的框架区，及能与HER2结合的鼠抗-p185 HER2抗体的互补决定区。人源化的抗HER2抗体是由悬养于无菌培养基中的哺乳动物细胞（中国仓鼠卵巢细胞CHO）产生的，用亲和色谱法和离子交换法纯化，包括特殊的病毒灭活的去除程序。

HER2原癌基因或C-erbB2编码单一的受体样跨膜蛋白，分子量185 kD，其结构上与表皮生长因子受体相关。在原发性乳腺癌患者中观察到有25%～30%的患者HER2过度表达。HER2基因扩增的结果是这些肿瘤细胞表面HER2蛋白表达增加，导致HER2受体活化。

研究表明，HER2过度表达的肿瘤患者较无过度表达的无病生存期短。HER2的过度表达可通过以下方法诊断：对肿瘤组织块以免疫组化为基础的评价法，组织或血浆样品的ELISA法或荧光原位杂交法（FISH）。

曲妥珠单抗是抗体依赖的细胞介导的细胞毒性作用（ADCC）的潜在介质。在体外研究中，曲妥珠单抗介导的ADCC被证明在HER2过度表达的癌细胞中比HER2非过度表达的癌细胞中更优先产生。

3. 适应证

HER2过度表达的转移性乳腺癌，已接受过1个或多个化疗方案的转移性乳腺癌，联合紫杉类药物治疗未接受过化疗的转移性乳腺癌。

4. 用法用量

静脉滴注：初次剂量一次4 mg/kg，90 min内输入。

维持剂量，一次2 mg/kg，每周1次，如初次剂量可耐受，则维持剂量可于30 min内输完。治疗持续到疾病进展为止。

5. 注意事项

（1）需在有经验的医师监测下用药。

（2）观察到有心脏功能症状和体征：与蒽环类药物和环磷酰胺合用时心脏不良事件风险增加。治疗前应进行全面的基础心脏评价，治疗中应评估左室功能，若出现显著的左室功能减退应考虑停药。监测并不能发现全部将发生心功能减退的患者。

（3）在灭菌注射水中，苯甲醇作为防腐剂，它对新生儿和3岁以下的儿童有毒性。用于对苯甲醇过敏的患者，应用注射用水重新配制。

（4）不能使用5%葡萄糖注射液为溶剂，因其可使蛋白凝固，不可与其他药物混合输注。

6. 不良反应

疼痛，乏力，寒战，发热，感冒样症状，感染，白细胞减少，血小板减少，贫血，肝毒性，心功能不全，血管扩张，低血压，畏食，便秘，腹泻，消化不良，腹胀，呕吐，恶心，周围水肿，关节痛，肌肉疼痛，焦虑，抑郁，眩晕，失眠，感觉异常，嗜睡，哮喘，咳嗽增多，呼吸困难，鼻出血，肺部疾病，胸腔积液，咽炎，鼻炎，鼻窦炎，瘙痒，皮疹。

7. 禁忌证

对本品或其他成分过敏者，妊娠及哺乳期妇女。

8. 药物的相互作用

正式的本药在人体内与其他药物相互作用的研究，未观察到临床试验中与其共同使用的药物有临床明显的相互作用。

（三）西妥昔单抗

1. 药物名称

西妥昔单抗（cetuximab，C225）；制剂：西妥昔单抗注射液：50 mL（100 mg）。

2. 药理作用

本品可与表达于正常细胞和多种癌细胞表面的 EGF 受体特异性结合，并竞争性阻断 EGF 和其他配体，如 α 转化生长因子（TGF-α）的结合。本品是针对 EGF 受体的 IgG_1 单克隆抗体，两者特异性结合后，通过对与 EGF 受体结合的酪氨酸激酶（TK）的抑制作用，阻断细胞内信号转导途径，从而抑制癌细胞的增殖，诱导癌细胞的凋亡，减少基质金属蛋白酶和血管内皮生长因子的产生。

本品单剂治疗或与化疗、放疗联合治疗时的药动学呈非线性特征。当剂量从 20 mg/m^2 增加到 400 mg/m^2 时，药物曲线下面积（AUC）的增加程度超过剂量的增长倍数。当剂量从 20 mg/m^2 增加到 200 mg/m^2 时，清除率（CL）从 0.08 L/（m^2·h）下降至 0.02 L/（m^2·h）；当剂量 > 200 mg/m^2 时，CL 不变。表观分布容积（Vd）与剂量无关，接近 2～3 Lm^2。本品 400 mg/m^2 滴注 2 h 后，平均最大血药浓度（Gmax）为 184 μg/mL（92～327 μg/mL），平均消除半衰期（$t_{1/2}$）为 97 h（41～213 h）。按 250 mg/m^2 滴注 1 h 后，平均 Cmax 为 140 μg/mL（120～170 μg/mL）。在推荐剂量下（初始 400 mg/m^2，以后每周 250 mg/m^2）到第 3 周时，本品达到稳态血药浓度，峰值、谷值波动范围分别为 168～235 μg/mL 和 41～85 μg/mL。平均 $t_{1/2}$ 为 114 h（75～188 h）。

3. 适应证

与伊立替康联用治疗表达 EGFR、经伊立替康治疗失败的转移性结直肠癌。

4. 用法用量

静脉滴注：初始剂量一次 400 mg/m^2，滴注 120 min，之后每周给药 1 次 250 mg/m^2，滴注 60 min，最大滴注速率不得超过 5 mL/min。治疗持续至病情进展。

5. 注意事项

（1）如出现轻中度超敏反应，应减慢本品的滴注速率，一旦发生严重超敏反应，应立即并永久停用，并进行紧急处理。

（2）给药时发生呼吸困难可能与本品相关。老年患者、体能状况低下或伴有肺部疾病的患者可能存在更高的与呼吸困难相关的风险。

（3）发生严重（3 级）皮肤反应，需中断治疗。

（4）体能状况低下或伴有心肺疾病的患者慎用。

（5）注意监测血清中镁的水平，需要时应补充镁。

（6）用药过程中及用药结束后 1 h 内，需密切监测患者的状况，并需配备复苏设备。

（7）首次滴注本品之前，患者须接受抗组胺药物治疗，建议在一次使用本品前都进行这种治疗。

（8）伊立替康须在本品滴注结束 1 h 后开始使用。

（9）本品须在有经验的医师指导下使用。建议检测 EGFR。

6. 不良反应

急性气管阻塞，支气管痉挛，喘鸣，嘶哑，说话困难，风疹，低血压，发热，寒战，恶心，皮疹，结膜炎，呼吸困难，粉刺样皮疹，指甲病，甲床炎，低血镁症。

7. 禁忌证

已知对本品有严重超敏反应（3 级或 4 级）者，妊娠及哺乳期妇女。

8. 药物的相互作用

伊立替康不会影响西妥昔单抗的安全性，反之亦然。一项正式的药物相互作用研究显示，单剂量（350 mg/m^2 体表面积）伊立替康不会影响本品的药代动力学性质。同样，本品也不会影响伊立替康的药代动力学性质。尚未进行本品与其他药物相互作用的人体研究。

(四)吉非替尼

1. 药物名称

吉非替尼（gefitinib）；制剂：吉非替尼片：0.25 g。

2. 药理作用

吉非替尼是一种选择性表皮生长因子受体（EGFR）酪氨酸激酶抑制剂，该酶通常表达于上皮来源的实体瘤。对于 EGFR 酪氨酸激酶活性的抑制可妨碍肿瘤的生长、转移和血管生成，并增加肿瘤细胞的凋亡。在体内，吉非替尼广泛抑制异种移植于裸鼠的人肿瘤细胞衍生系的肿瘤生长，并提高化疗、放疗及激素治疗的抗肿瘤活性。在临床实验中已证实吉非替尼对局部晚期或转移性非小细胞肺癌具客观的抗肿瘤反应并可改善疾病相关的症状。

3. 适应证

既往接受过铂化合物和多西他赛治疗或不适于化疗的晚期或转移性非小细胞肺癌。

4. 用法用量

口服：一次 250 mg，每日 1 次，空腹或与食物同服。

5. 注意事项

（1）接受本品治疗的患者，偶尔可发生急性间质性肺病，部分患者可因此死亡。伴有先天性肺纤维化、间质性肺炎、肺尘病、放射性肺炎、药物诱发性肺炎的患者出现这种情况时死亡率增加。若患者气短、咳嗽和发热等呼吸道症状加重，应中断治疗，及时查明原因。当证实有间质性肺病时，应停药并进行相应治疗。

（2）应告诫患者有眼部症状、严重或持续的腹泻、恶心、呕吐或畏食加重时应立即就医。

（3）定期检查肝功能，氨基转移酶轻中度升高者慎用，严重升高者停药。

（4）治疗期间可出现乏力症状，影响驾驶及操纵机器能力。

（5）不推荐用于儿童或青少年。

6. 不良反应

腹泻，消化道反应，口腔黏膜炎，脱水，口腔溃疡，胰腺炎，脓疱性皮疹，指甲异常，多形红斑，血管性水肿，荨麻疹，皮肤干燥，瘙痒，痤疮，肝功能异常，氨基转移酶升高，乏力，脱发，体重下降，外周性水肿，结膜炎，眼睑炎，睫毛生长异常，弱视，角膜糜烂，角膜脱落，眼部缺血/出血，鼻出血，血尿，INR 升高，出血性膀胱炎，胰腺炎，呼吸困难，间质性肺病。

7. 禁忌证

对本品或赋形剂有严重过敏反应者，妊娠及哺乳期妇女。

8. 药物的相互作用

体外试验证实吉非替尼通过 CYP 3A4 代谢。在健康志愿者中将吉非替尼与利福平同时给药，吉非替尼的平均 AUC 降低 83%，在健康志愿者中将吉非替尼与伊曲康唑（itraconazole，一种 CYP 3A4 抑制剂）合用，吉非替尼的平均 AUC 增加 80%。由于药物不良反应与剂量及作用时间相关，该结果可能有临床意义。与能引起胃 pH 持续升高 ≥ 5 的药物合用，可使吉非替尼的平均 AUC 减低 47%。

(五) 厄洛替尼

1. 药物名称

厄洛替尼（erlotinib）；制剂：盐酸厄洛替尼片：25 mg；100 mg；150 mg。

2. 药理作用

厄洛替尼的临床抗肿瘤作用机制尚未完全明确。厄洛替尼能抑制与表皮生长因子受体（EGFR）相关的细胞内酪氨酸激酶的磷酸化。对其他酪氨酸激酶受体是否有特异性抑制作用尚未完全明确。EGFR 表达于正常细胞和肿瘤细胞的表面。在临床前研究中没有观察到潜在致癌性的证据。

3. 适应证

两个或两个以上化疗方案失败的局部晚期或转移的非小细胞肺癌。

4. 用法用量

口服：一次 150 mg，每日 1 次，进食前 1 h 或进食后 2 h 服用。

5. 注意事项

同服华法林或其他双香豆素类抗凝药的患者应定期监测凝血因子时间或 INR。

6. 不良反应

可见皮疹，腹泻，腹痛，食欲下降，乏力，呼吸困难，咳嗽，恶心，呕吐，感染，口腔黏膜炎，荨麻疹，皮肤干燥，结膜炎，干燥性角结膜炎，肝功能异常，ALT、AST 和胆红素升高。

7. 禁忌证

妊娠及哺乳期妇女。

8. 药物的相互作用

尚不明确。

（六）索拉非尼

1. 药物名称

索拉非尼（sorafenib）；制剂：甲苯磺酸索拉非尼片：0.2 g。

2. 药理作用

索拉非尼是一种新颖的二芳基尿素，化学名 6-6-[3-（6-氯-3-三氟甲基-苯基）-酰脲]-苯氧基-吡啶-2-羧酸甲胺，临床使用的是索拉非尼的甲苯磺酸盐。索拉非尼是一种口服多激酶抑制剂，具有靶向抑制肿瘤细胞增殖和肿瘤血管生成的作用。索拉非尼采取"多靶点"方式攻击肿瘤细胞，对 Raf-1 激酶、B-Raf、血管内皮生长因子受体-2、血小板源性生长因子受体、Fms 样酪氨酸激酶-3（Flt-3）和干细胞生长因子（c-KIT）均具有抑制作用。它一方面可以通过上游抑制受体酪氨酸激酶 KIT 和 FLT-3，以及下游抑制 RAF/MEK/ERK 途径中丝氨酸-苏氨酸激酶，减少肿瘤细胞增生；另一方面，通过上游抑制受体酪氨酸激酶 VEGFR 和 PDGFR，以及下游抑制 RAF/MEK/ERK 途径中丝氨酸-苏氨酸激酶，减少肿瘤血管生成。

3. 适应证

不能手术的晚期肾细胞癌。

4. 用法用量

口服，一次 0.4 g，每日 2 次，空腹或伴低脂、中脂饮食服用，治疗持续至患者不能临床受益或出现不可耐受的不良反应。出现不良反应时，剂量可减为 0.4 g，每日 1 次或隔日 1 次，必要时停药。

5. 注意事项

（1）注意治疗期间血压变化、出血风险、骨髓抑制。

（2）合用华法林的患者应定期进行相关检查。

（3）有活动性出血倾向的患者应慎用，且不宜进行肌内注射，因本品可能诱发血小板减少，使患者易出现出血、碰伤或血肿等情况。

（4）既往进行过骨髓抑制治疗（包括放疗和化疗）的患者慎用。

（5）活动性感染（包括真菌感染或病毒感染）患者在应用本品前宜先进行相关治疗，曾感染过带状疱疹、单纯疱疹等疱疹病毒或有其他病毒感染既往史的患者，化疗后感染可能复发。

（6）本品在儿童患者中的安全性和有效性尚未得到验证。

（7）肝病、黄疸或肾病患者慎用。

6. 不良反应

淋巴细胞减少，白细胞减少，中性粒细胞减少，血小板减少，贫血，低磷血症，低钠血症，脱水，腹泻，皮疹、脱屑、瘙痒、红斑，皮肤干燥，脱发，手足综合征，血压升高，疲劳、虚弱，发热，恶心、呕吐，吞咽困难，食欲减退，口腔炎，头痛，面部潮红，便秘，肢体疼痛，关节炎，脂肪酶升高，淀粉酶升高，胰腺炎，勃起功能障碍，男性乳房发育，声嘶，耳鸣，抑郁。

7. 禁忌证

对本品或非活性成分严重过敏者,妊娠及哺乳期妇女。

8. 药物的相互作用

索拉非尼与多柔比星或伊立替康合用时,后两者的药时曲线下面积(AUC)将分别增加21%和26%~42%,目前尚不清楚上述现象是否具有临床意义,但一般建议索拉非尼与上述两种药物合用时应注意密切观察。索拉非尼与酮康唑合用时较安全。从理论上说,任何能够诱导CYP 3A4的药物均能加快索拉非尼的代谢,降低其血药浓度和临床疗效。索拉非尼是CYP 2C9的竞争性抑制剂,因此,它有可能会升高其他经CYP 2C9代谢的药物的血药浓度。当索拉非尼与其他治疗范围较窄的CYP 2C9底物[如塞来昔布、双氯芬酸、屈大麻酚、四氢大麻酚(THC)、苯妥英或磷苯妥英、吡罗昔康、舍曲林、甲苯磺丁脲、托吡酯和华法林等]合用时应注意观察,以防出现严重不良反应。

(七)舒尼替尼

1. 药物名称

舒尼替尼(sunitinib);制剂:苹果酸舒尼替尼胶囊:12.5 mg;25 mg;50 mg。

2. 药理作用

苹果酸舒尼替尼是一种能抑制多个受体酪氨酸激酶的小分子,可抑制血小板衍生生长因子受体(PDGFRα和PDGFRβ)、血管内皮生长因子受体(VEGFR1、VEGFR2和VEGFR3)、干细胞因子受体(KIT)、Fms样酪氨酸激酶-3(FLT3)、1型集落刺激因子受体(CSF-IR)和神经胶质细胞系衍生的神经营养因子受体(RET)。在表达受体酪氨酸激酶靶点的肿瘤模型的体内实验中,舒尼替尼能抑制多个受体酪氨酸激酶(PDGFRβ、VEGFR2、KIT)的磷酸化进程;在某些动物肿瘤模型中显示出抑制肿瘤生长或导致肿瘤消退和/(或)抑制肿瘤转移的作用。体外实验结果表明舒尼替尼能抑制靶向受体酪氨酸激酶(PDGFR、RET或KIT)表达失调的肿瘤细胞生长,体内实验结果表明其能抑制PDGFRβ和VEGFR2依赖的肿瘤血管形成。

3. 适应证

伊马替尼治疗失败或不能耐受的胃肠道间质瘤(GIST),不能手术的晚期肾细胞癌(RCC)。

4. 用法用量

口服:一次50 mg,每日1次,服药4周,停药2周(4/2给药方案)。与食物同服或不同服均可。

5. 注意事项

(1)若出现充血性心力衰竭的临床表现应停药。无充血性心力衰竭临床证据,但射血分数<50%以及射血分数低于基线20%的患者也应停药或减量。

(2)本品可延长心电图QT间期,且呈剂量依赖性,应慎用于已知有心电图QT间期延长病史、服用抗心律失常药物或有相应基础心脏疾病、心动过缓和电解质紊乱的患者。

(3)用药期间如果发生严重高血压,应暂停使用,直至高血压得到控制。

(4)育龄妇女用药时应避孕;哺乳期妇女用药时应停止哺乳。

6. 不良反应

食欲减退,恶心,腹泻,腹痛,便秘,乏力,味觉改变,畏食,呕吐,黏膜炎/口腔炎,消化不良,发热,高血压,皮疹,手足综合征,皮肤变色,外周性水肿,出血,左心室功能障碍,心电图QT间期延长,静脉血栓事件,可逆性后脑白质脑病综合征(RPLS),头晕,头痛,背痛,关节痛,肢痛,体重改变,灵敏性下降,精神功能改变,视力丧失,结膜炎,嗜睡,呼吸困难,AST/ALT、脂肪酶、碱性磷酸酶、淀粉酶、总胆红素、间接胆红素、肌酐升高;低血钾,高血钠,左室射血分数下降,血小板减少,白细胞减少,淋巴细胞减少,甲状腺功能减低。

7. 禁忌证

对本品或非活性成分严重过敏者。

8. 药物的相互作用

尚不明确。

（八）伊马替尼

1. 药物名称

伊马替尼（imatinib）；制剂：甲磺酸伊马替尼胶囊：100 mg。

2. 药理作用

甲磺酸伊马替尼在体内、外均可在细胞水平上抑制 bcr-abl 酪氨酸激酶，能选择性抑制 bcr-abl 阳性细胞系细胞、Ph 染色体阳性的慢性粒细胞白血病和急性淋巴细胞白血病患者的新鲜细胞的增殖和诱导其凋亡。此外，甲磺酸伊马替尼还可抑制血小板衍化生长因子（PDGF）受体、干细胞因子（SCF），c-Kit 受体的酪氨酸激酶，从而抑制由 PDGF 和干细胞因子介导的细胞行为。

3. 适应证

慢性髓性白血病急变期、加速期或 INF-α 治疗失败后的慢性期患者，不能切除和/（或）发生转移的恶性胃肠道间质肿瘤（GIST）的成人患者。

4. 用法用量

口服：成人每日 1 次，儿童和青少年每日 1 次或分两次服用，宜在进餐时服用，并饮一大杯水，不能吞咽胶囊的患者（儿童），可将胶囊内药物分散于水或苹果汁中。

CML 患者慢性期，一日 400 mg；急变期和加速期，一日 600 mg，只要有效，就应持续服用。不能切除和/（或）转移的恶性 GIST：一日 400 mg，治疗后如未获得满意效果，若无药品不良反应，可考虑增加剂量至一日 600 mg。治疗剂量应依据出现的不良反应做调整。

5. 注意事项

（1）儿童患者水潴留可能不出现可以识别的水肿，水潴留可以加重或导致心力衰竭，严重心力衰竭者、青光眼的患者应慎用。

（2）可能出现胃肠道出血和肿瘤内出血，在治疗初始应监测患者的胃肠道症状。

（3）有肝功能损害者慎用。

（4）定期检查血常规、肝功能。

6. 不良反应

恶心，呕吐，腹泻，腹胀，消化不良，便秘，食管反流，口腔溃疡，肌痛，肌痉挛，关节肿胀，水潴留，疲劳，发热，畏寒，胃肠道出血，肿瘤内出血，败血症，肺炎，性功能障碍，肝坏死，单纯疱疹，带状疱疹，上呼吸道感染，胃肠炎，骨髓抑制，中性粒细胞减少，血小板减少，食欲减退，体重增加，脱水，高尿酸血症，低钾血症，低钠血症，抑郁，焦虑，性欲降低，意识模糊，头痛，头晕，味觉障碍，失眠，感觉异常，嗜睡，周围神经病变，记忆损害，结膜炎，流泪增多，视力模糊，视网膜出血，青光眼，心力衰竭，心动过速，高血压，低血压，潮红，四肢发冷，呼吸困难，肝酶升高，皮肤干燥，毛发稀少，色素沉着。

7. 禁忌证

对本品活性物质或任何赋形剂过敏者，妊娠及哺乳期妇女。

8. 药物的相互作用

（1）CYP 3A4 抑制剂：健康志愿者同时服用单剂酮康唑（CYP 3A4 抑制剂）后，甲磺酸伊马替尼的药物暴露量大大增加，平均最高血浆浓度和曲线下面积可分别增加 26% 和 40%，因此同时服用甲磺酸伊马替尼和 CYP 3A4 抑制剂（如酮康唑、伊曲康唑、红霉素和克拉霉素）时必须谨慎。

（2）CYP 3A4 诱导剂：在临床研究中发现，同时给予苯妥英药物后，甲磺酸伊马替尼的血浆浓度降低，疗效减低。其他诱导剂如地塞米松、卡他咪嗪、利福平、苯巴比妥和含有 St John 麦汁浸膏制剂等，可能有类似问题，但尚未进行专门研究，因此同时服用这些药物时须谨慎。

（3）甲磺酸伊马替尼可使下列药物改变血浆浓度甲磺酸伊马替尼使辛伐他汀（CYP3 A4 底物）的平均 Cmax 和 AUC 分别增加 2 倍和 3.5 倍。当同时服用本药和治疗窗狭窄的 CYP 3A4 底物（如环孢素、匹莫齐特）时应谨慎。甲磺酸伊马替尼可增加经 CYP 3A4 代谢的其他药物（如苯二氮䓬类、双氢吡啶、钙离子拮抗剂和 HMG-CoA 还原酶抑制剂等）的血浆浓度。

（4）在与抑制 CYP 3A4 活性相似的浓度下，甲磺酸伊马替尼还可在体外抑制细胞色素 P450 异构酶 CYP 2D6 的活性，因此在与甲磺酸伊马替尼同时服用时，有可能增加全身与 CYP 2D6 底物的接触量，尽管尚未作专项研究，用药时仍应谨慎。

（5）甲磺酸伊马替尼在体外还可抑制 CYP 2C9 和 CYP 2C19 的活性，同时服用华法林后可见到凝血酶原时间延长。因此在甲磺酸伊马替尼治疗的始末或更改剂量时，若同时在用双香豆素，宜短期监测凝血因子时间。

（6）应告知患者避免使用含有对乙酰氨基酚的非处方药和处方药。

第七章

颅脑肿瘤的放射外科治疗

第一节 脑转移瘤

一、概述

脑转移瘤的发病率（8.3～11）/10万人，随着现代肿瘤诊断治疗技术的不断成熟与推广应用，肿瘤患者成活时间的延长，临床脑转移瘤的发生率不断攀升，脑转移瘤已成为成年人最常见的颅内肿瘤，有报道脑转移瘤与原发脑肿瘤的比例高达10∶1，即90%的脑肿瘤是脑转移瘤（远远高于以往文献报道的10%～15%）；脑转移瘤已成为人类重要的患病与死亡原因，约有20%肿瘤患者死于脑转移。因此，脑转移瘤的个体化、优化治疗对于延长患者的生存期和改善生存质量具有重要意义。

转移瘤多见于40～50岁的中年人群。因原发肿瘤不同部位与性质不同，转移瘤的发生率各不相同，一些类型的肿瘤具有较高的转移率（如恶性黑色素瘤60%、肺癌40%），一些肿瘤较早发生转移（如小细胞肺癌），一些则相反（如非小细胞肺癌）。然而，由于肿瘤的发病率不同，实际脑转移瘤的患者比例更为复杂，美国纪念斯隆-凯特林癌症中心报道：其收治的2 700例脑转移瘤中，最常见的原发肿瘤来源分别为肺癌48%，乳腺癌15%，泌尿生殖道肿瘤11%，骨肉瘤10%，黑色素瘤9%，头部和颈部癌症6%，神经母细胞瘤5%，胃肠道癌症3%，淋巴瘤1%。脑转移瘤具有明显的性别差异，男性患者以肺癌最高，女性患者以乳腺癌居首位。但仍有5%～10%脑转移瘤利用现有技术尚不能查找到原发病灶，而成为隐源性脑转移瘤。

尽管大宗病例统计肿瘤患者诊断脑转移瘤仅有8.5%～9.6%，恶性肿瘤患者尸解20%～45%可发现脑转移，其中半数以上是多发转移瘤，80%～85%转移瘤在幕上，10%～15%在小脑，3%～5%在脑干等深部结构，但脑转移瘤也可发生于垂体、脉络膜、松果体及脑膜、颅骨等任何结构。

脑转移瘤主要分布于血供丰富的额顶叶，以微小血管集中的灰白质交界区尤为常见，肿瘤常呈现不明显的侵袭性推挤或膨胀性生长方式，类球形生长，因瘤周水肿明显，而边界十分清晰。肿瘤可能在不同时间转移，随血流累及不同的部位，因此，转移瘤可能在双侧半球不同脑叶或部位生长，大小不一，较大病变可呈现明显的占位效应，部分患者也可能在较局限范围出现大小不等的瘤结节。

光镜观察：根据性质不同，是否二次转移，是否中心囊变、坏死、出血等多种原因，可能部分保留原始肿瘤细胞与间质结构特征，有利于推测原始病灶，进行原发病灶搜寻；可能尚能进行细胞来源分类，如腺癌、鳞癌、透明细胞癌等；有时仅能区分为难以分类的转移瘤。免疫组化检查可协助定性诊断。肿瘤内常没有明显的神经或胶质细胞，肿瘤可有包膜或分叶性生长推挤周围脑组织结构形成假性包膜。周围脑组织呈现较明显的脑水肿与少许炎性细胞浸润。较大或生长迅速的肿瘤可能出现中心性坏死、液化、囊变或肿瘤卒中改变。腺癌可有明显的分泌颗粒或腺囊肿形成。

二、临床表现

脑转移瘤是同时或分别发生的颅内散在多发病变，故其临床症状与体征可能千变万化各不相同，年轻患者可能以颅内压增高为首发症状；老年患者可能以智能障碍、动作迟缓、语言障碍为主诉；累及功能区则可能出现偏瘫、失语，甚至局限性癫痫等症状就诊。有基础疾病患者，则可能是在原疾病基础上出现神经系统症状为特点。

1. 颅内压增高

多发病变、脑水肿严重或年轻患者或累及脑脊液循环通路者，常以颅内压增高症状与体征为主要临床特点，根据累及部位不同而略有差异，头疼（70%）是最常见的临床表现。严重患者会因为颅腔间压力差别，而诱发脑疝，甚至危及生命。

2. 局灶神经损害

脑转移常分布于血供最丰富的大脑半球，尤其是额颞顶叶或颞顶枕叶，加之具有小病变大水肿的特点。因此，脑转移瘤常会较早期出现神经定位损害症状与体征：偏瘫、失语、视野缺损、智能障碍（30%）、意识障碍等，而成为就诊的主要原因。部分患者可能以神经刺激症状（癫痫30%~60%）为首发症状。个别病例会因为并发瘤卒中或脑供血不足而表现为卒中样起病，累及蛛网膜、硬脑膜可出现头疼、呕吐、脑膜刺激征。

3. 原发疾病

表现相当部分患者具有原发肿瘤疾病基础，能询问到原发疾病、病理诊断、治疗与演变情况，目前系统疾病症状与体征。极少数患者可能因为时间间隔长或曾经进行脑部病变筛查阴性，而忽略相关病史，应详细询问。

三、辅助检查

转移瘤辅助检查同颅内肿瘤，请参考相关章节，但脑转移瘤也存在一定的特殊性。

转移瘤以血源性、多发性转移为主，因此，脑内转移瘤常呈现不同部位不同生长时期（不同体积）病灶共存的现象，因此影像诊断特别强调可能存在的微小病灶的早期诊断，即尽可能显示可能存在的微小病灶，建议对于考虑转移瘤或平扫多病灶水肿改变者，使用双倍增强剂薄层对比扫描，有条件推荐MRI薄层（层厚≤2mm）强化扫描。

MRI在微小病变显示方面优于CT，有报道MRI强化扫描可在约20%的CT单发脑转移瘤患者发现多发病变。一般以下情况需要进行增强MRI检查：①增强CT显示准备手术或放射外科治疗的单发或两个转移，KPS≥70。②恶性疾病患者，增强CT阴性，但病史强烈提示脑转移瘤的存在。③CT尚不足以排除非肿瘤性病变（如脓肿、感染、脱髓鞘疾病、血管病变）。弥散张量成像有利于环状强化病灶的鉴别诊断。

部分系统肿瘤容易发生颅内转移，确立诊断和定期复查以及颅内病变治疗后复查时，均应该常规进行脑增强CT或MRI扫描，以期早期发现颅内转移，及时治疗。

当疑诊癫痫，但现有证据尚不足以支持时，建议安排脑电图检查。

怀疑癌性脑膜炎时，需要脑脊液细胞学和脊髓增强MRI检查。

定性困难或诊断不清时，建议进行系统腹部脏器、前列腺、子宫附件、乳腺彩色超声波、肺部强化CT、血清肿瘤标记物、纤维内窥镜（食管、胃肠、支气管）检查，协助搜索原发病灶，以及时开展全身疾病的综合治疗。但指南推荐：在原发性肿瘤不清楚的患者建议进行胸部/腹部CT、乳腺X线检查。但如果缺乏特殊症状或者脑活检结果提示，不必安排进一步的广泛搜索性检查。^{18}F-FDG PET在检测原发肿瘤方面有一定价值，诊断困难时应进行核酸代谢PET显像检查。

以下情况应安排（立体定向或开放手术）获取组织诊断：①原发肿瘤不明确。②患者是一个长期幸存者，器官癌症控制良好。③病变的MRI不具备脑转移瘤的典型特征。④临床疑诊脑脓肿（发烧、假性脑膜炎）。

对脑转移瘤的组织病理学研究——免疫组织化学染色筛查组织、器官或肿瘤特异性抗原或基因表达，可能在搜查原发病器官方面提供有价值的信息，由此引导进一步的有针对性的特殊检查。应在有条件单位推广并逐步过渡为常规检查。

国际放射外科协会2008年脑转移瘤治疗指南推荐疑诊脑转移瘤诊疗流程图如图7-1所示。

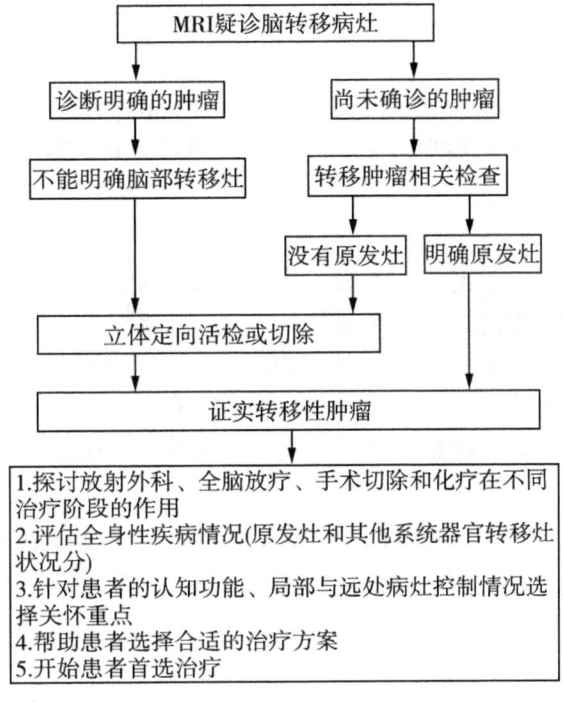

图7-1 脑转移瘤诊疗流程示意图

四、治疗

医生需要在决策建议前综合考虑患者年龄，患者的症状，全身性疾病的现状，患者的神经功能状况，患者的医疗条件，是否存在其他器官的转移，既往WBRT历史，脑部既往处置，家庭对患者的关注和神经认知功能的风险承担能力，患者的意愿等。转移瘤作为全身性疾病，应遵循急救优化治疗原则，即可能立即威胁患者生命的病损优先处理，相对稳定患者首先处理重要结构、功能区病变，转移病灶稳定及时处理原发病灶的基本原则。传统的手术、化疗、放射治疗、生物靶向治疗已成为现代脑转移瘤的基本治疗方案，而中医扶正、免疫治疗、支持治疗也是综合治疗的重要方面。因此，脑转移瘤是一种系统性疾病，需要系统的多学科联合个体化优化综合治疗，才能取得理想的治疗效果——长期的成活与良好的生活质量。

（一）一般及支持治疗

1. 神经外科饮食与护理

高营养、富含纤维素饮食，可结合中医扶正治疗。加强心理护理，注意保持患者乐观情绪，并注意合理安排饮食与辅助药物治疗，保持大、小便通畅。

2. 脱水剂的合理使用

没有颅内压增高的患者无须使用脱水剂；病情稳定或脱水剂敏感者，建议间断低剂量使用脱水剂；慢性颅压增高可使用甘油果糖制剂以避免反跳。脱水治疗患者必须密切监测和维持水电解质平衡，应警惕栓塞性疾病的发生。

3. 糖皮质激素

类固醇会降低瘤周水肿或缓解放射治疗的急性不良反应，但无症状的患者不需要类固醇治疗。如果需要，请选择地塞米松，每日两次给药已经足够。起始剂量应不超过4～8 mg/d。但症状严重的患者，包括意识障碍或其他颅内压增高的迹象者，可能会受益于高剂量（≥ 16 mg/d）治疗。在开始治疗的1周内尝试减少剂量；如果可能的话，患者应该2周内逐渐减量停止使用类固醇。如果不能完全脱离，推荐使用可能的最低剂量。

4. 抗癫痫药物

不应该预防使用抗癫痫药物。在联合化疗药物的患者发生癫痫，需要抗癫痫药物治疗时，应避免使用有酶诱导作用的抗癫痫药物。

5. 静脉血栓预防

静脉血栓栓塞症患者的低分子量肝素是有效且耐受性良好的初始治疗和二级预防。推荐抗凝治疗持续3～6月。外科手术患者推荐预防治疗。中国高凝状态患者相对较少，一般术后早期或非卧床患者，不推荐常规使用。

（二）化学药物治疗

脑转移瘤系中枢神经系统外生性肿瘤，而血-脑脊液屏障常阻止大部分化疗药物的有效进入，因此单一化疗效果不甚满意。化疗是敏感肿瘤颅外病灶的有效治疗手段，放疗可能损伤并部分开放血-脑脊液屏障，可为化疗创造条件，而有利于协同抗肿瘤作用。部分生物治疗与化疗具有协同作用。因此，推荐联合放化疗、联合化疗生物靶向治疗。替莫唑胺、VM26有一定的血-脑脊液屏障通透性，并对许多神经系统外肿瘤有效，推荐联合其他敏感药物多药化疗。高龄、长期卧床、KPS<60分者不推荐化疗。

（三）手术治疗

具有明显占位效应与颅内高压的脑转移瘤患者是手术摘除脑转移瘤的指征。通常病变体积较大、单发、全身疾病控制良好，能耐受手术，耐射线肿瘤、诊断不清需要手术明确诊断者，是手术治疗适应证。

（四）放射治疗

现代放射治疗包括常规外照射（全脑放疗WBRT）、立体定向放射治疗（SRT，适形放射治疗CRT，适形调强放射治疗IMRT）、放射外科（SRS，包括伽马刀、X刀、诺力刀、射波刀、质子治疗等）三类，根据病情需要与医疗条件选择，均是脑转移瘤的重要治疗手段。因为脑转移瘤以血源转移为主，而由于其在时间与空间上的差异，脑内可能不同部位都存在肉眼或影像学不能显示的微小病灶，WBRT就是颅内多发转移瘤的重要首选治疗手段，尤其适合对放射线敏感的转移性肿瘤，新近推荐方案30 Gy/10F或37.5 Gy/15 F与手术、SRS的补救或联合治疗措施。但肿瘤也可能单发或偶发，加之WBRT明显的神经损害，具有明显放射物理优势的SRS也是单发或少发转移瘤的首选措施之一。WBRT+SRS或SRS+WBRT可提高脑转移瘤的局部控制率，并降低新发与复发脑转移瘤发生率，仍为指南所推荐。对于体质较差、颅内多发、体积较大患者，WBRT后明显的肿瘤残留，则首推SRT补量更为安全。

（五）生物靶向治疗

非中枢神经系统肿瘤的生物靶向治疗相对比较成熟，若患者有原发肿瘤手术史，应完善肿瘤生物学与免疫组化检查，根据阳性表达的特殊生物靶位选择特异性靶向药物治疗，将是重要的联合治疗手段，如表皮生长因子受体抑制剂吉非替尼可用于非小细胞肺癌脑转移瘤的治疗。

（六）原发疾病与非中枢神经系统转移瘤治疗

脑转移瘤的绝大部分血源播散转移瘤，属于远处转移肿瘤，因此，系统综合治疗十分重要，在很大程度上远期预后更多地取决于原发疾病与非中枢神经系统转移瘤转归，应予重视。根据所患肿瘤性质、放化疗敏感性、原发灶治疗与控制情况、脑外病灶情况、患者一般情况、有无其他系统疾病，以及患者家庭治疗愿望与经济情况，甚至风险承受能力等因素，进行综合考虑，合理安排诊治顺序，积极开展多学科联合治疗，牟取最大的治疗收益。

（七）随诊康复治疗

脑转移瘤多是已远处转移的肿瘤，长期疾病对于家庭与个人均是严重的消耗战，向患者及家属介绍必要的肿瘤防治常识与书籍，以确保我们共同努力及时发现可能的"残敌"或"新发敌情"，并及时消灭之，或维持于可控状态。这就需要治疗后定期、长期的门诊与影像复查，以及病情变化时的及时复诊、复查。

五、放射外科与立体定向放射治疗

（一）适应证

脑转移瘤由于主要是血源转移的外生性恶性肿瘤，肿瘤贴附破坏血管壁局部生长，相对于脑组织而言常为非侵袭性、膨胀性生长为主，因此脑转移瘤是病灶内无脑神经组织的类球形病变，瘤周水肿明显而边界十分清楚；肿瘤周围水肿广泛常导致较早期出现临床症状，而诊断确立时肿瘤相对较小；而肿瘤增殖活跃对放射治疗敏感，因此，血源脑转移瘤属于单次放射外科治疗的理想适应证。

国际放射外科协会脑转移瘤临床治疗指南治疗适应证：

（1）新诊断单个或多发脑转移瘤，影像学上无明显占位效应。
（2）单个或多发脑转移瘤全脑放射治疗后补量治疗。
（3）全脑放射治疗后复发脑转移瘤。
（4）切除术后残留肿瘤。

国内大宗病例总结，建议适应证：

（1）以肿瘤平均直径＜3 cm，最大直径≤4 cm 为宜。
（2）绝大部分患者可一次完成治疗，一次治疗4个病灶以内为宜。
（3）对于转移瘤直径小于2 cm者，一次可治疗6～8个病灶。
（4）对转移瘤病灶较多、肿瘤体积较大的患者可以分次治疗。
（5）治疗前有颅内高压者不能完全视为禁忌证，可以在使用甘露醇和激素基础上进行治疗。国际SRS协会临床治疗指南推荐脑转移瘤治疗指南与流程，如图7-2～图7-4所示。

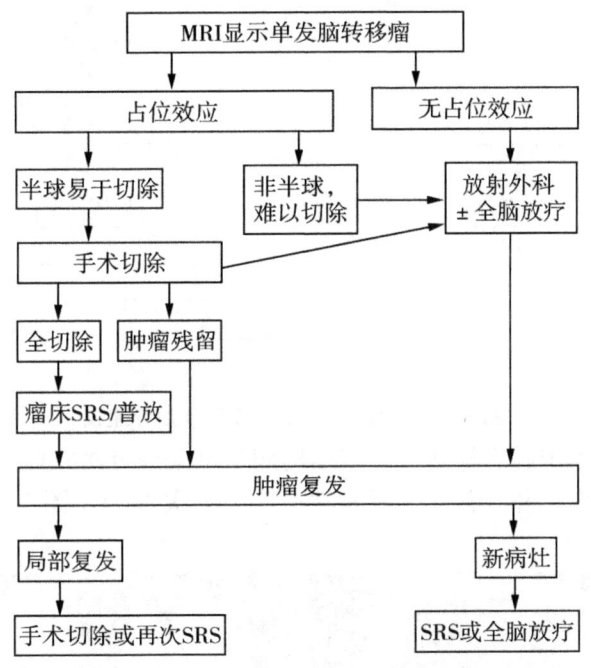

图 7-2　MRI 单发脑转移瘤治疗建议

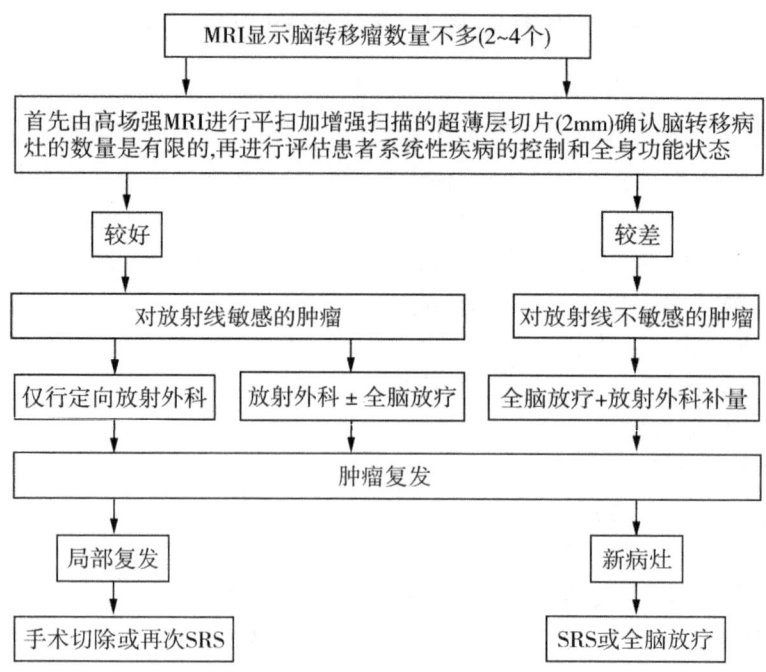

图 7-3　MRI 2 ~ 4 个脑转移瘤治疗建议

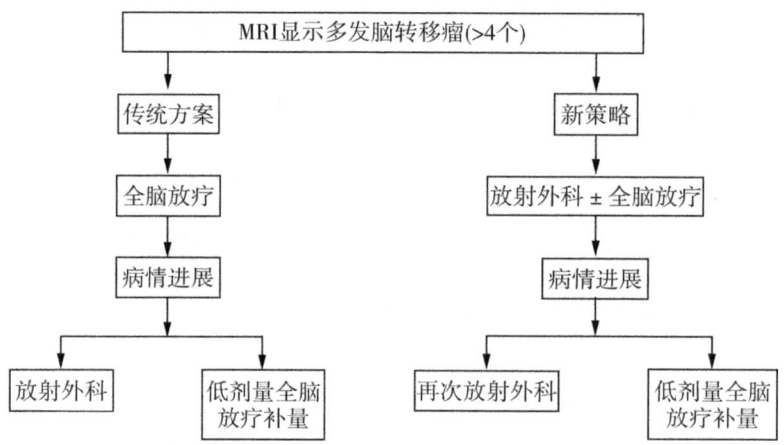

图 7-4　MRI > 4 个脑转移瘤治疗建议

对于不能耐受手术的大体积病变与紧邻敏感结构病变可采用分次立体定向放射治疗，通过降低单次治疗给量，降低正常结构损伤，并改善晚期迟发性反应。分次 X 刀（图 7-5）、诺力刀、射波刀、质子治疗均可以开展该方面工作。

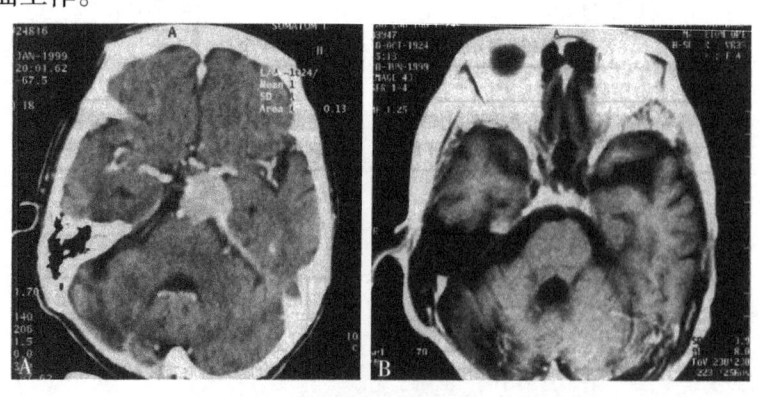

图 7-5　左视交叉转移瘤分次 X 刀治疗

A. 治疗前；B. 5 月后复查转移瘤消失，视力视野正常

(二)禁忌证

病变体积较大,直径在 4 cm 以上,具有明显的占位效应(中线移位 ≥ 0.5~1.0 cm),弥散病变,颅内高压明显是治疗禁忌证。患者一般情况差,明显脑外病变,预计生存期短于 2~3 个月者,属于相对禁忌证。

(三)放射外科治疗

提倡以手术、放射外科治疗为主体的个体化综合治疗,脑转移瘤 SRS 治疗本身形态较规则,凸面居多,小病变大水肿,边界清晰,设计治疗技术难度不大。单次治疗与肿瘤敏感性关系不大,治疗剂量更主要取决于病变的直径,一般转移瘤最大直径小于 2 mm 的肿瘤 SRS 治疗剂量为 22~25 Gy,直径大于 2 mm 给予 18~20 Gy 治疗剂量。在治疗配合全脑放疗时,SRS 剂量需降低 30%。最大治疗直径一般限制在 4 cm,考虑到部分老年患者脑萎缩等原因,稍大于 4 cm 占位效应并不明显,有医生更强调治疗体积增加后需降低剂量,对于高龄、不能耐受手术患者,可在一定范围内适当放宽治疗指征,但需要严密随访复查。对于大体积、多发病变,国际上有研究人员尝试低分次伽马刀治疗或 SRT,通过等效生物剂量推算单次治疗给量,能更好地保护晚反应脑组织,已取得一定经验。国内对此有采用使用偏低剂量单次治疗,密切随访观察,3~6月后再 2 次给量治疗,其远期治疗效果与不良反应有待观察,不予推崇。

(四)随诊复查

脑转移瘤放射外科治疗后肿瘤发生缺血、变性坏死的过程与肿瘤的放射敏感性、病变体积、治疗剂量等因素相关,敏感病变、小体积、大剂量治疗病变会较早出现血供降低、变性坏死、吸收消散。在肿瘤吸收消散的时候会因为坏死崩解产物及血管毒性物质释放,可能导致较为明显的瘤周水肿,需要及时治疗;脑转移瘤随时可能发生再转移;因此,脑转移瘤治疗后需要定期临床随访和影像复查。一般患者出现神经症状的反复或加重需要及时复查;无症状应安排治疗后 1 月、3 月、6 月、9 月、12 月、18 月、24 月复查增强 CT/MRI(交通不便者术后 1 月可以不复查,如果 3 月复查时肿瘤已消失,可以适当延长间隔时间,前 2 年不长于 6 月),以后 6~12 月复查至 5 年,无肿瘤复发,以后 1~2 年复查至 10 年,再根据情况调整复查间期。出现新肿瘤或肿瘤复发重新治疗者,需重新启动定期复查机制。

六、放射外科治疗效果

SRS 通过间接血管损伤,导致血管狭窄、闭塞影响肿瘤的微循环与血供;直接损伤肿瘤细胞遗传物质,导致核分裂中断、细胞坏死等共同导致肿瘤变性坏死、萎缩、吸收消散,这个过程根据肿瘤的性质、受照剂量与体积不同而各异。小体积敏感肿瘤 1~3 月,大体积肿瘤因为剂量偏低该过程会更为缓慢。肿瘤消失、缩小、稳定以及生长延缓均是治疗有效的标志,最初的改变常常是肿瘤血供的降低,个别肿瘤在坏死时体积可能因肿胀而增大,但随后会逐渐缩小。常规放疗耐射线的肿瘤,单次大剂量 SRS 治疗同样有效。

脑转移瘤 RPA(recursive partitioning analysisclasses)I 级(原发肿瘤控制,≤ 65 岁,KPS ≥ 70,没有非中枢神经系统转移瘤)、RPA II 级(原发肿瘤控制不佳,≤ 65 岁,KPS ≥ 70,有非中枢神经系统转移瘤)、RPA III 级(> 65 岁,KPS < 70,有系统疾病)中位生存期分别为 7.1 月、4.2 月、2.4 月。一组 10 个中心参加的 502 例转移瘤 WBRT+SRS 治疗观察:联合治疗可将各组中位生存期延长至 16.1 月、10.3 月、8.7 月,具有显著统计学差异。新近研究显示:对于 RPA I 级、II 级的单发或 2 个脑转移瘤的患者,单纯 SRS 治疗具有手术切除 +SRS 相似的疗效。

Chougule 等随机对比观察单纯伽马刀、WBRT+ 伽马刀、单纯 WBRT,结果显示:局部肿瘤控制率为 87%,联合治疗为 91%,单纯 WBRT 仅为 62%。日本放射肿瘤学 99-1 研究组报道:1 年肿瘤局部控制率在全脑放疗 +SRS 组为 88.7%,单纯 SRS 组为 72.5%($P = 0.002$)。1 年新发脑转移率分别为 41.5% 和 63.7%($P = 0.003$)。许多研究也发现 WBRT 可以改善局部肿瘤控制率和降低新发转移瘤率,但是对于患者预后没有明显影响。这是因为脑外病变可能是影响患者预后的主要因素。Pirzkall 等报道对没有颅外肿瘤组联合治疗呈现改进患者生存率的趋势(15.4 个月 vs 8.3 个月,$P = 0.08$)。

典型案例如图 7-6、图 7-7 所示。

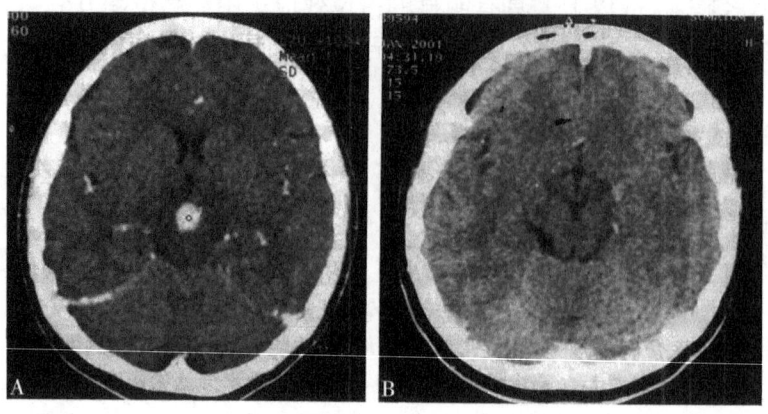

图 7-6　大脑脚间窝转移瘤 X 刀治疗
A. 治疗前；B. 1 月后复查转移瘤消失

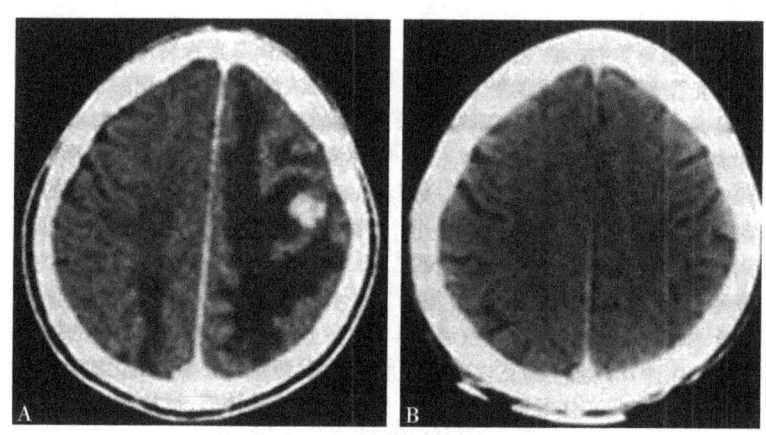

图 7-7　左额叶转移瘤 X 刀治疗
A. 治疗前；B. 5 月后复查转移瘤消失

七、放射外科治疗问题与展望

放射外科治疗作为一门放射肿瘤与神经外科的边缘学科，由于主治大夫的教育背景的差异，设备归属部门、科室开展技术的差异，学科合作协调的问题，甚至经济的干扰，导致了脑转移瘤治疗客观存在一些问题或困惑。

1. SRS 治疗与手术治疗

典型的脑凸面转移瘤相对成熟和简单，而且近期效果良好，小病变都可以考虑；但是对于大体积、占位效应明显则是手术治疗的适应证；多发（≤4 个）、深部转移、累及功能区者，则应该选择 SRS 以减轻患者的痛苦，更好地保护脑功能，也为进一步综合治疗赢得时间。SRS 的微创也是部分患者选择治疗的重要原因，也应酌情考虑。

2. 单纯 SRS 与单纯 WBRT

WBRT 是以脑组织的耐受剂量来确定的治疗给量，因此，只能暂时控制敏感肿瘤的生长，极易发生近期复发，需要进一步综合治疗。同时如果原发肿瘤控制不佳，也可以再发新的转移病灶。WBRT 具有较高的智能损害与迟发性脑水肿发生率。SRS 具有较高的局部肿瘤控制率，但是它不能治疗影像学不能显示的肿瘤，因此，新发肿瘤率高。主要是医生与设备所在科室不同导致这种困惑，较好解决办法是联合治疗，可以采用 WBRT+SRS 或者 SRS+WBRT 的模式，SRS 治疗剂量降低 30%，间隔 2 周左右进行联合治疗。

3. 单纯 SRS 与 WBRT、SRS 联合治疗

肿瘤科大夫习惯 WBRT，多数专家建议单发病变，非特别容易多发转移肿瘤，可以采用单纯 SRS 治疗，严密随访，出理新发病灶可以再次 SRS 治疗。多发病灶更适合联合治疗，先 WBRT 治疗后可缩小病变体积，更符合放射生物学治疗原则。大于 4 个以上的病变，现代肿瘤诊疗新进展首推 KBRT+ 化疗、生物治疗，再联合 SRS 治疗。

4. 规范诊疗行为、多学科协同作战

一些操作规范因涉及相关学科，一些对比研究难以开展，建议组织开展跨学科大样本前瞻性对比研究，在学科协作研究的基础上，逐渐规范跨学科疾病的诊治规范，并借此规范不同学科的医疗行为规范，在促进学科发展的同时，将使更多的患者受益。

5. 探索脑转移瘤复发、水肿的生物机制

利用 SRS 治疗后复发、迟发性反应手术机会，收取相关标本，联合基础学科进行肿瘤分子生物学、超微结构病理学、蛋白组学、基因组学等研究，探索脑转移瘤复发、水肿的生物机制研究，为进一步有效提高肿瘤治疗效果，降低并发症提供实验依据。

6. 加强生物靶向治疗研究

利用原发肿瘤标本进行生物靶位结构与分子研究，联合基础学科进行深入生物靶向治疗基础与动物实验研究，结合肿瘤敏感试验与生物标志特征，筛选优化治疗方案，进行个体化综合治疗，提高远期治疗效果，改善生活质量。

第二节　脑胶质瘤

一、概述

胶质瘤是最常见的颅内肿瘤，占颅内肿瘤的 40%～45%，源于各型脑胶质细胞，这是组织病理学中狭义的概念。而广义上，由神经外胚层组织来源的肿瘤，包括整个神经上皮组织来源的各型胶质细胞和神经元细胞肿瘤，均属于胶质瘤。按肿瘤起源分为两类：一类起源于神经间质细胞，如神经、室管膜和脉络丛上皮等，分别称为星形细胞瘤、少突胶质细胞瘤、胶质母细胞瘤、室管膜瘤等；另一类来源于神经系统实质细胞即神经元，称为中枢神经细胞瘤（2000 年 WHO 分类）。Kernohan 等则按肿瘤细胞分化程度将其分为四级（Ⅰ～Ⅳ），级别越高恶性程度越高，该分类法易于推断肿瘤预后，临床医师较感兴趣。

脑胶质瘤可见于任何年龄，男性多于女性。星形细胞肿瘤、少突胶质细胞瘤、胶质母细胞瘤、中枢神经细胞瘤等多在 30～50 岁发病，而髓母细胞瘤、室管膜肿瘤、脉络丛乳头状瘤等则多发病于青少年。

二、临床表现

脑胶质瘤的临床表现主要包括颅内高压症状和病变局部症状。

颅内高压症状主要包括头痛、恶心、呕吐、视神经盘水肿、视物模糊、头颅扩大（儿童期）、生命体征改变（脉搏缓慢、脉压加大）等，这些症状出现的早晚、发展的快慢以及严重程度，主要取决于肿瘤的恶性程度、部位和生长速度，肿瘤恶性程度高、生长速度快、位于脑脊液通路旁或颅后窝等，颅内高压症状就出现得早，发展快，症状重。

病变局部症状依病变位置而异。大脑半球肿瘤多出现癫痫发作、肢体感觉或运动障碍、视觉障碍、语言障碍等，小脑肿瘤常见共济失调、眼震、强迫头位等，脑干病变常出现同侧脑神经麻痹和对侧锥体束征等。

三、影像学检查

目前在临床上脑胶质瘤的主要影像检查为头颅 CT 和 MRI 扫描，其影像表现与肿瘤性质有一定关系。

CT 表现为等密度或低密度、瘤周水肿轻微、占位效应不明显、不强化或强化不明显者，常提示肿瘤低恶性。CT 表现为密度不均匀、有坏死或出血、瘤周水肿明显、占位效应显著、强化明显者，多提示高恶性肿瘤。MRI 可以更清楚地显示肿瘤的范围、内部质地、坏死囊变、瘤周水肿等细节。需要注意的是，CT 和 MRI 所显示的肿瘤边界并非都是肿瘤的真正范围，很多研究表明在 MRI 高信号区以外 1~2 cm 内活检，仍能检出肿瘤细胞，这对脑胶质瘤的治疗意义重大。

四、诊断与鉴别诊断

根据脑胶质瘤的临床特点、主要症状体征，结合神经影像学资料，大多可以得到正确诊断。但肿瘤恶性程度与影像学表现有时不尽一致，不能单凭影像特点推断胶质瘤的级别或恶性程度。

需要与脑胶质瘤鉴别的脑内病变主要有脑转移瘤、淋巴瘤、脑脓肿、脑出血、脑梗死等。

五、治疗

脑胶质瘤大多在脑内呈浸润性生长，形状多不规则，肿瘤边界不清，可以同时累及多个脑叶。有文献报道，在肉眼可见的肿瘤边界外 1~2 cm 在显微镜下仍能看到肿瘤细胞。目前手术切除仍是其主要治疗选择。一般认为患者预后与肿瘤性质和切除程度有关，近年来随着导航和术中 MRI 等新技术的应用，胶质瘤切除范围较前有所扩大，但位于特殊解剖位置或重要功能区的肿瘤仍难以完全切除。除手术外，传统治疗手段还包括放射治疗和化学治疗等，虽然可在一定程度上延长患者寿命，但不管是低级别还是高级别胶质瘤，除毛细胞型星形细胞瘤外，其他类型胶质瘤很少能完全治愈，因此，胶质瘤一直是严重困扰神经外科医生的难题之一。目前越来越多的专家主张综合治疗，包括手术切除、放射治疗、化学治疗、生物治疗、免疫治疗等，以尽可能延长患者生命，提高生存质量。

六、放射外科治疗

1951 年瑞典神经外科专家 Leksell 教授首次提出了立体定向放射外科的概念，即采用立体定向技术将大剂量放射线一次性精确聚焦照射到颅内靶组织，使靶组织产生局灶性坏死或变性，达到治疗颅内疾病的目的。颅内靶组织可以是正常组织如神经核团、神经纤维，也可是病理组织如肿瘤或畸形血管等。立体定向放射外科技术主要包括质子刀、伽马刀和 X 刀三种治疗方式。由于伽马刀治疗方便快捷，自 1968 年临床使用以来，已经成为放射外科的最主要治疗手段。

立体定向放射外科的特点是小范围大剂量精准聚焦照射，从理论上讲，这种聚集照射的方式并不适合治疗一个边界不清呈浸润性生长的肿瘤，但伽马刀照射精准，剂量分布与肿瘤高度适形，对肿瘤周边正常组织结构损伤小，可以对同一肿瘤多次照射，因此，对于低级别边界清晰的小胶质瘤可以首选伽马刀治疗，可以延长患者的生存期，提高生活质量。不过，目前伽马刀更多是作为手术和放射治疗的辅助治疗手段，对肿瘤或残余复发的肿块追加照射（Boost）。

（一）伽马刀治疗适应证

低级别胶质瘤如果位于难以手术切除的部位（如脑干）或患者特别选择，可用伽马刀治疗代替外科手术，再结合普通放射治疗。若肿瘤体积较小，边界相对清楚，则治疗效果也相对较好。

对于高级别肿瘤，如肿瘤较小，位于难以手术的部位（如丘脑），伽马刀可以作为首选治疗，可辅以病变局部或全脑普通外照射。对于较大的肿瘤，应首选手术切除，伽马刀仅作为手术切除后的一种辅助治疗手段。胶质瘤"全"切后仍有残余的十分常见，有时肿瘤位于重要功能区只能做大部切除，伽马刀可对残留的肿瘤大剂量照射；为了降低肿瘤复发率或延缓生长，可再辅以全脑或肿瘤局部普通照射。

（二）脑胶质瘤伽马刀治疗技术和预后

伽马刀治疗程序同其他肿瘤。

胶质瘤往往边界不清，范围较大，即便手术后残留肿瘤也多较分散，伽马刀治疗时，尽可能选择大孔径准直器，肿瘤周边等剂量线相对低些（如 35%~45%），周边照射剂量也相对较低。肿瘤周边处方剂量变化较大，取决于肿瘤大小、部位以及普通照射的剂量。作者多采用周边剂量 8～15 Gy 照射，再辅以 40 Gy 左右的普通外照射（图 7-8）。

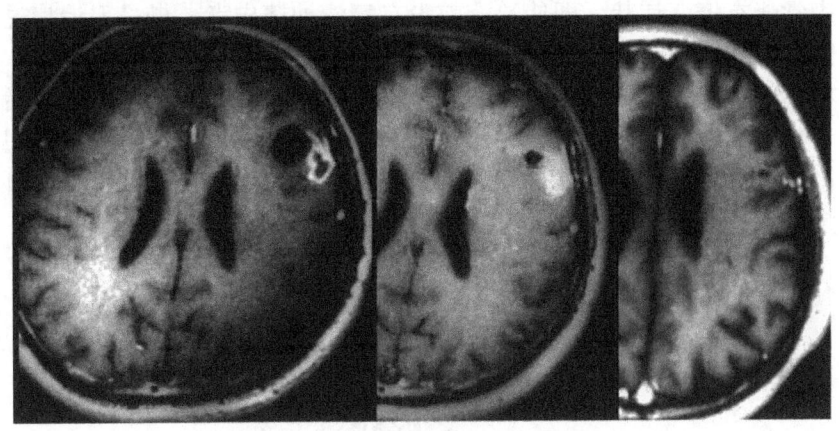

图 7-8　伽马刀联合治疗脑胶质瘤

伽马刀治疗前（左）行左额叶病灶囊肿穿刺和活检（中），病理胶质瘤Ⅱ级

伽马刀治疗 + 普放后两年肿瘤基本消失（右）

低级别胶质瘤治疗后肿瘤大小在数月或数年后保持稳定或缩小，部分肿瘤体积进行性增大。高级别胶质瘤总体疗效不如低级别肿瘤，但恶性肿瘤细胞对射线相对敏感，部分患者在治疗后数月即可见肿瘤坏死缩小，不过这些肿瘤常在数月后复发增大。

对于治疗后疗效不佳或复发肿瘤，如果没有严重脑水肿或其他禁忌，可以行二次伽马刀治疗（图 7-9）。

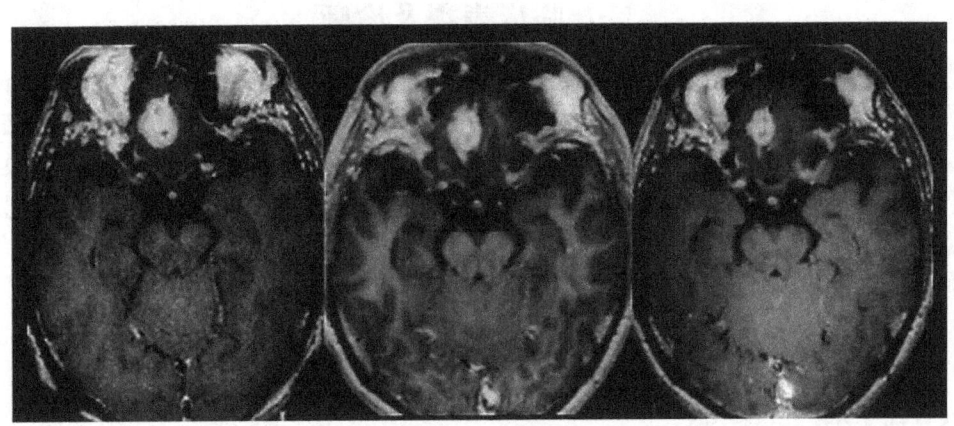

图 7-9　二次治疗额叶胶质瘤

51 岁男性，定向活检星型细胞瘤Ⅱ级（左），伽马刀治疗后 1 年（中）肿瘤缩小，行二次治疗，治疗后 5 年（右），肿瘤进一步缩小

Coffey 报道以伽马刀辅助治疗 33 例脑胶质瘤，随访 1～25 个月，14 例肿瘤缩小，15 例无变化，4 例肿瘤增大。

Steiner 等报道 15 例Ⅰ级星形细胞瘤的伽马刀治疗结果，随访超过 1 年，发现肿瘤大小在 3 cm³ 以下者疗效较好。治疗后 1 例（7%）肿瘤消失，8 例（53%）缩小，6 例（40%）增大，2 例患者接受手术治疗，1 例因肿瘤增大，另一例出血和放射性水肿。2 例患者治疗后肿瘤囊性部分增大，实质部分缩小，其中 1 例术后神经功能恶化。随访超过 1 年的Ⅱ级星形细胞瘤 17 例，3 例（18%）肿瘤消失，7 例（41%）缩小，2 例（12%）无变化，5 例（31%）增大，1 例因病情恶化在治疗后 46 个月死亡。他们认为治疗效果和病变大小无太大关系。此外，他们还报道 56 例恶性胶质瘤的伽马刀治疗结果，发现伽马刀治疗后肿瘤大多先缩小或维持不变一段时间，最后肿瘤复发或进一步增大，没有完全治愈者。

（三）并发症的防治

与伽马刀治疗有关的并发症主要是癫痫发作和放射性脑水肿。

大脑半球胶质瘤常伴有癫痫症状，即使治疗前没有癫痫抽搐史者，伽马刀治疗过程或治疗后早期也可出现癫痫发作，因此，在治疗前后均需给予镇静剂，以防癫痫发作。

脑胶质瘤多伴有不同程度脑组织水肿，高级别胶质瘤水肿更明显。伽马刀治疗后常常出现放射性脑水肿或加重原有脑水肿，部分患者在治疗后早期（1月内）即可出现症状加重或高颅压征象，CT或MRI检查可见脑水肿范围扩大。建议在治疗前数天即给予脱水剂和类固醇激素治疗。一旦发现放射性水肿，应间断给予上述治疗，以防引起脑疝等严重后果。

第三节　松果体区肿瘤

一、概述

松果体区肿瘤常见生殖细胞瘤和松果体实质肿瘤。生殖细胞瘤来源于原始胚胎生殖细胞，在15岁以下儿童的颅内肿瘤中生殖细胞瘤占2.9%，在亚洲国家这一比例更高，可以达到所有颅内肿瘤的12%，颅内生殖细胞瘤好发于中线位置，如松果体区、鞍上区。发病的高峰年龄在10～14岁，松果体区生殖细胞瘤以男性居多，而鞍上区生殖细胞瘤则女性多见。总体男女比例为2.24：1。生殖细胞瘤属于恶性肿瘤，可以沿室管膜和脑脊液播散。松果体实质肿瘤起源于松果体实质细胞，松果体实质肿瘤包括松果体瘤和松果体母细胞瘤以及混合型肿瘤，占松果体区肿瘤的14%～27%，多见于10岁以内的儿童中。

二、临床表现及诊断

松果体区肿瘤可见双眼上视不能、动眼神经核麻痹、瞳孔反射异常，小脑症状如共济失调、辨距不良、肌张力减低等，嗜睡、轻偏瘫等。内分泌症状常见性早熟，其他可见颅内压增高，脑积水。位于鞍上区的肿瘤可见视交叉受压造成的视力视野改变；视神经盘水肿及继发萎缩；嗜睡、动眼神经核麻痹等中脑受压表现；尿崩、多饮多尿等下丘脑受损表现；垂体功能障碍可见性征发育不良，男性性欲减退，女性月经紊乱或闭经。

诊断依靠典型的临床表现及影像学检查、血清肿瘤标记物检查等。

三、治疗选择

1. 脑脊液分流手术

对于松果体区肿瘤造成梗阻性脑积水，颅内压很高的患者，宜先采取脑脊液分流术缓解症状，挽救患者生命，然后进行下一步的治疗。

2. 开颅手术

由于肿瘤位置深在，邻近重要脑组织结构及深部血管，手术难以全切而且手术死亡率较高，术后常遗留有严重的神经功能障碍，而且手术切除范围与生存率并无相关性，但仍有很多学者采用开颅手术作为首选治疗方法。

3. 放疗

生殖细胞瘤对放射线高度敏感，因此单独应用射线治疗可以获得高于90%的长期存活率，但是照射的适宜的剂量和范围还存在争论。常用照射范围包括肿瘤及瘤周2 cm组织、第三脑室底部和侧脑室角。鉴于肿瘤有脑脊液播散的能力，有学者主张照射范围包括整个脑－脊髓轴。对于松果体实质肿瘤放疗可以作为手术后的辅助治疗。放疗的不良反应包括智力及精神后遗症、垂体前叶及下丘脑功能障碍，尤其对于迅速生长发育的儿童影响更为明显。

4. 伽马刀放射外科治疗

伽马刀通过选择性地确定颅内病灶靶点，单次或分次大剂量照射病灶而达到破坏病灶的目的，因其剂量梯度大，可有效保护病灶周边正常的颅内重要结构，具有创伤小、并发症少等优点。治疗颅内生殖细胞瘤有效率可达 92% 以上。生殖细胞瘤伽马刀治疗的适应证包括颅内单发或多发生殖细胞瘤，无梗阻性脑积水者；伴有明显梗阻性脑积水者，可先行脑室—腹腔分流术后再行伽马刀治疗；放疗、化疗后残留或复发者。对于松果体实质肿瘤伽马刀放射外科治疗逐渐成为一种有益的治疗选择，它的精确定位和陡峭的剂量梯度可以减少对周围脑组织的破坏，避免了全身麻醉和开颅手术的风险。

5. 化疗

对于松果体母细胞瘤可以采取化疗作为辅助治疗手段。

四、伽马刀治疗效果

病例 1：42 岁女性患者，松果体区占位，影像学诊断为生殖细胞瘤，病变导致幕上脑积水，接受侧脑室腹腔分流术后行伽马刀治疗。中心剂量 28 Gy，边缘剂量 14 Gy，等剂量线 50%（图 7-10）。

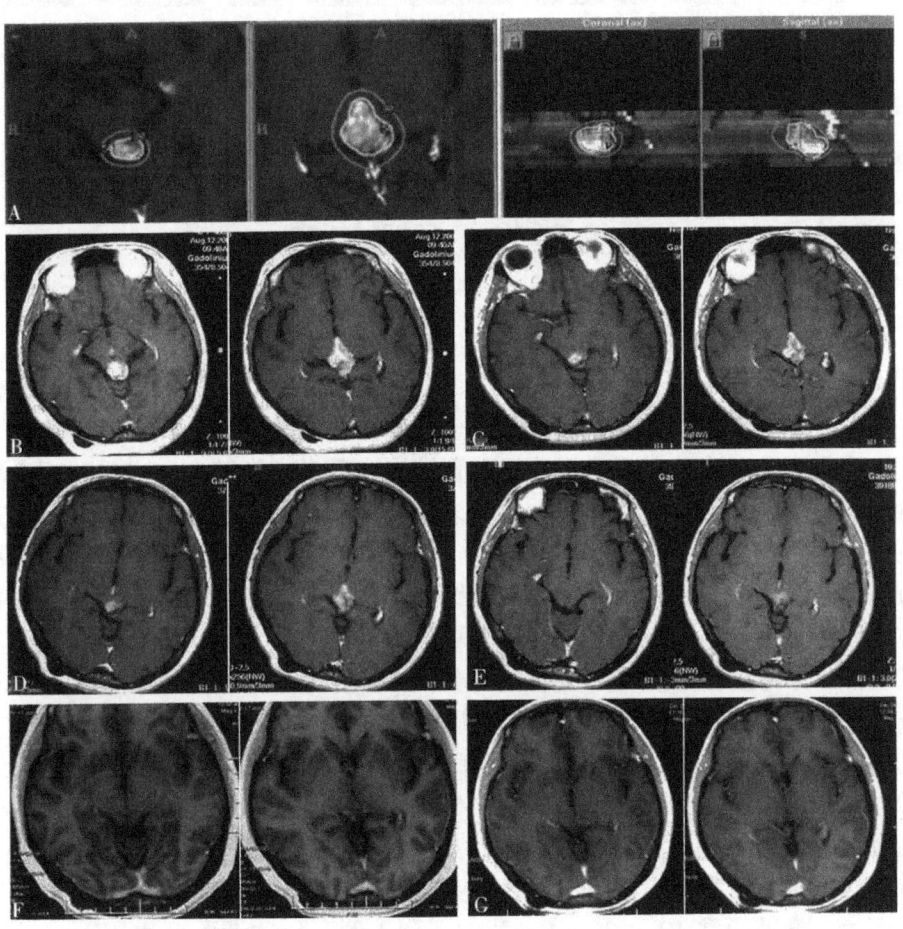

图 7-10 松果体区生殖细胞瘤行脑室—腹腔分流术后行伽马刀治疗

A. 伽马刀治疗计划图；B. 治疗前病变呈结节状强化；C. 伽马刀治疗后 3 个月，肿瘤缩小；D. 治疗后 7 个月，肿瘤明显缩小；E. 治疗后 13 个月，肿瘤进一步缩小；F. 治疗后 20 个月，肿瘤接近消失；G. 治疗后 28 个月，肿瘤完全消失

病例 2：12 岁女性患者，鞍区生殖细胞瘤手术后残留行伽马刀治疗。中心剂量 12 Gy，边缘剂量 6 Gy，等剂量线 50%（图 7-11）。

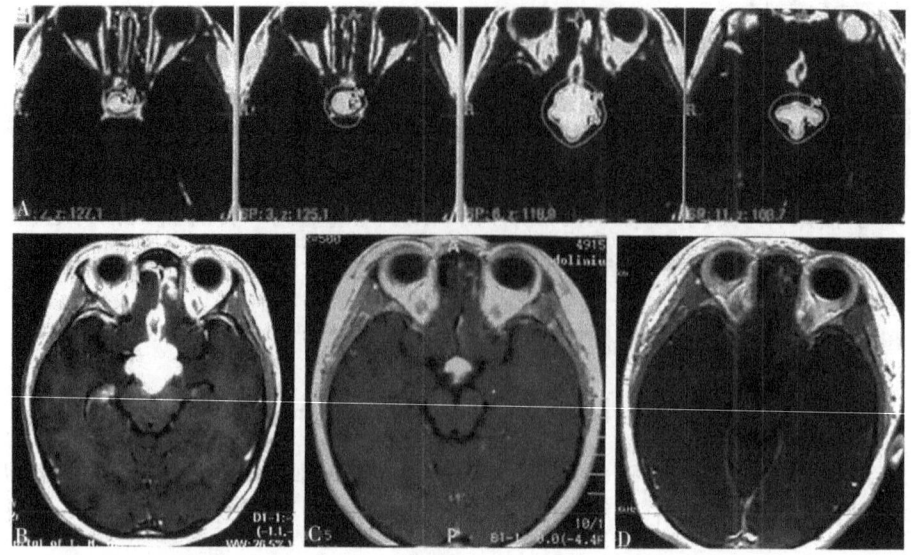

图 7-11　鞍区生殖细胞瘤手术后残留行伽马刀治疗
A. 伽马刀治疗计划；B. 伽马刀定位 MRI；C. 治疗后 3 月肿瘤明显缩小；
D. 治疗后 16 个月，肿瘤消失

第四节　颅咽管瘤

一、概述

颅咽管瘤（craniopharyngioma）是颅内常见的一种先天性肿瘤，又称鞍上囊肿、垂体管瘤等名称，多见于儿童，占颅内肿瘤的 1.2%～6.5%，占儿童全部颅内肿瘤的 13%，为儿童幕上最多见的肿瘤。颅咽管瘤由于其生长部位深在多波及周围重要神经血管结构，手术难度较大，术后残留者易于复发。

对颅咽管瘤的组织起源仍没有最后确认，目前多数研究认为颅咽管瘤起源于垂体前叶和漏斗部位的异常组织。早在 1904 年 Erdheim 认为正常源于原始颅咽管和垂体前叶的残余外胚层细胞形成了颅咽管瘤。但亦有认为颅咽管瘤也源于腺垂体和漏斗前部鳞状上皮的组织化生。颅咽管瘤可以沿漏斗垂体轴向任何方向生长，如向前方伸入额下视交叉池，向外可达颞叶下方，向后又达脚间池、脑桥前池、脑桥小脑角等区域。有时伸入第三脑室进入侧脑室区。故分型甚多，大致上可按其生长方向和生长方式分为：①鞍上型。②鞍内型。③巨大型。④非典型部位肿瘤型。

颅咽管瘤的大体病理形态包括实质性、囊性、实质与囊性混合三种类型，根据广州医科大学附属第二医院 425 例统计，以实质性与囊性最多，占 52%～62%；单纯囊性为 20%；而实质性最少，占 12%～17%。造釉细胞型囊性变比乳头状瘤型囊性高得多，且囊性变可呈多个化，大小不一，形状可呈球形或不规则结节状，囊液多为黄褐色或深褐色并富含胆固醇结晶。囊壁厚薄不一，厚者可有钙化点，薄者可透见囊液颜色。囊液通常 10～30 mL，我们遇到 1 例多囊性者囊液达 250 mL。囊壁一般与周围组织粘连不紧，但若与根部下视丘，视交叉，颅内动脉粘连常难全剥离分开。病理上分为牙釉质型和鳞状上皮型，小儿和成人患者在病理分型和性质上均有着明显的区别，在小儿全部病变为牙釉质型，90% 以上的肿瘤为囊性病变且典型钙斑多见，纯实体性病变罕见；在成人则半数为牙釉质型，半数为鳞状上皮型；约半数为实体性，半数为囊性，典型的钙化较为少见。

手术切除仍是主要的治疗手段，常用的手术入路有翼点入路、经额部胼胝体 – 透明隔间隙、穹隆间入路、经额部侧脑室入路、颅底入路、经蝶窦入路手术等。手术治疗效果关键决定于肿瘤与周围神经血管组织粘连压迫程度，而且在术中认为全切除，经术后 MRI 检查仍有残留，有报告全切除亦不能保证病者不复发可能。因颅咽管瘤发生囊变约占 8%，且可多发，亦可相通相隔或互相交通，多个囊腔相连在一起（图7-12），当颅压力增高引起危急情况时可急行穿刺囊腔，缓慢放出囊液，在病情已稳定后，再应用立体定向仪准确穿刺。作者已在临床积累一定经验。个别病例还可以注入放射性同位素行间质内照射治疗。

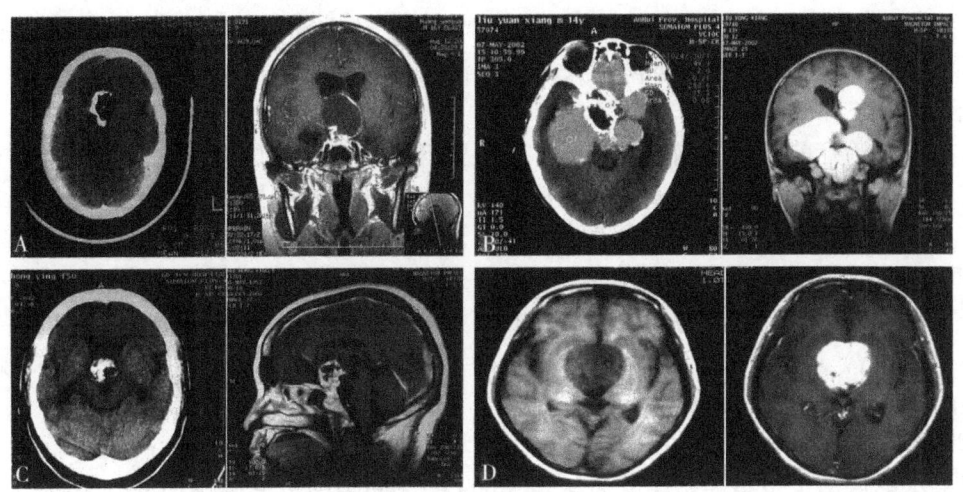

图7-12 颅咽管瘤
A. 蛋壳样钙化、瘤壁强化；B. 中心钙化、多囊性肿瘤；C. 囊实性肿瘤；D. 均匀强化实质性肿瘤

不能达到手术全切除的颅咽管瘤，手术后放射治疗是根本方法，对复发性的颅咽管瘤手术加放疗仍是首选方法。采用前正中野+两颞侧野的等中心照射技术，或采用适形放疗技术，总量为40～65 Gy/5～8 F，每次应用计量1.8～2 Gy。有条件者可考虑适形放射治疗。

对于囊性肿瘤可以进行穿刺（囊肿-脑室）内分流，化疗泵植入间质内治疗（化疗或同位素放射治疗）。

近年来，立体定向放射外科（SRS）和立体定向放射治疗（SRT）在临床的应用发展很快，治疗的病例数和病种也逐渐增加。

二、放射外科治疗的指征与方法

（一）适应证和禁忌证

适应证包括：①手术切除不彻底的颅咽管瘤。②囊实性颅咽管瘤行穿刺抽吸或外分流后，残留小体积颅咽管瘤。③有手术禁忌证或拒绝手术、瘤体较小的实性肿瘤。鞍内、鞍旁或位置较低的肿瘤，因为类病变便于辨认视神经，特别适合伽马刀治疗；鳞状上皮细胞型和混合型颅咽管瘤对放射线敏感，也较适合立体定向放射外科治疗。一般要求肿瘤无明显梗阻性脑积水、未压迫视路，或手术切除肿瘤、囊肿穿刺抽吸（引流、分流）后视交叉与肿瘤有明确边界（>2～3 mm），患者自愿选择，无治疗禁忌证。对大部分肿瘤部分切除的病例，因残留病变较大或与视路关系密切，更适合选择SRT治疗。颅咽管瘤SRT治疗指征：①肿瘤与关键结构的距离<5 mm。②肿瘤直径>50 mm。③儿童颅咽管瘤病例的初始治疗。

考虑到颅咽管瘤钙化、紧邻重要敏感结构、难以全切，因此，对颅咽管瘤病例应该参考肿瘤的影像学信息，根据患者的年龄以及肿瘤大小、与脑关键结构的关系，全面权衡各个治疗手段的利弊，谨慎选择治疗方案。对于大病变与囊实性病变，推荐手术（切除、引流、分流）联合放射外科治疗，旨在提高手术安全性，改善远期治疗效果。

如下情况应视为治疗禁忌：①严重心、肝、肾功能不全。②由于肿瘤原因导致视力、视野受损，未实施视神经减压术者。③肿瘤突入第三脑室导致室间孔阻塞，引发脑积水、颅内压增高症，未得到控制者。④术后伤口不愈、并发感染、颅内有活动性出血。

对单纯应用外放疗治疗颅咽管瘤仍存在着争议，有认为放疗可延长患者生存，抑制肿瘤细胞生长，有认为其治疗效果不佳。20年来广州医科大学附属第二医院应用伽马刀治疗230例颅咽管瘤（包括未手术及术后残留者），经随访体会，伽马刀对残留及复发者可以抑制肿瘤生长，延长患者生命。

（二）操作方法及程序

1. 认真术前评估

详细了解病史，认真进行临床检查，如视力、视野，相关内分泌检测和高清薄层强化 MRI 三维扫描，准确评估肿瘤与视路、重要血管神经的解剖关系，并注意患者系统器官功能评价。

2. 研讨治疗方案

结合术前或放射治疗前近期颅脑 CT 和 MRI 影像资料了解肿瘤部位、大小及其与周围重要组织结构的关系并确定靶区，科内或伽马刀会诊确定治疗备选方案，并进行必要的伽马刀治疗前准备（包括穿刺置管外引流与复查）。对于有视路压迫或囊肿巨大者，推荐手术联合治疗，做好相互协调安排。

3. 定位框架安装

结合病变平面安装头架，尽量将病变置于中心，并避开头钉伪影干扰（金属螺丝钉的尖部位应高于视交叉水平至少 2 mm），初期可借助治疗前的 MRI 片，在患者头部体表上勾画出病变和视交叉的位置。常把定位框架的基底环的位置与眶顶平行。

4. 影像学定位

颅咽管瘤基本影像学定位条件是层厚为 2~3 mm 的无间距高清三维 MRI 增强扫描。确定肿瘤的边界主要依靠矢状位像和冠状位像，在冠状位上观察肿瘤最清楚，确定靶点主要靠轴位像，各机器应该有较为固定的扫描参数与系列，以便计划使用。

5. 制定治疗计划

定位 MRI 扫描，传输数据，进行治疗计划设计。注意视路的保护，原则上视路受量低于 8 Gy，肿瘤治疗剂量 10~15 Gy，理想剂量目前仍在探索中。体积偏大病变者，可采用低分次治疗或分次 X 刀、射波刀治疗。

6. 准直器的选择

多个较小准直器所形成的等剂量曲线的下降陡于单个较大准直器所形成的剂量分布曲线的下降，因此在颅咽管瘤伽马刀治疗，常选用 4 mm 和 8 mm 直径大小的准直器，这样靶区外的曲线下降更陡，更有利于保护视力。

7. 治疗剂量选择

对以往接受过放射治疗患者，视神经可能已经接受照射，则视力受损的危险性增加，更应注意周围敏感结构剂量的控制；对于 SRS 治疗前未失明的患者，视神经、视交叉和视束所受的剂量应在 8~9 Gy 以下，垂体、下丘脑所受剂量应控制在低于 15 Gy 左右。

三、放射外科治疗的疗效与影响因素

Richmond 报告颅咽管瘤放疗后 10 年以上的生存率达 44%~100%。有报道病例放疗后肿瘤控制率达 52%（图 7-13），肿瘤囊壁明显缩小。

在影响颅咽管瘤 SRS、SRT 效果的因素中，肿瘤的放射治疗剂量不足是主要原因。由于肿瘤与周围许多放射敏感组织（如视神经、视交叉、垂体、下丘脑等）关系密切甚至被肿瘤包绕于其中，因此为保证这些放射敏感组织免受放射损伤引起功能障碍，降低肿瘤的放射剂量不可避免。在 Steiner 等治疗的 8 例患者中，有 1 例患者治疗靶区外的实体部分肿瘤继续增大。Mokry 报道 6 年间应用伽马刀治疗 23 例颅咽管瘤的结果，经过 6~57.2 个（平均 22.6 个月）月的随访，14 例（61%）肿瘤明显减小，其中有 1 例 3 月后出现囊性复发，经囊腔内注入博来霉素，得到成功控制。另有 3 例患者为获得长期控制的疗效，进行了第二次伽马刀治疗。第二次治疗时，其靶体积较首次治疗时明显减小。有 6 例（26%）肿瘤继续生长。分析表明，仅有 81% 的肿瘤体积被包括在处方剂量的等剂量线内，提示剂量不足是颅咽管瘤继续生长的原因。

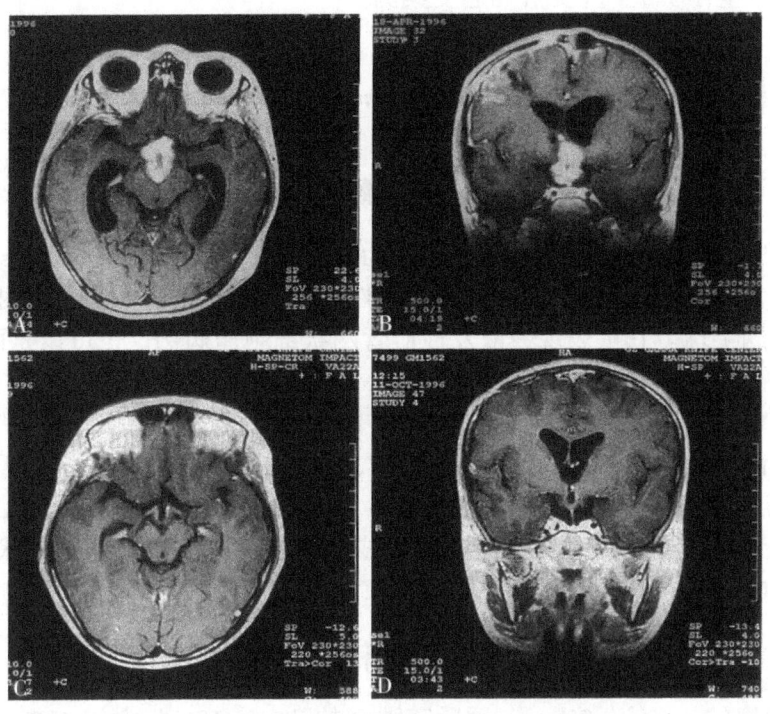

图7-13 γ刀治疗开颅术后残留鞍区颅咽管瘤
A 和 B. MRI 显示鞍区残留瘤体；C 和 D. 伽马刀后半年复查，瘤体消失，烦渴、多饮、多尿症状消失

肿瘤体积也是影响治疗效果的原因之一。SRS 治疗的颅咽管瘤的靶区体积越小，肿瘤生长抑制越理想。对于颅咽管瘤实质部分体积大于 7 cm³ 者，可以先手术使体积缩小，再进行 SRS 治疗，通常可以取得良好的疗效。儿童颅咽管瘤通常以成釉细胞型多见，临床上肿瘤多呈囊性，而成人颅咽管瘤，在病理分型上以鳞状上皮细胞型多见，肿瘤通常呈实质性。因此颅咽管瘤患者年龄越小，SRS 治疗的疗效越差，表现为肿瘤不易控制，易于复发，特别是 SRS 治疗后，颅咽管瘤的囊性部分不能得到有效的控制，继续增大，症状加重；同时也表现为，患者对 SRS 治疗的耐受差，容易出现智力障碍和下丘脑功能损害。故针对儿童颅咽管瘤患者的特点，应该采取综合治疗措施，囊性部分进行立体定向穿刺引流或分流，囊内注入放射性核素内放疗，尽可能消除囊腔，缩小肿瘤体积后再考虑实体肿瘤或残留肿瘤的 SRS 治疗，以减少其复发机会。在选择 SRS 治疗颅咽管瘤的适应证时，应充分考虑以上影响疗效的因素。

四、并发症防治

放射治疗后主要并发症有视神经、下丘脑及脑神经损害，以及垂体功能低下，放射性脑坏死，偶有术后脱发现象。应注意定期随访和影像学复查，以及时发现、诊断和及时治疗。

视路受损（视力下降或失明）这一并发症考虑与放射剂量有关，视神经与视交叉接受的放射剂量越大，视路受损的发生率就越高，若视神经已经受到不同程度的损伤（如接受过一定的放射剂量，受病变压迫或手术牵拉损伤），则并发症的风险就随之增加。一般来说，视神经、视交叉的受照剂量低于 8～9 Gy 是安全的。

其他并发症有尿崩症、垂体或视丘下部功能低下（如肥胖、生殖无能等），目前的资料尚不能表明它们的出现与放射治疗剂量有关，病变本身的侵犯和压迫可能是更重要的因素。放射性水肿和放射性坏死罕见，可以是暂时性的，也可能是永久性的；通常暂时性并发症在使用糖皮质激素和其他对症治疗后，可以得到减轻和缓解；而永久性的并发症，通常表现为随时间延长而逐步加重，并且对糖皮质激素和其他对症治疗无反应。放射治疗后的永久性垂体和下丘脑功能减退患者，则需要终生使用激素进行替代治疗。对放射性坏死，若病情允许，可进行手术清除。也有作者提出 SRS 后再手术，可以更好地控制颅咽管瘤的生长，提高患者生存质量。罕见肿瘤恶变案例。

第五节 血管网状细胞瘤

一、概述

颅内血管网状细胞瘤（angioreticuloma），也称为血管母细胞瘤（hemangioblastoma，HB）、毛细血管性血管瘤（capillary hemangioma），是颅内少见良性肿瘤，多发生在小脑半球内，少数可见于脑干和脊髓，个别发生于大脑半球。它可表现为散发性血管网状细胞瘤病例，也可以是西－林病（von Hippel Lindaudisease，VHL病）的一种表现形式。VHL病是一种遗传性肿瘤综合征，是位于人类第3对染色体短臂上（3p25.3）的VHL抑癌基因缺失或突变引起中枢神经系统（CNS）血管网状细胞瘤和视网膜血管瘤、肾透明细胞癌或肾囊肿、嗜铬细胞瘤、胰腺囊肿、胰腺内分泌肿瘤和内淋巴囊瘤的多系统肿瘤综合征。按照VHL病的定义，有VHL病家族史的患者，单发视网膜血管瘤或小脑血管网状细胞瘤、嗜铬细胞瘤、肾透明细胞癌；无VHL病家族史者，同时或异时患有两个CNS血管网状细胞瘤或1个血管网状细胞瘤同时合并上述CNS外肿瘤者则称为VHL病。

二、发病率和病理

本病占所有脑肿瘤的1.5%～2%，占颅后窝肿瘤的7%～12%。大约40%的VHL病患者表现有中枢神经系统血管网状细胞瘤。根据近几年的遗传学研究，散发性中枢神经系统血管网状细胞瘤中，25%～40%的患者为VHL病，5%～30%的患者的VHL基因有突变、缺失或蛋白表达异常，而在40岁以前发病者，36%的散发性患者均显示VHL基因异常。这些遗传学改变可能是解释某些患者手术后再复发或多发的原因。散发性单发血管网状细胞瘤手术全切后可治愈，但是10%～30%肿瘤仍然会复发或转变为多发肿瘤，使手术治疗变得相对困难。血管网状细胞瘤的组织学表现：肿瘤组织由高度丰富的幼嫩血管组织（类似毛细血管）和基质细胞组成。

三、临床表现

病程从5个月～10年，肿瘤伴有囊性变者病程相对较短，实体肿瘤生长缓慢，病程可达数年或更长。发病年龄从新生儿到80岁均可发病，但是以30～40岁最多（平均36岁）。患者的首发症状为头痛、走路不稳。当肿瘤位于脑干时，可出现脑神经症状和锥体束症状。由于CT和MRI的广泛普及，术前的正确诊断率明显提高。

CT表现：肿瘤常位于小脑，多数为圆形或卵圆形单发的囊性占位，少数为实质性；增强时可见肿瘤结节明显强化，而肿瘤囊壁无明显强化，实质性肿瘤均匀强化。MRI表现为一边界清楚的囊性病灶，周边无水肿，紧邻软脑膜侧伴有血供丰富的壁结节。囊液为富含蛋白液体和（或）囊内出血。肿瘤结节T_1像呈轻度低信号，T_2像呈轻度高信号，增强扫描明显强化。在病灶周围和实体部分可见较大的供血或引流血管。实质性肿瘤为均匀强化的高信号，较大的实质肿瘤内可见血管流空影，脑血管造影（DSA）显示肿瘤血管染色。

四、诊断

青壮年患者小脑肿瘤，结合CT和MRI的表现，对于典型的血管网状细胞瘤可做出正确诊断。对伴有VHL病或家族史者可基本诊断为此病。对于实质性血管网状细胞瘤仍有较高的误诊率，因此结合CT、MRI和DSA的表现，多数可正确诊断。

五、治疗

显微外科手术是本病的主要治疗方法，但是本节主要介绍伽马刀治疗本病效果和不良反应。

1. 伽马刀治疗的适应证

肿瘤直径小于 3 cm 的实质性肿瘤，以及直径小于 1.5 cm 的囊性肿瘤均可伽马刀治疗。脑干内血管网状细胞瘤的直径最好小于 1 cm。当肿瘤直径较大时，最好手术切除肿瘤。但是，对于手术难度大、风险高，患者身体不能耐受外科手术时，也可考虑采用分阶段（间隔 6～10 个月）伽马刀治疗（图 7-14）。大囊小结肿瘤不适合伽马刀治疗，而小囊小结节肿瘤可伽马刀治疗，治疗时需要将整个囊性肿瘤给予高剂量照射。

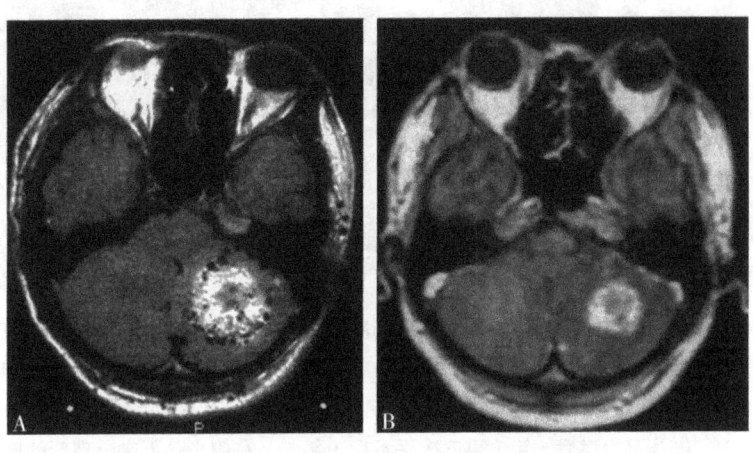

图 7-14　左侧小脑血管网状细胞瘤分次伽马刀治疗

A. 伽马刀治疗前 MRI 增强：首先伽马刀照射周边剂量 12 Gy，10 个月后，再次照射周边剂量 9 Gy；B. 伽马刀治疗后 4 年，MRI 显示肿瘤明显缩小

2. 治疗剂量和治疗效果

结合文献和华山医院的治疗经验，照射肿瘤的周边剂量最好能达到 18～20 Gy，周边剂量高肿瘤的长期疗效好，单发肿瘤治疗效果优于多发肿瘤。伽马刀治疗后 5 年和 10 年的肿瘤局部控制率分别达到 74% 和 50%。1 例小脑多发血管网状细胞瘤患者伽马刀治疗后 48 个月，在被治疗肿瘤附近出现新的囊性肿瘤，手术将这两个肿瘤同时切除，病理结果显示：肿瘤周边剂量 18 Gy 的肿瘤结节内见凝固性坏死和胶质瘢痕组织，未见肿瘤细胞，周围小脑组织内胶质增生。这一病理结果证实肿瘤周边剂量 18 Gy 可以完全杀死血管网状细胞瘤（图 7-15）。

脑干内小的肿瘤尽量将照射肿瘤的周边剂量提高到 15 Gy，或采取分阶段治疗，这样才能长期控制肿瘤生长。对于 VHL 病的患者，脑部血管网状细胞瘤的伽马刀治疗能有效控制肿瘤生长。华山医院应用伽马刀治疗 35 例血管网状细胞瘤，并对他们进行了长期随访。肿瘤周边剂量：12～24 Gy，平均 17.2 Gy，24 例肿瘤周边剂量 ≥ 16 Gy，11 例因肿瘤较大或肿瘤位于或靠近脑干，肿瘤周边剂量 < 16 Gy。伽马刀对血管网状细胞瘤控制率：1 年控制率为 94%，2 年控制率为 85%，3 年控制率为 82%，4 年控制率为 79%，5 年控制率为 71%（图 7-16）。在随访 5 年以上肿瘤控制良好的患者中，1 例周边剂量为 15 Gy，3 例 16 Gy，1 例 17 Gy，其余 10 例周边剂量 ≥ 18 Gy，周边平均剂量 18 Gy；而肿瘤控制不佳者周边平均剂量为 14.2 Gy，经 t 检验（t = 2.23，P < 0.05），两组剂量差异性显著，表明肿瘤控制效果与剂量相关。Asthagiri 等人报道伽马刀治疗 VHL 病相关的血管网状细胞瘤的控制率：2 年为 91%，5 年为 83%，10 年为 61%，15 年为 51%。肿瘤局部控制率高与他们使用较高治疗剂量有关，他们照射肿瘤周边平均剂量为 18.9 Gy。因此，当肿瘤周围没有重要组织或结构时，尽量提高照射剂量。

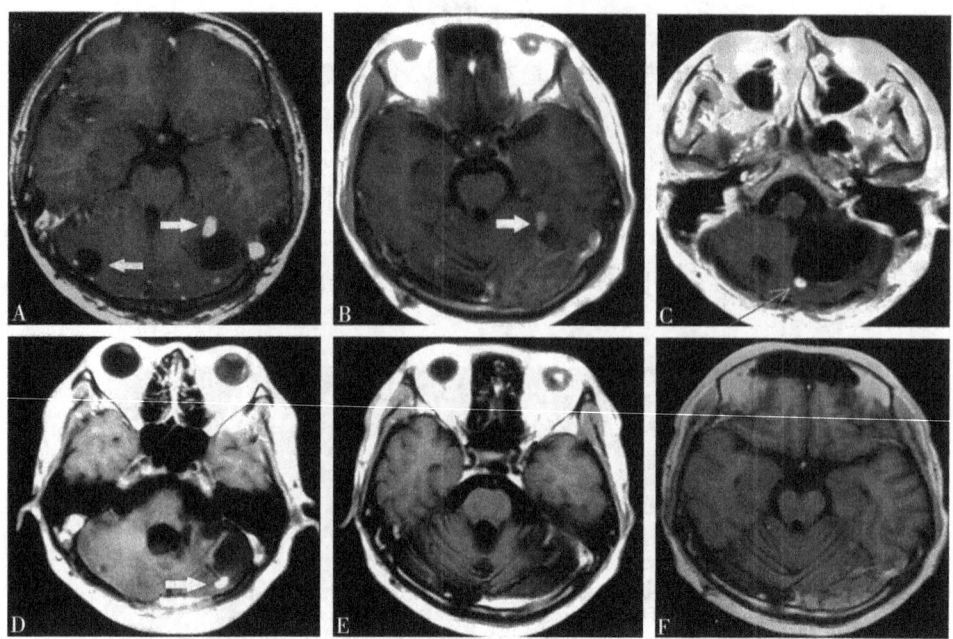

图 7-15　两次手术后小脑多发血管网状细胞瘤伽马刀治疗（肿瘤周边剂量 18 Gy）

A. 伽马刀治疗前；B. 伽马刀治疗后 2 年肿瘤缩小或消失；C. 伽马刀治疗后 4 年，出现新的肿瘤伴大的囊性变，第三次手术将新出现的肿瘤和伽马刀治疗后残留的肿瘤结节一起切除；D. 伽马刀治疗后 5 年（第三次手术后 1 年），右侧小脑再次出现新肿瘤，再次伽马刀治疗；E 和 F. 伽马刀治疗后 7 年复查 MRI 显示肿瘤消失

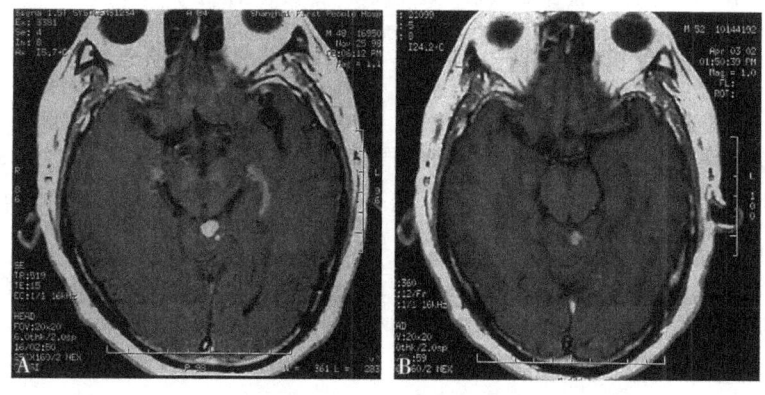

图 7-16　小脑蚓部血管网状细胞瘤术后伽马刀治疗

A. 伽马刀治疗前：小脑内 2 个血管网状细胞瘤，小脑上蚓部肿瘤未能手术切除，然后伽马刀治疗（肿瘤周边剂量 17 Gy）；B. 伽马刀治疗后 4 年半，肿瘤缩小

3. 伽马刀对囊性肿瘤的作用

在 Patrice 报道的高剂量组中，伽马刀治疗后虽然个别囊性肿瘤缩小或消失，但多数囊性肿瘤伽马刀术后仍需要穿刺囊肿，解除占位效应。Niemela 报道伽马刀治疗 11 例血管网状细胞瘤中，3 个囊性肿瘤需要再手术。Chang 等人应用 X 刀治疗 29 个 VHL 病相关的血管网状细胞瘤，尽管使用高放射剂量，少数囊性肿瘤缩小或消失，但是 2 个肿瘤需要穿刺引流，以减轻占位效应。华山医院治疗的病例中，2 例大囊小结节肿瘤，伽马刀术后 3 个月和 4 个月因囊肿占位效应被迫手术治疗，1 例伴有小囊肿的脑干肿瘤因囊肿增大和肿瘤局部控制不佳，21 个月时再次手术，术后出现严重后遗症。1 例多发性小的囊性肿瘤，伽马刀术后 2 年部分小囊肿消失，大囊肿缩小，但是 4 年后再次出现囊变。部分多发肿瘤出现新的囊性肿瘤，由于占位效应而再次手术。表明大囊小结肿瘤不适合伽马刀治疗，而小囊小结节肿瘤虽早期可被伽马刀控制，但是部分囊肿仍会增大，目前对肿瘤囊变机制尚不清楚。

4. 伽马刀治疗的不良反应及处理

（1）放射性脑水肿：当照射剂量高（早期），肿瘤体积较大时，伽马刀治疗后会出现肿瘤周围脑水肿。患者症状不严重时，可以间断应用甘露醇和激素脱水治疗。

（2）肿瘤囊肿增大：当肿瘤的囊变部分增大引起症状时，可以立体定向穿刺抽吸肿瘤囊液，也可手术切除肿瘤。

（3）肿瘤的复发或出现新的肿瘤：Conway等分析一组40例血管网状细胞瘤时发现，6例VHL病患者最初仅表现为单发的血管网状细胞瘤，VHL病患者大约平均2.1年出现一个新的肿瘤。Wanebo等报道，在随访6个月以上（随访时间37个月±24个月）的88例VHL患者中，32例出现110个新的血管网状细胞瘤。华山医院治疗的一组VHL病例中，多发血管网状细胞瘤患者平均25个月出现新的肿瘤，而单发血管网状细胞瘤平均63个月出现新的肿瘤。由于部分血管网状细胞瘤肿瘤的基因有改变，这可能是解释某些患者手术后再复发或多发的原因。

总之，伽马刀对中小型实质性HB有良好的中长期控制作用，特别是当肿瘤周边剂量大于或等于18 Gy；虽然伽马刀在治疗多发HB中有优势，但是患者属于VHL病，肿瘤的复发使伽马刀治疗面临挑战。以大囊小结节为主的HB不适合伽马刀治疗。肿瘤控制剂量为16～20 Gy。

第六节　三叉神经鞘瘤

三叉神经鞘瘤是起源于三叉神经半月节或三叉神经鞘的脑外良性肿瘤，约占颅内肿瘤的0.2%，占颅内神经鞘瘤的0.8%～8.0%，肿瘤可位于颅中窝、颅后窝或骑跨于颅中、后窝，病程多在1年以上。近年来，显微外科技术的发展以及对手术入路的熟练使得三叉神经鞘瘤的手术切除率提高到了58%～94%，发症率大大降低。然而，由于肿瘤邻近脑神经和重要血管，且临床较少见，因此只有少数经验丰富的医生能做到肿瘤全切并避免出现严重的并发症。

伽马刀作为一种微创治疗的手段，在三叉神经鞘瘤的治疗中已取得了公认的良好效果。对于体积较小者、外科手术难度较大者、外科手术术后残留及复发者，以及有手术禁忌证或拒绝手术者均可作为伽马刀治疗的适应证。

与听神经鞘瘤相类似，三叉神经鞘瘤伽马刀治疗效果良好，肿瘤的控制率可达90%以上，肿瘤内伴有囊性变或散在低信号者，伽马刀后肿瘤缩小明显，实质性肿瘤伽马刀后逐渐缩小，肿瘤缩小过程有随时间延续的趋势。

关于三叉神经鞘瘤伽马刀的治疗剂量，Pollock等选择周边剂量12～20 Gy（平均18 Gy），肿瘤控制率为96%；Nettel等报道用平均15 Gy（13～20 Gy）剂量治疗22例患者，肿瘤控制率91%，仅1例出现持续性神经功能损伤；王恩敏等按照肿瘤的大小选择照射剂量，肿瘤最大径≤30 mm，周边剂量14 Gy，最大径31～35 mm，13 Gy左右，最大径>35 mm，周边剂量≤12 Gy，经中长期随访肿瘤的控制率达91%以上。天津医科大学第二附属医院伽马刀中心治疗剂量的选择也遵循低剂量原则，根据肿瘤容积、与脑神经脑干等重要结构的毗邻关系选择治疗剂量，边缘剂量10～15 Gy，取得较好疗效。少数患者在伽马刀治疗后因肿瘤囊变导致体积明显增大，压迫周围结构，尝试采取了立体定向穿刺手术，并置入Ommaya储液囊抽液后症状改善。

病例1：女性，44岁，主因左侧面部麻木12月来诊，于1998年6月9日行伽马刀治疗。神经系统检查：左面部感觉减退。MRI显示左侧鞍旁占位，强化均匀。伽马刀治疗参数：等中心数9个，用50%等剂量曲线包绕病灶，边缘剂量14 Gy，中心剂量28 Gy，治疗后18个月、30个月、42个月、90个月时进行增强MRI复查，显示肿瘤逐渐缩小（图7-17）。

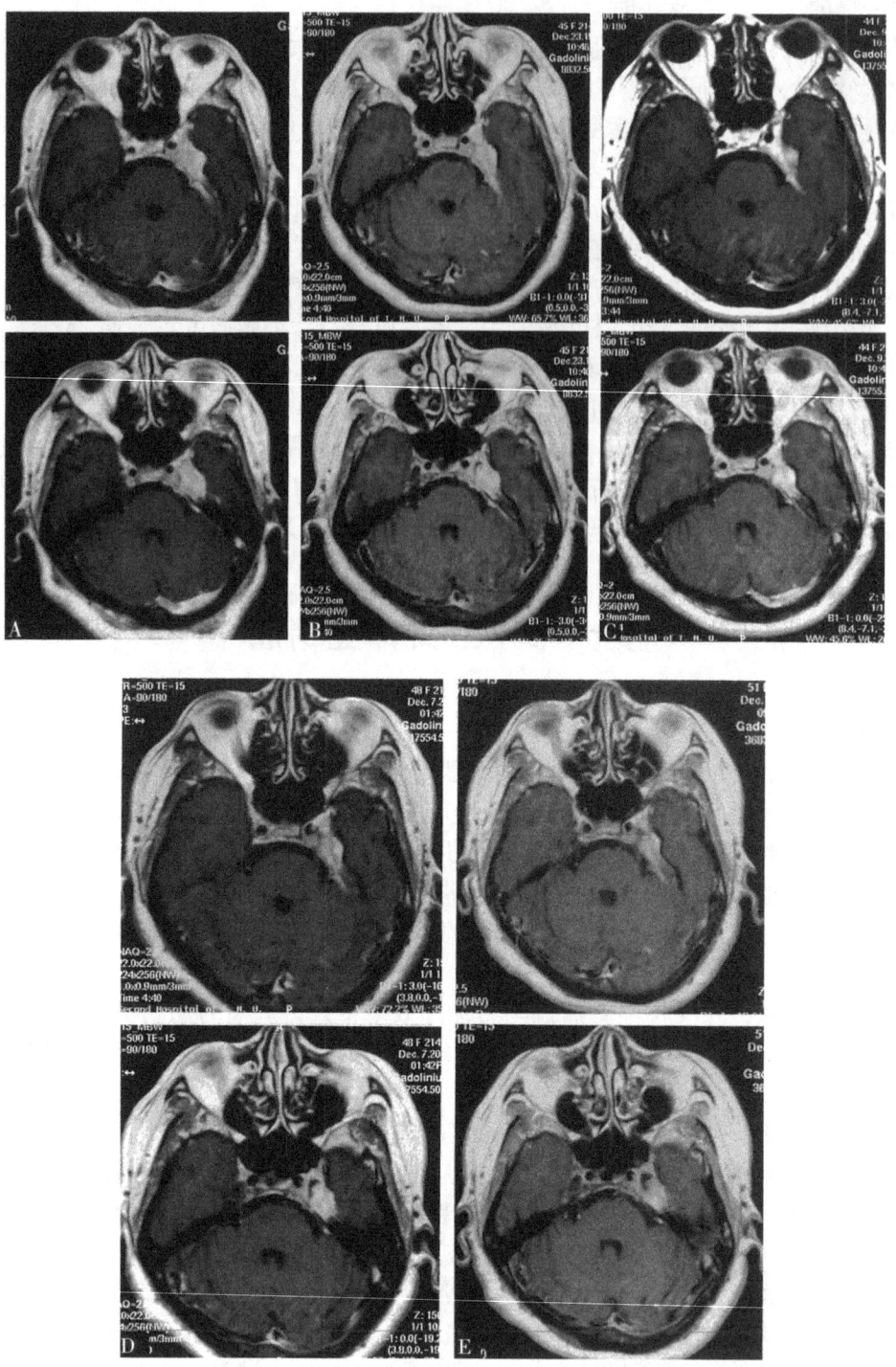

图 7-17 三叉神经鞘瘤伽马刀治疗（强化）

A. 伽马刀定位 MRI；B. 伽马刀治疗后 18 个月，肿瘤缩小；C. 治疗后 30 个月，肿瘤继续缩小；D. 治疗后 42 个月，肿瘤缩小；E. 治疗后 90 个月，肿瘤继续缩小

病例2：患者女性，61岁，左侧Ⅰ、Ⅱ分布区麻木、感觉减退，经查发现左三叉神经鞘瘤，行立体定向伽马刀治疗。边缘剂量15 Gy，50%等剂量线。伽马刀治疗后6个月、14个月、41个月、86个月复查MRI显示肿瘤逐渐缩小（图7-18）。

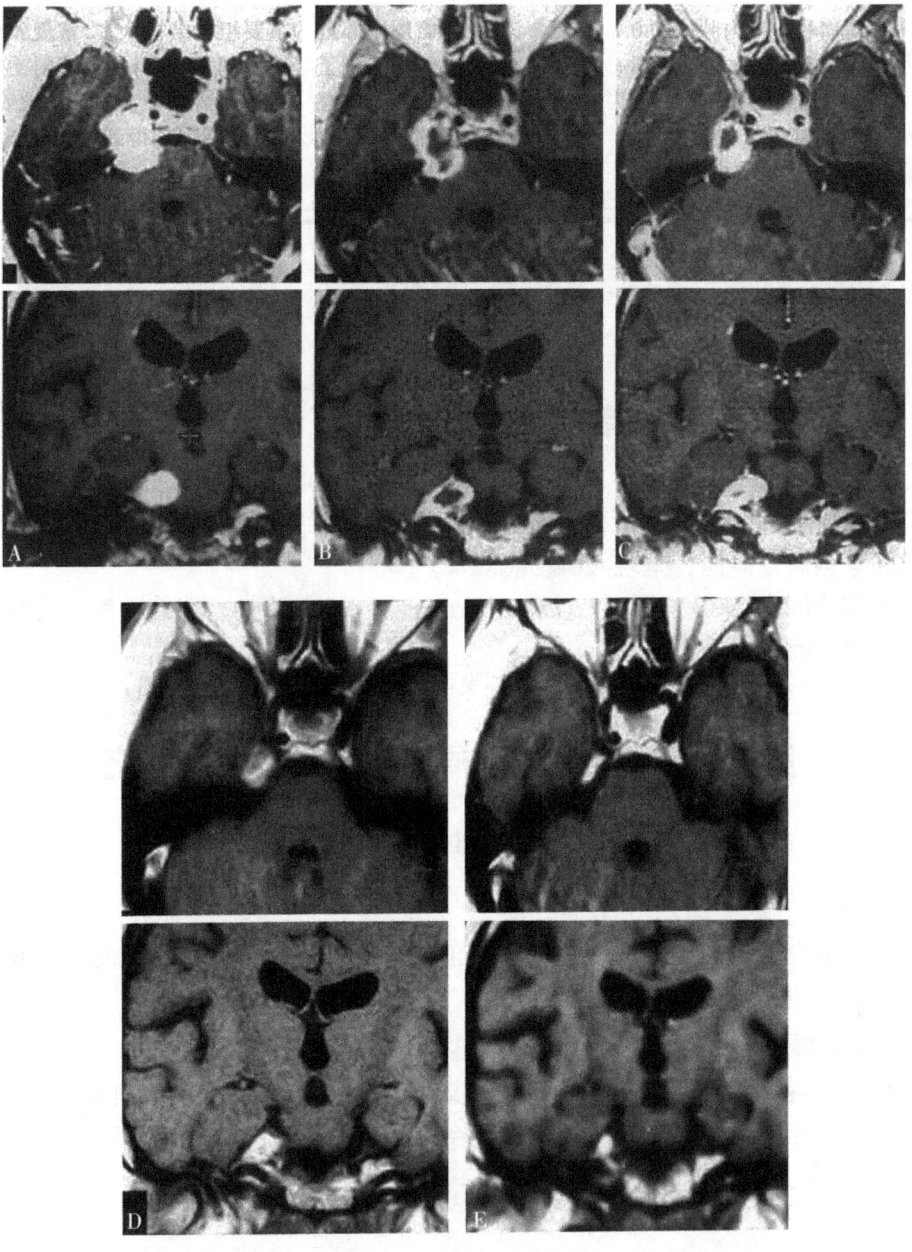

图 7-18 三叉神经鞘瘤伽马刀治疗（轴、冠状位强化扫描）

A. 伽马刀治疗前 MRI；B. 伽马刀治疗后 6 个月，肿瘤中心强化缺失；C. 治疗后 14 个月，肿瘤缩小明显；D. 伽马刀治疗后 41 个月，肿瘤缩小明显；E. 治疗后 86 个月，肿瘤缩小明显

第八章

鼻咽癌

第一节 鼻咽癌概念

鼻咽癌（nasopharyngeal carclnoma，NPC）是指原发于鼻咽腔上皮组织的恶性肿瘤。

鼻咽癌在中国是常见恶性肿瘤之一，其流行病学具有较大的区域性分布特点，其发病具有地域聚集性、种族易感性和家族高发倾向，呈现人群易感现象。

鼻咽癌可能的致病因素：EB病毒（Epstein-Barr virus，EB）感染、遗传因素、化学致癌因素、环境因素、生活方式或进食腌制食物等。

第二节 解剖学、局部侵犯及淋巴引流

一、鼻咽的解剖、局部侵犯

（一）鼻咽腔的结构

鼻咽腔呈不规则的立方形状，分为六个壁，即顶壁、顶后壁、左右侧壁、前壁和底壁构成。鼻咽癌好发鼻咽咽隐窝，也是侵入颅内的重要途径之一。

（二）鼻咽腔的咽筋膜及咽旁间隙

鼻咽部有咽颅底筋膜、咽旁间隙。咽旁间隙，又分为鼻咽腔外侧的咽侧间隙和鼻咽腔后方的咽后间隙。咽侧间隙以茎突为界，又分为茎突前间隙和茎突后间隙；咽后间隙内有咽后内、外侧两组淋巴结。

（三）鼻咽腔与颅底、海绵窦关系

1. 颅底

颅底位于鼻咽顶部和顶侧壁，是鼻咽癌最常见的侵犯部位。颅底骨受侵，常伴有第Ⅴ、Ⅸ、Ⅹ、Ⅺ、Ⅻ对脑神经的损伤。

2. 海绵窦

海绵窦位于颅内蝶窦两旁，白上而下有颈内动脉、多对脑神经（Ⅲ~Ⅵ）由后向前穿行。当鼻咽癌侵犯海绵窦时，临床上可表现为上述前组脑神经受损的表现。

二、鼻咽的淋巴引流

鼻咽腔在黏膜下有较致密的淋巴管网，其顶壁和顶后壁的黏膜下淋巴组织十分丰富，构成咽扁桃体，经咽后壁引流至咽后内、外侧淋巴结，然后再引流至颈部；或咽侧壁直接引流至颈内动、静脉出入颅底处的淋巴结及乳突尖深部淋巴结，然后再引流至颈部的淋巴结。故咽后淋巴结和颈上深淋巴结，一般可认为是前哨淋巴结。

鼻咽癌淋巴引流途径主要有两条：颈静脉链和副神经链，局限于鼻咽一侧的原发癌可出现双侧或对侧颈淋巴结转移，通常沿着淋巴管引流的方向，依次转移。

第三节　生物学特性与病理类型

一、生物学特性

（一）生长形态及侵犯分型

1. 根据鼻咽癌肿瘤的临床生长形态
（1）大体分为外生型和黏膜下浸润型。
（2）分型常分为五种类型：黏膜下浸润型、菜花型、结节型、黏膜下型、溃疡型。
2. 根据鼻咽癌侵犯范围和发展方向
分为以下五型：局限性、上行型、下行型、上下行型、远处转移型。

（二）鼻咽癌的侵犯途径

临床上鼻咽部肿瘤可沿着鼻咽前后、左右、上下方向侵犯生长，产生相应的症状和体征，常见的生长侵犯途径为：

1. 鼻咽前壁肿瘤
可向以下两个方向侵犯。
→后鼻孔→鼻腔。
→翼突、翼腭窝、软腭→眶下裂→眶尖→海绵窦、上颌窦、筛窦。

2. 鼻咽后壁肿瘤
可向以下两个方向侵犯。
→茎突后间隙→斜坡、颈椎、枕骨大孔。
→斜坡、岩尖（舌下神经管、颈静脉孔）→颈椎→颅内。

3. 鼻咽侧壁肿瘤
可向以下两个方向侵犯。
→茎突前间隙→蝶骨大翼（卵圆孔）→海绵窦。
→茎突前间隙→翼内外肌→颞下窝。

4. 鼻咽顶壁肿瘤
可向以下两个方向侵犯。
→破裂孔（岩尖、斜坡）→蝶窦、海绵窦。
→蝶骨基底部→蝶窦、海绵窦。

5. 鼻咽下壁肿瘤
可向→口咽→下咽方向侵犯。

（三）鼻咽癌病灶的侵犯规律

（1）MRI 扫描发现鼻咽癌病灶的侵犯规律。
根据病灶可能侵犯危险性划分为三个等级：高、中、低危（红、黄、蓝），如果高危结构（+），周围中危结构受侵概率增加到 55%；如果高危结构（−），周围中危结构受侵犯概率小于 10%。

（2）2012 年 Francis CH Ho 等，纳入 13 项研究进行了 Meta 分析将咽后淋巴结（RLN）和Ⅱ区淋巴结作为第一站（高危），将Ⅲ、Ⅳ和Ⅴ区淋巴结作为第二站（中危），将锁骨上区（SCF）Ⅰa、Ⅰb、Ⅵ区淋巴结及腮腺淋巴结作为第三站（低危）。

鼻咽癌颈部淋巴结转移，按目前已发表的研究，总结颈部各个分区转移率，从高危到低危进行转移的顺序为咽后+Ⅱ区→Ⅲ、Ⅳ和Ⅴ区→SCF、Ⅰb、Ⅵ、Ⅰa 区，很少发生跳跃性转移。

二、病理类型

按照世界卫生组织（WHO）2005 鼻咽肿瘤病理及遗传学分类，将鼻咽癌的病理类型分为Ⅰ型——角化性鳞状细胞癌（squamous cell carclnoma, or Keratinizing squamous cell carcinoma）、非角化性癌

（non-keratinizing carcinoma），根据肿瘤细胞的分化程度又分为Ⅱ型——分化型非角化鳞状细胞癌（differentiated non-keratinizlng carcinoma）和Ⅲ型——未分化型非角化鳞状细胞癌、基底样鳞状细胞癌、鼻咽部乳头状腺癌、涎腺型癌。

第四节　临床表现

一、临床症状

（1）鼻咽腔原发灶引起的临床症状：回吸性血涕（涕血或鼻出血）、耳鸣、听力减退、鼻塞、头痛、面部麻木、复视及眼部表现、张口困难。

（2）转移淋巴结引起的临床症状。

（3）血行转移至实质性脏器引起的临床症状：包括骨、肺、肝、远处淋巴结、皮肤及皮下、骨髓、脑实质；多无症状，或局部症状，多脏器转移时常伴有发热、贫血、消瘦和恶病质。

二、体征

鼻咽肿物、颈部肿块、脑神经受累的表现。

脑神经麻痹综合征：眶上裂综合征、眶尖综合征、垂体蝶窦综合征、岩蝶综合征、颈静脉孔综合征、舌下神经孔综合征、腮腺后间隙综合征。

第五节　检查

一、临床检查

1. 一般项目

行为状况评价（KPS）、体重、身高、视力、生命体征的测定，心、肺、肝、脾、骨骼及神经系统。

2. 专科检查

眼部检查、耳部检查、鼻部检查、口腔检查、鼻咽区域淋巴结检查。

（1）根据颈部影像学分区记录：有无肿大淋巴结，其部位、大小（肿瘤最大径 × 最大径的垂直径 × 厚度）、质地、活动度、是否侵犯皮肤等，分区中没有提及的另外文字描述。

（2）脑神经：对十二对脑神经及颈交感神经所支配的肌肉、器官等进行检查，记录功能损害情况及相关功能评价。三叉神经、展神经、舌咽神经和舌下神经的受累多见。Ⅰ～Ⅻ对脑神经功能与异常（表8-1）。

表8-1　Ⅰ-Ⅻ对脑神经功能与异常

脑神经	功能	异常
Ⅰ嗅神经	嗅觉	嗅觉敏感性下降
Ⅱ视神经	视觉	单侧黑蒙
Ⅲ动眼神经	眼球运动	上睑下垂
	眼睑横纹肌的神经支配和近视时晶体的调节	调节功能丧失
Ⅳ滑车神经	上斜肌的神经支配	眼球下视和内视受限
Ⅴ三叉神经	V1、V2：皮肤、肌肉、面部关节和嘴的皮肤和本体感受器感觉，牙齿的感觉神经分布	眼上部和上颌区域面积疼痛及麻木
	V3：咀嚼肌的神经分布和面部下颌区的感觉神经分布	面部下颌区域疼痛及麻木
Ⅵ外展神经	眼外直肌的神经支配	复视，外展受限

(续 表)

脑神经	功能	异常
Ⅶ面神经	面部表情肌的神经支配，舌部前 2/3 的味觉	鼻唇沟变浅，面部表情不对称舌部前 2/3 味觉消失
Ⅷ听神经	听觉	听力下降，眩晕、头晕
	平衡、姿势反射、头部空间的定位	
Ⅸ舌咽神经	吞咽、颈动脉体的神经支配，舌部后 1/3 味蕾的神经支配	吞咽困难舌部后 1/3 味觉消失
Ⅹ迷走神经	咽、农部横纹肌神经支配，控制发声肌肉。咽、喉及胸腹部的内脏感觉	软腭、咽喉部黏膜感觉减退咽反射消失吸入症状
Ⅺ副神经	斜方肌、胸锁乳突肌运动神经支配	斜方肌、胸锁乳突肌瘫痪
双舌下神经	舌内肌肉运动神经支配	舌肌单侧瘫痪及萎缩

3. 间接鼻咽镜检查

间接鼻咽镜检查对鼻咽腔结构的改变和双侧对称性进行比较，观察鼻咽腔有无肿物，鼻咽黏膜有无增粗、糜烂、溃疡、坏死或出血等异常改变，以及与鼻咽各壁的关系，有无口咽受侵，可钳取组织送病理检查确诊。

4. 纤维鼻咽镜检查

观察鼻腔及鼻咽腔内的病变，尤其对于咽反射较敏感而无法使用间接鼻咽镜检查的患者更为适用。

二、实验室检查

（一）常规检查项目

血常规，血型，出、凝血时间，肝肾功能，电解质，肝炎十项、感染性疾病筛查（乙肝、丙肝、梅毒、艾滋等），甲状腺功能，垂体功能，凝血三项检查，必要时行乙型肝炎病毒 DNA 检测及结核抗体检测。

（二）EB 病毒感染的血清学检查

EB 病毒 DNA（EBV DNA）属于肿瘤源性 DNA。

1. 检查项目

常规用于鼻咽癌筛查和辅助诊断的 EB 病毒血清学检查项目，包括免疫酶法检测 EB 病毒壳蛋白抗原 - 免疫球蛋白 A（VCA-IgA）、EB 病毒早期抗体（EA-IgA）和 EB 病毒 DNA 酶抗体中和率（EBV-DNaseAb）或酶联免疫吸附测定 ELISA 法联合检测 VCA-IgA 和核抗原抗体（EBNAI-IgA）。

2. 血清 EB 病毒抗体筛查及临床应用

鼻咽癌高发区人群血清流行病学普查，血清 EB 病毒抗体检测的适应证：有鼻咽癌症状者，如回缩性血涕、耳鸣、听力减退、头痛、颈淋巴结肿大、面麻、复视等。

临床凡属于下述情况之一者，可以认为是鼻咽癌的高危患者，ELISA 法抗体滴度：① VCA-IgA 滴度≥1∶80。②在 VCA-IgA、EA-IgA 滴度均≥1∶5 和 EBV-DNaseAb 三项指标中，任何两项为阳性者。③上述三项指标中，任何一项指标持续高滴度或滴度持续升高者。对上述标准的高危患者，都应进行间接鼻咽镜或纤维鼻咽镜检查，必要时做病理活检，筛查间期 6 个月至 1 年。

抗体筛查阳性，但不符合高危标准的人群，VCA-IgA 滴度范围从 1∶5 至 1∶80，筛查间期 2~3 年。EBV 抗体检测阴性人群，筛查间期 5 年。近来对高危人群（VCA-IgA 滴度为 1∶5）进行鼻咽拭子 EB 病毒 DNA 载量检测 [以 5.6×10^3 拷贝/拭子（$0 \sim 3.8) \times 10^6$ 为界值]，可以减少需要密切随访人群的数量，可为高危人群的筛查项目。

颈淋巴结肿大病例活检，颈部肿块穿刺证实为转移性癌者，帮助寻找原发病灶，可做血清 VCA-IgA、EA-IgA 检测和颈淋巴结细针穿刺细胞涂片的 EBNA 检查。

3. 血浆中 EBV

DNA 拷贝数与鼻咽癌的关系：血浆 EBV DNA 浓度与鼻咽癌发病率、病期呈正相关；治疗前血浆 EBV DNA 的基线浓度，与肿瘤负荷呈正相关，与疾病预后呈负相关；初治鼻咽癌治疗后，持续存在可测得的 EBV DNA 是预后的不良因素；随访期间，EBV DNA 由 0 转为可测，提示肿瘤复发或转移可能。

血 EBV DNA 浓度能很好地辅助影像学手段，监测不同时期血中 EBV DNA 拷贝数在鼻咽癌早期诊断、临床分期、疗效监测、预后判断等方面有重要的临床意义；采用 EBV DNA 数值对患者进行风险分级，有望用于制定分层治疗策略和实现个体化治疗。

三、影像学检查

影像学检查包括胸正侧位片，颈部、腹部 B 超（包括肝、脾、双肾、腹主动脉旁淋巴结检查），鼻咽、颅底、上颈部 MRI（平扫+增强）扫描，特殊情况才选择 CT 扫描，下颈部 CT 或 MRI，N_3 患者做纵隔 CT 扫描，心电图。局部晚期患者，需要全身骨扫描（SPECT）检查。可疑远处转移的患者，建议行其他相关的影像学检查如 PET-CT 等。

1. 目前，国内外都认可了 MRI 作为鼻咽癌的影像诊断手段

我国 2008 鼻咽癌临床分期的标准就是以 MRI 作为诊断依据。2008 分期 MRI 扫描规范：扫描序列：轴位：T_1、T_1 增强、T_2/PD，矢状：T_1，冠状：STIR、T_1 增强；扫描范围：至少有 2 个以上序列覆盖范围从颞叶中部到胸廓入口；建议：CorSTIR、Axial PD/T_1、CorT_1+Gd，扫描平面：轴位与 C_3 垂直，冠状位与 C_3 平行。

2. 鼻咽癌 MRI 片的阅读

（1）阅读 T_1WI 和 T_1WI 增强片：

①必须依次读取或报告的信息：

a. 肿物位于鼻咽腔的情况，如哪一侧壁，是否突入鼻咽腔等。

b. 肿物向左（右）是否侵犯腭帆提肌、腭帆张肌，或是否突破咽颅底筋膜，是否侵犯咽旁脂肪间隙、翼内肌、翼外肌、颞下窝、咬肌间隙，是否侵犯内耳、中耳。

c. 肿物向前是否侵犯鼻中隔，是否侵犯翼腭窝、上颌窦，是否超过后鼻孔、侵犯鼻腔。

d. 肿物向后是否侵犯椎前肌、斜坡骨质、枕骨大孔骨质、椎体骨质，是否侵犯舌下神经管。

e. 肿物向上是否侵犯蝶骨、岩骨、蝶窦、筛窦、海绵窦，是否侵犯颅底孔道，如网孔、卵圆孔、破裂孔等，是否侵犯眼眶、脑膜、脑实质。

f. 肿物向下是否侵犯软腭、口咽、喉咽。

②阅读 T_1WI 和 T_1WI 增强片时，应注意比较横断、矢状、冠状三个位面的信息，并结合鼻咽癌生长侵犯途径以及临床表现进行临床判断。

例如，鼻咽癌通常起源于咽隐窝；沿鼻咽侧壁向前侵犯造成咽鼓管闭塞，引起耳部症状，进一步向前侵犯，造成鼻塞或鼻出血；向上侵犯造成颅底骨质侵蚀，斜坡受侵可引起头痛，蝶骨的圆孔或卵圆孔受侵可造成三叉神经第二支、第三支受累，海绵窦受侵常致展神经受累，眶尖受侵会进一步影响视力，咽颅底筋膜受侵后向后外侧浸润可致第Ⅸ～Ⅻ对脑神经受侵，向两侧浸润可侵犯咀嚼肌间隙，造成牙关紧闭症。

（2）阅读 T_2WI 片：读取咽后及颈部淋巴结信息，包括部位、大小、有无液化坏死、有无包膜外侵等。

四、其他辅助检查

其他辅助检查包括胸部正侧位片（排除有无肺、纵隔淋巴结转移），颈部、肝脾、腹部超声波检查（排除有无肝、腹腔淋巴结等转移）等。

胸腹部 CT 检查：排除有无肺、肝、远处淋巴结以及检查区域内骨转移。淋巴结分期为 N_3 期的患者可行纵隔 CT 检查。

视情况，行全身骨扫描（SPECT）检查及正电子发射型计算机断层扫描（positron emission tomography，PET-CT）检查。

五、病理检查

经鼻咽部原发灶活检，治疗前获取病理诊断。

不推荐行颈部淋巴结活检或颈部淋巴结切除，因其会降低治愈的可能性，并导致治疗后遗症。

当鼻咽重复活检，病理阴性或鼻咽镜检未发现原发灶时，才考虑行颈部淋巴结的活检。活检时应取单个的、估计能完整切除的淋巴结，尽量不要在一个大的淋巴结上反复穿刺、活检。

第六节 诊断与鉴别诊断

一、诊断

根据症状、临床检查、辅助检查及组织活检，对可疑病例进行系统详细检查、排除，最终确诊需病理确定诊断。

（一）临床症状或体征

临床出现下述任何一种症状或体征的者：七大症状（鼻塞、涕血或鼻出血、耳鸣、听力减退、头痛、复视、面麻）、三大体征（鼻咽肿物、颈部肿块、脑神经受累时的表现）。

（二）病理及相关影像学检查

目前，根据临床症状、体征、EB 病毒血清学检查、间接鼻咽镜或纤维鼻咽镜、CT、MRI 等有效的辅助影像检查及病理活检，可对鼻咽癌做出正确诊断。

（三）鼻咽癌的完整诊断

鼻咽癌的完整诊断应包括肿瘤所在鼻咽腔的部位、病理类型、TNM 分期和总的临床分期。

例如：鼻咽顶后壁非角化未分化型癌

累及 ×××× 结构（从 $T_1 \sim T_4$，由近及远描述，×××× 脑神经受累）

左、右和/或双颈部 ×××× 区淋巴结转移

$T_3N_1M_0$，Ⅲ期（2010 UICC 分期）；

复发鼻咽左侧壁非角化未分化型癌

累及 ×××× 结构及 ×××× 转移，描述同上

$rT_2N_1M_0$，rⅡ期（2010 UICC 分期）。

二、鉴别诊断

鉴别鼻咽增生性结节、鼻咽腺样体、鼻咽结核、鼻咽纤维血管瘤、鼻咽恶性淋巴瘤、鼻咽囊肿、鼻咽混合瘤、鼻咽或颅底脊索瘤、蝶鞍区肿瘤、慢性颈淋巴结炎、原因不明的颈部淋巴结转移性癌、颈淋巴结结核、颈部恶性淋巴瘤、颈部良性肿瘤。

第九章

甲状腺肿瘤

第一节 概述

甲状腺癌（cancerous goiter）是最常见的甲状腺恶性肿瘤，约占全身恶性肿瘤的 1%。除髓样癌外，绝大部甲状腺癌起源于滤泡上皮细胞。甲状腺癌的外科手术治疗是最重要、最根本的治疗措施，其他方法不能完全替代，而不同的病理类型和临床分期，手术方式有所不同。

第二节 病理学分类与临床分期

一、病理学分类

1. 乳头状癌

乳头状癌约占成人甲状腺癌的 60% 和儿童甲状腺癌的全部，是甲状腺癌最常见的类型，恶性程度也最轻。有些患者在儿童时期曾做过颈部 X 线治疗。肿瘤生长缓慢，可在甲状腺内局限生长数年，病灶可经腺内淋巴管自原发部位扩散至腺体的其他部位和局部淋巴结，也可局限数年未变，故易忽视其性质。病理可见分化良好的柱状上皮乳头状突起，较清晰伴嗜酸性的胞质，可见同心圆的钙盐沉积。临床上除扪及结节或局部淋巴结外表现较少。甲状腺核素扫描时是冷结节，颈部 X 线检查可显示瘤体有的有点状或同心圆钙盐沉着。乳头状癌可由 TSH 的刺激而生长，用甲状腺激素可使之缩小。手术如包膜完整而无转移者，寿限正常；如有血管侵犯则 1/3 患者，约有 10 年存活率。

2. 滤泡状癌

滤泡状癌占甲状腺癌总数的 10%～15%，肉眼检查时看到滤泡状癌是一种实质的具有包膜的肿瘤，包膜上常密布着丰富的血管网，较小的癌肿和甲状腺乳头状癌相似。切面是红褐色，常可见到纤维化、钙化、出血和坏死。组织学上，由不同分化程度的滤泡所构成，分化良好者，滤泡结构较典型。分化不良者，滤泡结构较少，细胞异型较大，核分裂象亦不多见，可呈条索状实性的巢状排列。有时癌细胞穿出包膜进入多处静脉中形成癌栓。常常成为远处转移的起点，所以滤泡状癌多见于血行转移，文献报道占 19%～25%。滤泡状癌多见于 40～60 岁的中年妇女，临床表现与乳头状癌相类似，但癌块一般较大，较少局部淋巴结转移，而较多远处转移，少数滤泡状癌浸润和破坏邻近组织，可以出现呼吸道阻塞等症状。

3. 髓样癌

髓样癌恶性程度不一，90% 肿瘤分泌降钙素，有时同时分泌 CEA、生长抑制、前列腺素及其他多种激素和物质，故血液激素水平增高，表现为典型的多发性内分泌腺瘤，占全部甲状腺癌的 3%～9%，可为家族性或散发性。

髓样癌肿瘤较常位于甲状腺上 2/3 的侧面。为灰白色或灰红色肿块，实体性，少数呈鱼肉样。肿块圆形或略呈分叶状。多为单个结节，少数为多结节，大小不一，境界清楚，少数有包膜。常因有钙化而呈沙砾感，但肿瘤内不见如乳头状癌那样的瘢痕灶。

髓样癌的镜下特点为实体性结构：无乳头或滤泡形成，间质有不等量的淀粉样物沉着，瘤细胞大小较一致，无明显间变，瘤细胞形态可为圆形、多边形、梭形、浆细胞样，癌细胞常以一种类型为主，其他类型为辅。以多边形为主者多见，梭形细胞为主者次之。癌细胞大小、染色一致，核较小，圆形、卵圆形或梭形，染色质较粗，核仁不明显，可有双核或多核，核分裂象少见。胞质多少不等，可呈嗜酸性颗粒状或水样透明，细胞境界不清。胞质内有嗜银和亲银颗粒。过半病例间质有灶性钙化，少数亦可有砂粒体存在。坏死灶少见。本型的重要特点为间质内有多少不等淀粉样沉着，为嗜酸性，无定形物，较多者可形成梁状或不规则团块，有时瘤细胞围绕淀粉样物形成假滤泡结构，淀粉样物可位于细胞间或细胞内。

4. 未分化癌

未分化癌是高度恶性肿瘤，较少见，约占全部甲状腺癌的5%，好发于老年人。未分化癌生长迅速，往往早期侵犯周围组织。肉眼观癌肿无包膜，切面呈肉色、苍白，并有出血、坏死，组织学检查未分化癌可分为梭形细胞及小细胞类两种。主要表现为颈前区肿块，质硬，固定，边界不清。常伴有吞咽困难、呼吸不畅、声音嘶哑和颈区疼痛等症状。两颈常伴有肿大淋巴结，血行转移亦较常见。预后差，对放射性碘无效，外照射仅控制局部症状。

二、临床分期

国际上根据TNM进行分期，T是原发肿瘤的大小、N是区域淋巴结是否有转移、M是是否有远处转移。具体来说甲状腺癌的TNM分期标准如下：

原发肿瘤（T）

注：所有的分类可以再分为：a. 孤立性肿瘤；b. 多灶性肿瘤（其中最大者决定分期）

T_x 原发肿瘤无法评估

T_0 无原发肿瘤证据

T_1 肿瘤最大径≤2 cm，局限于甲状腺内

T_2 肿瘤最大径>2 cm，但≤4 cm，局限于甲状腺内

T_3 肿瘤最大径>4 cm，局限于甲状腺内或任何肿瘤伴有最低程度的甲状腺外侵犯（如胸骨甲状肌或甲状腺周围软组织）

T_{4a} 肿瘤无论大小，超出甲状腺包膜，侵及皮下软组织、喉、气管、食管或喉返神经

T_{4b} 肿瘤侵犯椎前筋膜或包绕颈动脉或纵隔血管

所有的未分化癌属T_4肿瘤

T_{4a} 局限于甲状腺腺体内的未分化癌——手术可切除

T_{4b} 甲状腺外侵犯的未分化癌——手术不可切除

区域淋巴结（N）

区域淋巴结为颈部正中部、颈侧和上纵隔淋巴结

N_x 区域淋巴结无法评估

N_0 无区域淋巴结转移

N_1 区域淋巴结转移

N_{1a} Ⅵ组转移（气管前、气管旁和喉前/Delphian淋巴结）

N_{1b} 转移至单侧、双侧或对侧颈部或上纵隔淋巴结

远处转移（M）

M_x 远处转移无法评估

M_0 无远处转移

M_1 有远处转移

不同甲状腺癌的临床分期

甲状腺乳头状癌或滤泡癌

45 岁以下
Ⅰ期任何 T 任何 NM_0
Ⅱ期任何 T 任何 NM_1
45 岁或 45 岁以上
Ⅰ期 $T_1N_0M_0$
Ⅱ期 $T_2N_0M_0$
Ⅲ期 $T_3N_0M_0$，$T_1N_{1a}M_0$，$T_2N_{1a}M_0$，$T_3N_{1a}M_0$
Ⅳ A 期 $T_{4a}N_0M_0$，$T_{4a}N_{1a}M_0$，$T_1N_{1b}M_0$，$T_2N_{1b}M_0$，$T_3N_{1b}M_0$，$T_{4a}N_{1b}M_0$
Ⅳ B 期 T_{4b} 任何 NM_0
Ⅳ C 期任何 T 任何 NM_1
甲状腺髓样癌
Ⅰ期 $T_1N_0M_0$
Ⅱ期 $T_2N_0M_0$
Ⅲ期 $T_3N_0M_0$，$T_1N_{1a}M_0$，$T_2N_{1a}M_0$，$T_3N_{1a}M_0$
Ⅳ A 期 $T_{4a}N_0M_0$，$T_{4a}N_{1a}M_0$，$T_1N_{1b}M_0$，$T_2N_{1b}M_0$，$T_3N_{1b}M_0$，$T_{4a}N_{1b}M_0$
Ⅳ B 期 T_{4b} 任何 NM_0
Ⅳ C 期任何 T 任何 NM_1
未分化（间变）癌
所有间变癌都属Ⅳ期
Ⅳ A 期 T_{4a} 任何 NM_0
Ⅳ B 期 T_{4b} 任何 NM_0
Ⅳ C 期任何 T 任何 NM_1

第三节　诊断与鉴别诊断

1. 发现肿块

甲状腺癌患者一般在无意之中发现颈前区肿块，随吞咽而上下移动，质地硬，单个，一部分患者有咽喉不适。随着肿块生长，出现压迫症状，压迫气管出现吸入性呼吸困难，压迫食道出现吞咽困难，压迫交感颈干，出现霍纳综合征。同时，因颈淋巴结转移，增生肿大，颈部出现多个结节。

2. 辅助检查

（1）B 超和彩超检查：不仅可发现肿块部位大小，彩超可发现血流信号改变，还能发现肿块周围及颈部增大淋巴结是否改变。

（2）CT 扫描：可直观地了解肿块大小、形态、包膜完整与否、气管受压情况，是否有胸骨后及纵隔淋巴结转移。

（3）X 线片检查：能了解肺部是否有转移，气管是否偏斜。

（4）喉镜检查：有利于了解声带结构及活动情况是否正常。

（5）放射性同位素检查：肿块一般呈"冷结节"，但甲状腺瘤囊性变时也呈"冷结"表现，两者要予以鉴别。

一般甲状腺瘤囊性变，有一个肿块突然增大过程，B 超和彩超很容易发现囊肿液暗区；而甲瘤是实质性的多，部分患者有钙化点，肿块周围有声晕。

（6）MRI 同 CT 扫描。

3. 化验检查

（1）BR 在后期可出现 Hb 下降，合并有局部出血、坏死和感染时 WBC 可升高属应激反应性。

（2）TSH、T3、T4、TgAb、TMAb 一般正常。

（3）CEA、CA19-9可有升高。CA19-9有时升高明显，手术后CEA不降低或升高提示有远处转移灶存在或局部复发。

（4）血清降钙素测定，对早期诊断甲状腺髓样癌十分重要，放射性免疫法测定患者大多在0.2 μg/L（200 pg/mL）以上。

4. 最后确定诊断

（1）术前行局部穿刺，一般选用细针穿刺涂片，也可以选用大号的穿刺针行局部取材活检，能行术前肿瘤分类。

（2）术中依靠冰冻切片快速病检，术后依靠蜡片染色较准确。

5. 鉴别诊断

甲状腺癌还须与甲状腺腺瘤、结节性甲状腺肿、淋巴结结核、淋巴瘤、转移癌、喉癌、上段食管癌、类癌等鉴别。

第四节　治疗原则、程序与方法选择

保证治疗效果，提高生存质量，延长生存时间是每个甲状腺癌治疗必须遵循的原则。对于Ⅰ期、Ⅱ期乳头状腺癌一般行患侧腺体加峡部全切术。作或不作对侧大部分切除或近全切视具体情况而定。肿块包膜完整，邻近没有淋巴结转移和侵犯的可不作对侧大部分切除或近全切除术。也可不作颈淋巴结清扫术。对Ⅲ期、Ⅳ期乳头状癌患者，行患侧甲状腺加峡部全切，对侧大部分切除，患侧颈部作改良或淋巴结清扫术。术后还可进一步作^{131}I治疗。

滤泡状癌的手术原则与乳头状癌一致，一般而言，对滤泡状癌甲状腺切除应力求彻底，已确诊者行患侧腺叶加峡部切除，对侧腺叶至少大部分切除，最好全切或近全切除，不能肯定为恶性时，也以患侧腺叶加峡部全切除为好，可减少再次手术难度。但滤泡状癌的局部淋巴结转移少见，实际上需要清扫淋巴结为者为10%以下。滤泡状癌的生物学特性（摄碘、肿瘤细胞富有TSH受体）决定手术后的^{131}I治疗和TSH抑制治疗（给予甲状腺素）是其治疗的重要组成部分，^{131}I治疗不仅对可能残留的原发癌有效，对局部复发转移者也有良好作用，但其前提是最小甲状腺残留量（残留量为零最理想）。有较多量腺组织残留时，必须先作残留腺体的杀灭治疗，然后^{131}I才能作用于肿瘤组织。必要时加用^{60}Co或高能X线对无法彻底切除肿瘤作外照射，也有一定的帮助。

髓样癌手术治疗原则：

（1）甲状腺髓样癌常有多发性病灶，并且早期出现颈淋巴结转移，故应尽早作甲状腺全切术加颈淋巴结清扫，必要时探查上纵隔。

（2）手术中应探查甲状旁腺，增生或腺瘤者需切除3枚，保留1枚或其大部。

（3）术前须检查有无嗜铬细胞瘤，如有应先切除肾上腺。

未分化癌：应争取全部切除肿瘤或尽可能多地切除肿瘤组织，术后行外放射治疗。亦可酌情行外放射治疗，待肿瘤缩小再行手术。手术方式选择根治性切除全部甲状腺和颈部区域淋巴结清扫。

第五节　外科手术治疗

一、常用术式

1. 甲状腺肿块切除术适应证

（1）甲状腺良性肿瘤。

（2）甲状腺肿块性质不明，需行局部切除作快速病检者。

2. 患侧腺体加峡部全切术适应证

甲状腺乳头状癌滤泡状癌Ⅰ期、Ⅱ期包膜完整、无区域淋巴结转移者和血行转移者。

3. 患侧腺体加峡部全切,对侧大部分切除适应证

(1) 甲状腺乳头状癌或滤泡状癌Ⅲ期、Ⅳ期。

(2) 甲状腺乳头状癌或滤泡状癌Ⅰ期、Ⅱ期包膜不完整者。

4. 甲状腺全切术适应证

(1) 甲状腺髓样癌患者。

(2) 甲状腺乳头状癌或滤泡状癌Ⅲ期、Ⅳ期患者。

5. 中央区颈淋巴结清扫术

中央区颈淋巴结清扫术是在行甲状腺手术后,将同侧的①~⑨组淋巴结予以清扫,如果对侧有淋巴结转移,也同样进行。该术式创伤小,能达到或接近到达区域淋巴结清扫术效果。

甲状腺淋巴结大致分9组:①喉前淋巴结。②气管前、气管旁淋巴结。③甲状腺上极淋巴结。④甲状腺下极及喉返神经旁淋巴结。⑤颈内静脉上淋巴结。⑥颈内静脉中淋巴结。⑦颈内静脉淋巴结。⑧颌下淋巴结。⑨颏下淋巴结。

适应证:甲状腺乳头状癌、滤泡状癌有淋巴结转移者和一部分髓样癌Ⅰ期、Ⅱ期患者。

6. 改良颈淋巴结清扫术

改良颈淋巴结清扫术是甲状腺癌术后,将颈前外侧所有脂肪、疏松结缔组织内淋巴结、胸锁乳突肌外的颈前肌群一并清扫。该术式需要切断许多颈丛神经,仅保留颈动静脉,患侧膈神经、迷走神经和副神经,必要时只保留一侧颈内静脉。该术式创伤大,已很少使用。

适应证:

(1) 甲状腺髓样癌Ⅲ期、Ⅳ期。

(2) 甲状腺未分化癌早期。

实际操作中很多髓样癌Ⅲ期、Ⅳ期作改良清扫。未分化癌大部分作外照射放疗。

7. 气管永久性造瘘术

(1) 适应证:

①各型甲状腺癌局部已广泛侵犯,不能切除者。

②气管受压明显,有窒息倾向者。

③为外放疗做准备者。

(2) 手术禁忌证:

①全身营养不良,多器官功能不全,不能耐受大型手术者。

②有严重出血倾向,如凝血功能严重障碍、血小板严重降低者。

③急性心、脑梗死患者急性期者。

在所有甲状腺手术,特别在进行联合根治性切除手术中,需要注意保护甲状旁腺不至全部切除,双侧喉返神经不致损伤。喉上神经、喉外支损伤会使声音低沉无力,但喉内支损伤会出现呛咳,不易恢复,要尽量避免。需要切断一侧颈内静脉时,必须保留对侧颈内静脉。切断颈丛皮支时必须妥善保留副神经、膈神经、迷走神经和臂丛神经。在处理静脉角时,要尽量避免损伤胸导管主干,其侧支要结扎完善,防止发生术后乳糜瘘。不要损伤胸膜顶和锁骨下血管,也不要损伤颌下腺并保留双侧胸锁乳突肌。

二、手术并发症及处理

(1) 喉返神经损伤:在甲状腺手术中最常见,大部分是右侧喉返神经损伤,与右侧喉返神经绕右锁骨下动脉斜行入甲状腺下极有关,线扎伤居多,只要发现及时,松开结扎线,均可恢复,如切断,可立即出现声嘶,双侧损伤则出现窒息。

(2) 术中大出血:是上极血管结扎时滑脱所致,行区域淋巴结清扫时损伤较大血管也可引起。

(3) 甲状旁腺损伤:行甲状腺双侧全切时最易发生,是术中没有严格在包膜囊内切除甲状腺所致,切下的标本需要认真检查才可及时发现。患者术后出现低钙性抽搐。

(4) 喉上神经损伤:相对喉返神经损伤来讲,出现较少。但在处理上极血管出现大小血时常易损伤。

（5）术中窒息：是牵拉过度引起喉痉挛，过度损伤喉外组织出现喉头水肿，结扎变异的穿喉血管不牢，血管缩回喉内出血，以及双侧喉返神经损伤、声门关闭等均可引起。如不及时发现后果十分严重。

（6）空气栓塞：在处理甲状腺中下极静脉以及峡部静脉时撕破血管易出现，此外在行改良颈淋巴结清扫时损伤颈内静脉和锁骨下大血管时也可发生。

（7）术后出血：一般为线结脱落所致，如未及时发现，易致患者窒息。

（8）甲状腺功能低下：切除甲状腺组织过多所致，行甲状腺双侧全切时不可避免，需终身服用甲状腺素片。

（9）乳糜瘘：在行改良颈淋巴结清扫时损伤胸导管所致，术中要尽量避免。

（10）气胸：在行改良颈淋巴结清扫时，损伤胸膜顶所致。

（11）肿瘤复发：与切除不彻底有一定关系，与肿瘤性质、分化程度关系更大。

根据以上情况，术后应注意：患者取半卧体位，保持引流通畅和呼吸道通畅，常规备气管切开包。密切观察呼吸、脉搏和血压，防止窒息发生并及时处理，遇有血肿形成要及时拆开缝线，遇有声嘶和呛咳时，要及时探查，松开线结，如神经确定切断，可取一段静脉架桥修补，一般可望6个月内恢复。遇低钙性抽搐时，要静脉补钙，待有条件时再行甲状旁腺移植。

第六节　放射治疗

甲状腺癌对放射治疗敏感性差，单纯放射治疗对甲状腺癌的治疗并无好处，故放射治疗原则上应配合手术使用，主要为术后放射治疗。

一、放射治疗的适应证

1. 术后放疗适应证

（1）术中肯定局部残存癌。

（2）广泛淋巴结转移，尤其是包膜受侵者。

（3）局部骨转移引起的疼痛。

（4）未分化癌应常规术后放疗，不能手术者可单行姑息放疗。

2. ^{131}I治疗适应证

高分化乳头状癌和滤泡状癌，具有高浓缩吸收^{131}I的功能，在行甲状腺次全切或全切术后4周，常规行^{131}I扫描，如甲状腺区域外无任何吸收区，定期复查甲状腺扫描即可；如有超出甲状腺区域外的吸收区存在，常规给予100 mCi的^{131}I。所以，对其术后微小残存或复发转移者可行^{131}I治疗，一般不行术后放疗，除非是有以下情况才考虑放射治疗：①病变穿透薄膜并侵及邻近器官，术后局部复发的可能性大。②肿瘤肉眼残存明显，而且不能手术切除，单纯靠放射性核素治疗不能控制者。③术后残存不吸碘者。

二、放疗技术

1. 靶区设定

一般而言，对高分化癌用小野，低分化或未分化癌用大野，包括全部甲状腺体及淋巴引流区。上界至舌骨水平，下界可根据具体病变侵犯范围而定。最低至胸骨切迹即可。对未分化癌，上界应至下颌骨下缘上1 cm，应包括上颈部淋巴结；下界应至气管分叉水平，应包括上纵隔淋巴结。

2. 体位及固定

取仰卧位，选用合适角度的头架，用面罩固定头部。

3. 照射野设计

目前较常用的设野方法有如下几种。

（1）两前斜野交角楔形照射技术：仰卧，用直线加速器4～8 MV-X射线，采用等中心两前斜野

（60°，300°），楔形板（30°）剂量比（1:1）。

(2) X 线与电子线混合照射：先高能 X 线前后大野或单前野照射到 36 Gy 时颈前中央挡铅 3 cm 继续照射，而挡铅部分用合适能量的电子线照射，既保证了靶区足够的剂量，又使脊髓受量处于安全范围。

(3) 小斗篷野照射：先前后斗篷野，后野颈髓挡铅，前后野剂量比（4:1），参考点剂量设在颈椎体前缘，剂量 40 Gy。加量时改用双侧水平野或两前斜野，下界上移至胸骨切迹水平。

4. 调强适形放疗（IMRT）

CTV 包括甲状腺区域及所有有病理证实的淋巴结阳性区域，周围淋巴结引流区即包括 Ⅱ～Ⅵ区及上纵隔淋巴结，必要时包括 Ⅰ 区和咽后淋巴结。

5. 放疗剂量

常规分割，每次 2 Gy，每日 1 次，每周 5 天，大野照射 50 Gy，然后缩野针对残留区加量至 64～70 Gy。

正常组织耐受量：脊髓≤4 000 cGy，腮腺≤2 600 cGy，喉≤7 000 cGy。

三、转移癌的治疗

对发生远处转移包括肺、骨等部位的高分乳头状、滤泡状癌采用 ^{131}I 治疗，可取得较好的疗效甚至长期治愈。用 ^{131}I 治疗前需要手术切除残存腺体或先用 ^{131}I 破坏残叶功能，否则会影响聚碘功能。对分化差的乳头状癌、滤泡状癌和髓样癌由于其不吸碘或吸碘功能有限，故不宜采用碘治疗，可采用放疗或加用化疗的方法，如对肺孤立转移灶可采用全肺放疗 1 500～2 000 cGy，然后局部加量至 5 500～6 000 cGy；骨转移可采用局部小野放疗，如 300 cGy/次，10 次或 400 cGy/次，5 次或 200 cGy/次，20～30 次。

四、疗效（表9-1）

表9-1 甲状腺癌远期治疗效果

病理类型	10年生存率	10年无瘤生存率	局部复发率	远处转移率
乳头状癌	87.1%	85.2%	20%	12%
滤泡状癌	59%	54%	35%	25%
髓样癌	69.7%	57.5%		
未分化癌	17.5%	(5年生存率)		

第七节　化学药物治疗

甲状腺肿瘤对化疗不敏感。化疗主要用于未分化癌及其他类癌的手术后复发的病例，对这些病例化疗有一定的缓解作用。以下介绍几个临床试验方案。

法国 Renaudde Crevoisier 进行了放化疗联合手术治疗未分化甲状腺癌的报道，1990—2000 年共入组 30 例患者，20 例放化疗前手术，4 例放化疗后手术，放疗前行 2 个周期的化疗，放疗后进行 4 个周期。其余为多柔比星 60 mg/m^2 + 顺铂 120 mg/m^2，4 周重复，放疗为超分割，1.25 cGy/次，2 次/日，总剂量 40 Gy，中位生存期为 10 个月，3 年生存率为 27%。

美国 Ain Kb 报道了二次紫杉醇治疗未分化甲状腺癌的 Ⅱ 期临床试验的结果。局部放疗和手术复发或远处转移患者共有 20 例入组，7 例采取紫杉醇 120 mg/m^2，96 h 持续静脉滴注，13 例为 140 mg/m^2，每 3 周重复，使用 1～6 个周期不等。PR、CR 的持续时间改为 2 周，完成后 9 例又采取紫杉醇 225 mg/m^2，每周 1 h 输注。19 例可评价疗效，总有效率 53%（1 例 CR，9 例 PR）。先前 2 例无效的患者使用紫杉醇 225 mg/m^2 后获得 PR，试验显示短时间使用紫杉醇能提高疗效，但降低病死率还要进行更多的试验。

第十章

食管癌

食管在解剖学上分为颈段、胸（上、中、下）段和食管胃交界部（esophagogastric junction，EGJ），各段的定义为：颈段，自下咽至胸骨切迹平面的胸廓入口，内镜检查距门齿15～20 cm；胸上段，自胸廓入口至奇静脉弓下缘水平，内镜检查距门齿20～25 cm；胸中段，自奇静脉弓下缘至下肺静脉水平，内镜检查距门齿25～30 cm；胸下段，自下肺静脉水平向下终于胃，内镜检查距门齿30～40 cm。以上分法选取奇静脉弓下缘及下肺静脉为分界点，适用于手术患者。放疗患者多选择气管分叉作为胸上、中段分界，胸中下段则平均一分为二，这样便于在X线钡餐及CT上确定肿瘤部位。EGJ指食管胃解剖交界线上方5 cm的远端食管和下方5 cm的近端胃的解剖区域，此处发生的鳞癌多为食管癌向下侵犯，发生的腺癌称为食管胃交界部腺癌（adenocarcinoma of esophagogastric junction，AEG）。

食管癌特指源于食管黏膜上皮的肿瘤，源于食管其他组织的肿瘤不在食管癌诊治原则的所及范围。我国的食管癌中，鳞状细胞癌（以下简称"鳞癌"）占90%以上，腺癌不到10%，而美国和欧洲的腺癌占50%以上。值得注意的是，自2009年第7版TNM分期标准起，对于AEG患者，规定胃近端5 cm内发生的腺癌但未侵犯食管胃解剖交界线者称为贲门癌，执行胃癌TNM分期标准，否则执行食管腺癌TNM分期标准。不同部位、不同病理类型的食管癌，治疗原则有重大差别。

第一节 病理分期、临床分期和病理分型

食管癌的分期有：① TNM分期，属于术后组织病理学分期。② 临床分期，又称之治疗前分期，主要的分期手段是X线钡餐、CT和超声内镜。

1. TNM分期（表10-1、表10-2）

表10-1 食管鳞癌TNM分期 #

分期	T	N	M	G	肿瘤部位	T、N、M简明定义
0	T_{is}	N_0	M_0	G_1	任何部位	T_{1a}：肿瘤侵犯黏膜固有层或黏膜肌层
ⅠA	T_1	N_0	M_0	G_1	任何部位	T_{1b}：肿瘤侵犯黏膜下层
ⅠB	T_1	N_0	M_0	$G_{2\sim3}$	任何部位	T_2：侵犯固有肌层
	$T_{2\sim3}$	N_0	M_0	G_1	下段	T_3：侵犯纤维膜
ⅡA	$T_{2\sim3}$	N_0	M_0	G_1	中、下段	T_4：侵犯邻近器官
	$T_{2\sim3}$	N_0	M_0	$G_{2\sim3}$	下段	T_{4a}：肿瘤胸膜、心包或膈肌，可切除
ⅡB	$T_{2\sim3}$	N_0	M_0	$G_{2\sim3}$	中、下段	T_{4b}：侵犯邻近组织，如主动脉、椎体、气管等，不可切除
	$T_{1\sim2}$	N_1	M_0	任何G	任何部位	N_1：1～2枚淋巴结转移
ⅢA	$T_{1\sim2}$	N_2	M_0	任何G	任何部位	N_2：3～6枚淋巴结转移
	T_3	N_1	M_0	任何G	任何部位	N_3：≥7枚淋巴结转移
	T_{4a}	$N0$	M_0	任何G	任何部位	

(续　表)

分期	T	N	M	G	肿瘤部位	T、N、M简明定义
ⅢB	T_3	N_2	M_0	任何G	任何部位	
ⅢC	T_{4a}	$N_{1\sim2}$	M_0	任何G	任何部位	
	T_{4b}	任何N	M_0	任何G	任何部位	
	任何T	N_3	M_0	任何G	任何部位	
Ⅳ	任何T	任何N	M_1	任何G	任何部位	

注：#包括其他非腺类型。

表 10-2　食管腺癌 TNM 分期

期别	T	N	M	G
0	T_{is}	N_0	M_0	G_1
ⅠA	T_1	N_0	M_0	$G_{1\sim2}$
ⅠB	T_1	N_0	M_0	G_3
	T_2	N_0	M_0	$G_{1\sim2}$
ⅡA	T_2	N_0	M_0	G_3
ⅡB	T_3	N_0	M_0	任何G
	$T_{1\sim2}$	N_1	M_0	任何G
ⅢA	$T_{1\sim2}$	N_2	M_0	任何G
	T_3	N_1	M_0	任何G
	T_{4a}	N_0	M_0	任何G
ⅢB	T_3	N_2	M_0	任何G
ⅢC	T_{4a}	$N_{1\sim2}$	M_0	任何G
	T_{4b}	任何N	M_0	任何G
	任何T	N_3	M_0	任何G
Ⅳ	任何T	任何N	M_1	任何G

注：#T、N、M各自的定义与食管鳞癌相同，但在各期别中的组成不同。

2. 临床分期

AJCC 的 pTNM 分期以术后病理为基础，可准确地反映肿瘤外侵、淋巴结转移状态及预后，但医生是根据术前临床检查结果得到的 cTNM 分期来决定是否手术，而且有部分食管癌患者在初诊时即已因病期较晚或身体原因而不能手术，另有部分患者无须手术也可取得满意的疗效，因此对上述患者而言临床分期更有意义。

AJCC 的 TNM 分期根据食管受侵的深度和淋巴结转移数目来确定 T 和 N 分级。就 T 分期而言，CT 和 MRI 都无法准确地分辨出食管壁的各层结构，也不能区分 T_1 和 T_2，但在判断 T_4 上较准确，对于术前评估食管癌的可切除性具有重要价值。超声内镜进行 T 分期较为可靠，如行内镜下黏膜切除术（endoscopic mucosal resection，EMR），则只能依靠超声内镜来区分 T_{1a} 和 $T1_b$。有研究显示与术后病理分期相比，超声内镜分期的准确性为 87%。

在 N 分期方面，CT 和 MRI 是最常用的检测手段，其主要根据淋巴结大小来判断，但由于增大的淋巴结可能是因炎症引起，而转移淋巴结有时大小也不一定会达到诊断的标准，因此有假阳性和假阴性的可能。CT 对食管癌 N 分期的准确性为 40%～90%，MRI 与之大致相仿，超声内镜诊断区域淋巴结转移的准确性为 71%～88%。超声内镜引导下的细针穿刺可进一步提高诊断的准确性。超声内镜虽然对食管癌 T、N 分期的诊断价值较高，但易受气体、探头探测深度等因素的影响，在食管被肿瘤堵塞或狭窄的情况下亦无法进行，且在国内尚未普及。

由 CT、MRI 及超声影像学检查来确定淋巴结转移数目并不可靠，在肿大淋巴结融合成团时更是如此。

PET 一般不用于 T 分期，但在评估淋巴结转移及远处转移灶方面有优越性。

AJCC 的 TNM 分期只适用于可切除的胸段食管癌患者，对于颈段食管癌而言将锁骨上淋巴结划分为 M_1 显然不合适，因为颈段食管癌治疗上以放疗为主，故需要有能指导放疗的分期系统。2009 年国内学者制订了以病变长度、外侵程度、区域淋巴结及远处转移情况为依据的"非手术治疗食管癌的临床分期"（表 10-3）：在 T 分期中，病变长度以 X 线钡餐造影检查为准；病灶直径以 CT 显示食管病灶最大层面的食管直径为准，全周型肿瘤管腔消失者应测肿块最大直径；邻近器官包括气管、支气管、主动脉及心包；对于病变长度、最大层面直径及邻近器官受侵三项标准不一致的情况，按分期较高者划分。在 N 分期中，淋巴结转移的一般标准为短径 ≥ 10 mm，而食管旁、气管食管沟、心包角、腹腔淋巴结的长径 ≥ 5 mm 即可。有报道该临床分期可较准确地预测不同期别食管癌放疗患者的预后，但仍需不断补充和完善。

表 10-3 非手术治疗食管癌的临床分期

分期	T	N	M	T、N、M 简明定义
I	$T_{1\sim 2}$	N_0	M_0	T_1：长度 ≤ 3 cm、直径 ≤ 2 cm、无邻近器官受累
II	T_2	N_1	M_0	T_2：长度 3~5 cm、直径 2~4 cm、无邻近器官受累
	T_3	$N_{0\sim 1}$	M_0	T_3：长度 5~7 cm、直径 > 4 cm、无邻近器官受累
III	T_4	$N_{0\sim 2}$	M_0	T_4：长度 > 7 cm、直径 > 4 cm、有邻近器官受累
IV	$T_{1\sim 4}$	$N_{0\sim 2}$	M_1	N_1：胸内（食管旁、纵隔）淋巴结肿大，食管下段胃癌左淋巴结肿大，食管颈段癌锁骨上淋巴结肿大
				N_2：食管胸中段、下段癌锁骨上淋巴结肿大，任何段食管癌腹主动脉旁淋巴结肿大

3. 大体分型

早期食管癌大体分型为隐伏型、糜烂型、斑块型和乳头型。原位癌、黏膜内癌和黏膜下癌，不伴淋巴结转移，称为早期食管癌。除此之外均为中晚期食管癌，其大体分型有髓质型、蕈伞型、溃疡型、缩窄型和腔内型，其中蕈伞型和腔内型对放疗敏感，髓质型敏感性中等，而溃疡型和缩窄型的敏感性较差。

第二节 诊断与鉴别诊断

食管癌通常表现为不同程度的进食哽噎、异物感和/或胸骨后疼痛，明显的吞咽困难和体重下降提示食管癌已处于进展期。食管癌有可能需与以下病症相鉴别：

1. 心脏疾病及焦虑症

冠心病等心脏疾病、焦虑症，可能表现为胸骨后疼痛、异物感，与早期的食管癌互相混淆，但只要注意影像学和胃镜的检查，注意随访，一般能做出鉴别诊断。

2. 食管良性狭窄

食管良性狭窄多见于食管化学性烧伤或反流性食管炎引起的瘢痕狭窄。前者以儿童及年轻人较多，一般有误服强酸或强碱的历史，后者病变多位于食管下段，常伴有食管裂孔疝或先天性短食管。

3. 贲门痉挛

贲门痉挛又称"贲门失弛缓症"，主要症状为吞咽困难，病程长，间歇性发作，患者平均年龄较小，食管 X 线钡餐表现为钡剂停留在贲门部，食管下端呈边缘光滑的鸟嘴状改变。个别患者可在贲门痉挛基础上发生食管癌，需要予以关注。

4. 食管憩室

食管中段的憩室常有吞咽困难、胸骨后疼痛等症状，有发生癌变的机会，应避免漏诊。

5. 食管结核

食管结核少见，可有吞咽困难，影像学表现为食管黏膜破坏。

6. 食管其他肿瘤

以平滑肌瘤常见，一般症状较轻，X 线钡餐检查表现为边缘光滑的圆形或椭圆形充盈缺损，有时可见钡剂呈现"涂抹征"。

7. 食管外病灶压迫

食管黏膜光滑，影像学上能观察到有食管外病灶。

疑似食管癌的患者，胃镜及活检、食管 X 线摄片是必选的检查，后者可直接观察肿瘤部位、长度、溃疡深度、是否有穿孔迹象，对制订治疗方案、确定放疗靶区很有帮助。超声内镜、超声内镜引导下细针穿刺、浅表淋巴结转移的穿刺活检、胸腹部增强 CT、PET 或 PET-CT 等可酌情选择。

如果病理报告肿瘤的类型不能肯定，应排除小细胞癌、未分化癌、类癌等神经内分泌肿瘤和转移癌。如果报告为黏液表皮样癌、腺样囊性癌、Kaposi 肉瘤、横纹肌肉瘤、恶性黑色素瘤，食管癌的治疗原则并不完全适合。报告为胃肠间质瘤者，要与真正的平滑肌瘤以及平滑肌肉瘤鉴别。建立在内镜基础上的病理检查经常有高级别上皮内瘤变的报告，不可盲目轻信，此时影像学检查常能提供帮助，必要时应再次活检。

第三节　治疗原则

食管癌的治疗原则根据患者身体状况、病期、部位和病理类型综合考虑，总体原则为：颈段及紧邻颈段的胸上段食管癌以放疗为主；胸下段食管癌或 AEG 以手术为主；胸中段食管癌手术和放疗都可选择，视患者一般状况和意愿而定。

1. 全身状况适合手术

主要针对非颈段食管癌，NCCN 推荐的治疗原则为：① Tis：EMR 或消融治疗。② $T_{1a}N_0$：EMR 联合消融治疗，术后病理显示黏膜下或黏膜内无淋巴管受侵者无须进一步处理；此外也可选择食管切除术。③ $T_{1b}N_0$：食管切除术。④ $T_{1b}N_+$ 或 $T_{2\sim 4a}N_0\sim N_+$：可选择术前同步放化疗（尤其是对于食管腺癌及 AEG），对于病灶长度 < 2 cm 且分化良好者也可直接手术。对于鳞癌 R_0 切除者无论其 T、N 分期如何，术后定期随访即可，否则需行放化疗，如术前已行放疗则只化疗；其中曾行术前放化疗的 R_1 切除者也可考虑先观察，至病情进展后再治疗。对于腺癌 R_0 切除者，如淋巴结阳性则需根据术前治疗情况决定放化疗或化疗；如淋巴结阴性，T_1 可观察，T_2 伴高危因素（分化差、淋巴脉管受侵、神经受侵、年龄 < 50 岁）及 $T_{3\sim 4}$ 者需行辅助化疗或放化疗；非 R_0 切除者需给予术后治疗；同鳞癌一样，对于已行术前放化疗的 R_1 切除者也可考虑先观察，待病情进展后再治疗。

2. 全身状况不适合手术或不愿手术

① Tis 和 T_{1a} 者治疗同上。②病灶表浅的 T_{1b} 也可考虑 EMR 联合消融术，但如肿瘤分化差或病灶长度 ≥ 2 cm 则建议放化疗。③其余患者如尚能耐受放化疗则争取同步或序贯根治性放化疗，否则行姑息放化疗或最佳支持治疗。

3. 无论身体状况如何，局部肿瘤不能切除

T_{4b}（肿瘤侵犯心脏、大血管、气管或肝脏、胰腺、肺、脾脏等邻近器官），视身体状况选择同步放化疗、化疗、放疗或最佳支持治疗，部分患者在放化疗后可酌情考虑手术切除残余病灶。

4. 远处转移

肿瘤已不可治愈，酌情行化疗 ± 放疗或最佳支持治疗；对于食管腺癌及 AEG 患者建议行 HER-2 检测。

5. 局部或区域性复发

①曾手术但未放疗，首选同步放化疗，也可考虑再次手术。②既往行放疗而未手术者可争取手术治疗；不可手术者视身体状况决定是否化疗或仅予最佳支持治疗；对于复发间隔时间在 1 年以上者也可考虑二程放疗或行腔内放疗。虽有研究显示对于放疗后复发的患者，手术的效果优于再程放疗，但国内初治选择放疗的患者多数是因病期偏晚而放弃手术，因此复发后能手术者也较少，而且放疗后局部纤维

化也增加了手术难度，手术死亡率约为10%，单独化疗一般效果不理想，因此再程放疗是重要的治疗手段。

6. 食管小细胞癌

食管小细胞癌占食管恶性肿瘤的0.8%～2.4%，最佳的处理策略尚不明确，建议治疗参照小细胞肺癌。对于局限期食管小细胞癌，单纯局部治疗（手术、放疗）虽近期疗效尚可，但远期生存率低，需联合化疗；广泛期患者以化疗为主，可配合姑息性放疗。在实际临床工作中，食管小细胞癌的治疗效果往往不如小细胞肺癌。

第四节 治疗方法

一、手术

经胸食管癌切除是常规的手术方法，可选择经右胸或经左胸切除术。手术包括原发灶切除、淋巴结清扫和消化道的重建；送检淋巴结不能 < 11 个，否则不足以进行准确的分期；食管切除后最常用胃代替食管完成消化道重建，吻合口在胸内主动脉弓下或弓上，也可做颈部吻合。随着手术技巧的提高，T_{4a}（侵犯心包、胸膜或膈肌）也可根治性切除，而二野和三野淋巴结清扫术的开展亦保证了淋巴结清扫的彻底性，因此NCCN指南建议除T_{4b}（侵犯大血管、椎体、气管、心脏、肝、肺等器官）和M_1之外，其余患者皆可选择手术。就食管癌根治术而言，根据目前的检查手段，排除T_{4b}和M_1的患者并不困难，但从实际治疗效果来看，该适应证可能过于宽松，临床上常可遇见病灶较长、局部广泛侵犯或有区域淋巴结（颈段食管区域淋巴结包括颈部和锁骨上淋巴结；胸段食管区域淋巴结包括纵隔和胃旁淋巴结，不包括腹腔干淋巴结）多发转移的患者在术后很快就复发的情况，因此国内有学者提出食管癌手术指征：胸上段食管癌病变长度在3 cm内，中下段病变在5 cm内，病灶过长或临床检查有区域淋巴结多发转移者可采用术前放化疗与手术综合疗法；对于T_4患者建议非手术治疗。肿瘤大体分型对手术切除成功率也有影响，蕈伞型和腔内型病灶有时长度超过5 cm仍可切除，但缩窄型和溃疡型有时在5 cm以下仍外侵严重而不能切除。如肿瘤侵犯食管外膜，则X线钡餐上多可表现为食管扭曲、成角，这对于判断肿瘤能否切除也有一定价值。

术前要全面评估患者的一般状况：①肺功能：不能很好地配合检查的患者，观察其能否顺利地从一楼独立步行到三楼，可作为大致判断其肺功能是否能经受手术的参考。②心功能：单纯高血压不是手术禁忌证，冠心病伴有频繁心绞痛发作应暂缓手术，有心肌梗死病史应在病情稳定后3～6个月手术，频发室性、室上性心律失常需要纠正。③营养状态：近期体重下降 > 15%～20%，术前应给予相应支持。④年龄：应重视患者的生理年龄而非实际年龄，但高龄尤其 >70 岁的患者应当慎重。

EMR可在有条件的单位选择合适的患者施行，适应证为：Tis或T_{1a}、病灶长度 < 2 cm、直径 < 1/2 食管周径、无淋巴结转移者；相对适应证为病灶长度2～3 cm、侵犯黏膜肌层或黏膜下层的下1/3、中高分化鳞癌、无淋巴结转移。与常规食管根治术相比，EMR并发症少，住院时间缩短，生活质量较高。文献报道的复发率为10%～20%，对复发后仍属早期的患者可再次内镜下治疗。

二、放疗

1. 非手术患者的放疗

颈段及紧邻颈段的胸段食管癌首选放疗；其余部位的食管癌及AEG，如肿瘤局部侵犯较广不能手术或患者不能耐受、不愿手术也可放疗。身体状况较好、胸段食管病灶长度 < 7 cm、食管病变处狭窄不明显（能进半流质或顺利进流质饮食）、无食管穿孔或出血征象、无远处淋巴结或远处脏器转移者皆可考虑根治性放疗。其余患者可给予旨在缓解食管梗阻、减轻疼痛、延长生存期的姑息性放疗。但缩窄型食管癌放疗效果较差，应尽可能选择手术。只要患者身体可耐受，一般都联合以顺铂及5-氟尿嘧啶类药物为基础的化疗，放化疗结束后可继续化疗2～4个周期。

AEG 中的贲门癌原则上首选手术，文献中报道的术后 5 年生存率（25%～35%）优于放化疗（约 20%），但以我们的经验来看放化疗的近期疗效至少不逊于手术，而且患者所承受的痛楚更小、生活质量更好，因此根治性放化疗亦不失为一种合理的选择。

建议使用 CT 模拟定位和三维适形治疗计划，根治性放疗的照射范围包括可见病灶及相应的淋巴引流区域（表 10-4），贲门癌的放疗见胃癌章节。NCCN 推荐的放疗剂量为 50～50.4 Gy，但国内多数学者考虑到食管癌的地域、种族性差异以及国外资料包含有相当部分的腺癌等影响因素，认为此剂量不适合国人，建议食管鳞癌单纯放疗的根治剂量为 60～70 Gy/30～35 f，同步放化疗时放疗剂量一般为 60 Gy/30 f，姑息性放疗的剂量为 50 Gy/25 f。放疗期间需使用定制的挡块来减少正常组织受照射的剂量，包括脊髓（45 Gy）、心脏（V40 ≤ 50%）和肺（平均剂量 ≤ 13 Gy，两肺 V20 ≤ 30%，同步放化疗时两肺 V20 ≤ 28%）。食管癌单纯放疗的 5 年生存率为 26%～32%，中晚期食管癌仅为 20%，放化疗的生存率要优于单纯放疗，可达到 40%，与手术效果相近。治疗失败的主要原因为原发部位肿瘤残存（75%～96%）、区域淋巴结转移（49%～74%）及远处转移（25%～57%）。

表 10-4　不同部位食管癌放疗的淋巴引流区域

原发灶部位	需照射的淋巴引流区域
颈段	下颈部及锁骨上淋巴引流区、食管旁、2 区、4 区、5 区、7 区
上胸段	锁骨上淋巴引流区、食管旁、2 区、4 区、5 区、7 区
中胸段	食管旁、2 区、4 区、5 区、7 区
下胸段	食管旁、4 区、5 区、7 区、胃左和贲门周围的淋巴引流区

2. 术前放疗及放化疗

对于食管腺癌及 AEG，研究已证实术前放疗或放化疗可提高生存率。对于鳞癌患者，国内研究显示术前放疗可提高手术切除率，降低术后病理的淋巴结转移阳性率，5 年生存率为 42.8%。联合化疗可提高疗效，虽加重了不良反应的发生率（主要是骨髓抑制），但尚属安全可行，并未明显增加围手术期死亡率和术后吻合口瘘的发生率。目前多数研究结果倾向于术前放化疗能提高生存率，尤其是对于放化疗后能取得 pCR 者，其 5 年生存期可显著延长，但在治疗前如何筛选出这部分患者尚无标准。NCCN 指南建议对于临床分期 T_{1b} 以上或 N_+ 的食管癌（尤其是对于腺癌）患者可考虑术前放化疗，放疗剂量 41.4～50.4 Gy。国内学者推荐 $T_{3\sim4}$ 或 N_+ 的食管鳞癌患者可采用术前放疗或含铂类药物的同步放化疗，但在多数医院对于可行根治术的食管癌尚未作为常规开展，术前放化疗更多用于肿瘤明显外侵或区域淋巴结多发转移预计手术难以根治者。放疗剂量 40～50 Gy/20～25 f，照射靶区同根治性放疗者，放疗后 2 周左右即可手术。

3. 术后放疗

食管癌术后原发灶复发和/或区域淋巴结转移率可高达 40%～60%，单纯手术治疗 5 年生存率为 20%～40%，因此 NCCN 指南建议对于非 R_0 切除的鳞癌或腺癌、淋巴结阳性的腺癌、淋巴结阴性的 T_2（伴高危因素）及 $T_{3\sim4}$ 的腺癌患者需行术后放疗，联合以 5-氟尿嘧啶类药物为基础的化疗可提高疗效。国外研究未能证实食管鳞癌辅助放疗会带来生存获益，且发现其会增加术后吻合口狭窄的发生率。国内肖泽芬的研究中，275 例食管癌患者行单纯手术，274 例接受术后 50～60 Gy 常规分割放疗，照射野包括全食管床及淋巴引流区。结果手术组与术后放疗组的 5 年生存率分别为 37.1% 和 41.3%，两组中术后病理检查淋巴结转移阳性者的 5 年生存率分别为 14.7% 和 29.2%，TNM 分期为 Ⅲ 期（$T_{3\sim4}N_1M_0$）者的 5 年生存率分别为 13.1% 和 35.1%，两组局部复发率分别为 25% 和 16.2%。说明术后放疗对转移淋巴结阳性者和 Ⅲ 期患者有益。陈俊强报道了 pN_0 期食管鳞癌患者术后放疗的效果，对于 pT_4 期患者，单纯手术组和术后放疗组的 5 年生存率分别为 34.6% 和 67.1%，但 $pT_{1\sim2}$ 期患者反而会使其生存率有下降趋势；病变长度 > 5 cm 的患者行术后放疗也可提高 5 年生存率。因此目前国内总体上仍推荐 $T_{3\sim4}$ 或 N^+ 的食管癌患者接受术后放疗，总剂量 50～60 Gy/25～30 f，照射靶区除相应的淋巴引流区外，还应包括瘤床区和吻合口；由于国内关于根治术后放化疗的大规模研究尚少，但借鉴于术前放化疗的经验也建议同步以顺铂及 5- 氟尿嘧啶类药物为基础的化疗。

4. 再程放疗

一般认为，放疗结束后半年内在原病变部位又出现病灶为局部未控，间隔时间在半年以上则为局部复发。局部复发需胃镜活检病理证实，尤其是放射性溃疡，有时仅凭 X 线钡餐难以与复发鉴别。局部复发可再程放疗，有研究显示再程放疗者的中位生存期为 10 个月，1 年生存率为 30% ~ 50%；但也有报道再程放疗者 1 年死亡率可达到 90%，而且放射性肺炎、纵隔炎及食管气管瘘发生率高达 48%，这可能与病例选择、放疗间隔时间、放疗方式及剂量有关。出于安全考虑一般选择复发时间距第一次放疗超过 1 年者进行再程放疗，可以联合化疗；预期生存期较短者，如肿瘤引起的局部症状较重，即便间隔时间不足 1 年也可考虑给予再程放疗，此时无须顾虑放疗的远期反应，但急性反应如穿孔、出血仍有引起患者死亡的风险，需取得患者家属的充分理解。照射剂量一般为 50 ~ 60 Gy，过低则难以控制肿瘤，过高则严重并发症的发生率明显增高。随着两次放疗间隔时间的延长，可酌情提高剂量，肿瘤部位、梗阻程度对再程放疗的效果没有明显影响。

5. 腔内放疗

特点是表面剂量高，随着深度增加，剂量急剧下降。食管腔外剂量很低，对周围组织损伤小是其优点，主要用于：早期食管癌，病变表浅者；作为外照射的补量；外照射后局部复发，不能再做外照射者。食管瘘、颈段食管癌、无法通过的食管阻塞是腔内放疗的禁忌证。食管癌常为偏心性生长，影响剂量分布，食管吞咽运动、摆位重复性差等因素均影响疗效，加上操作麻烦，目前腔内放疗已经少用。

6. 放疗并发症的防治

与食管癌放疗直接相关的并发症有放射性食管炎、食管穿孔及食管气管瘘、食管狭窄和放射性肺炎。

（1）放射性食管炎：多发生在放疗 1 ~ 2 周、食管受量 10 ~ 20 Gy 时。由于食管黏膜放射性水肿，进食梗阻症状可能进一步加重；放疗 3 ~ 4 周、食管受量 30 ~ 40 Gy 时，可出现不同程度的点状或线状小溃疡，临床表现为下咽疼痛和胸骨后隐痛。应给患者及家属解释，解除其不必要的恐惧。可予庆大霉素 40 万 U+20% 甘露醇 250 mL + 地塞米松 25 mg 混匀，每次 10 mL，3 次 /d，口服，服药后 30 min 不饮水。疼痛影响进食者可予餐前口服丁卡因。不能口服者可给予抗生素及地塞米松静滴，一般 3 ~ 5 d 后均有好转。

（2）食管穿孔：患者多有食管癌外侵，放疗前钡餐显示有明显的尖刺样突出或大龛影者发生穿孔的风险较大，此类患者在放疗期间应注意复查钡餐了解病灶变化情况。发热、白细胞升高、胸背部持续性剧痛通常为食管癌穿孔的征兆。如有饮水或流质饮食呛咳，排除会厌麻痹后，则穿孔后食管气管瘘基本成立，应及时口服碘油透视摄片，一旦证实穿孔立即停止放疗，给予鼻饲或胃造瘘，必要时置入支架封瘘口。食管穿孔破入主动脉弓可引起大出血，除对症处理外，动脉栓塞是最好的治疗。

（3）食管狭窄：放疗相关者系由于食管黏膜和肌肉发生放射性纤维化和 / 或放射性溃疡愈合后形成瘢痕收缩，X 线钡餐造影示食管环形狭窄，黏膜多光滑。其主要表现为吞咽困难，程度由重到轻依次分为 5 级：不能吞食唾液、能进流质、能进半流质、能够进食切成 < 18 mm 的碎片的固体食物、能进食固体食物但有间断的吞咽困难。轻微的吞咽困难无须处理，较重的可能要定期或不定期食管扩张，必要时置入食管支架。食管狭窄应与食管癌局部复发相鉴别（表 10-5）。

表 10-5 放射性食管狭窄与肿瘤复发的鉴别要点

鉴别点	放射性食管狭窄	肿瘤复发
发生时间	放疗后 3 ~ 18 个月	放疗后 6 ~ 12 个月
黏膜改变	黏膜光滑，呈对称性狭窄	黏膜破坏，不对称性狭窄
病变与正常组织分界	无明显分界	分界清晰
外侵症状	无外侵症状	伴有背、胸刺痛等
病灶活检	无癌细胞	可见癌细胞
抗癌治疗	无效	有效
发展与预后	发展慢，预后好	发展快，预后差

（4）放射性肺炎：三维适形放疗及调强放疗在食管癌有越来越多的应用，理论上它们在保护正常组织方面较常规放疗有优势，但我们观察到少数患者，尤其是在老年人和有慢性肺部疾患者，会发生严重的呼吸系统并发症，而且比普通放疗导致的肺炎更难处理。

三、化疗及新靶点药物

1. 术前化疗

国内外关于食管癌术前化疗能否改善长期生存的研究虽多，但多数提示仅对腺癌患者有益。Sjoquist 等报道的 Meta 分析收集 10 个比较新辅助化疗并手术与单纯手术疗效的研究，其中 7 个研究入组鳞癌患者，结果表明术前化疗可降低腺癌患者的死亡风险，但未能降低鳞癌患者的死亡风险。因此目前对于食管鳞癌患者，术前单纯化疗尚不作为常规。NCCN 指南推荐阿霉素 + 顺铂 + 5- 氟尿嘧啶作为食管腺癌及 AEG 患者的术前化疗方案，同步放化疗效果更好。

2. 术后化疗

食管腺癌及 AEG 术后化疗的适应证如前所述，目前国内外争议仍集中在鳞癌的处理上。除辅助放疗外，多数学者认为食管鳞癌根治术后进行辅助化疗有助于延缓复发及转移，可延长患者的无瘤生存期，有改善总生存期的趋势。上海胸科医院报道胸段食管鳞癌术后接受顺铂 + 5- 氟尿嘧啶方案辅助化疗，单纯手术组和化疗组的 3 年生存率分别为 39.8% 和 59.3%，其中肿瘤侵犯至外膜和有淋巴结转移者更能从化疗中获益。日本 Ando 的研究共入组 242 例食管鳞癌患者，122 例单纯手术，122 例行术后辅助化疗，在淋巴结阳性的患者中，5 年无进展生存率分别为 38% 和 52%，5 年总生存率分别为 52% 和 61%。因此对于 $T_{3~4}$ 或 N_+ 的鳞癌患者，术后除同步放化疗外，也可以考虑辅助化疗。NCCN 指南推荐的阿霉素 + 顺铂 +5- 氟尿嘧啶主要针对食管腺癌及 AEG 患者，国内对鳞癌最常用的方案仍是顺铂 +5- 氟尿嘧啶。

3. 姑息性化疗

KPS ≥ 60 分、复发转移的食管癌患者可行姑息性化疗。食管鳞癌单药化疗的有效率：博莱霉素 30%、丝裂霉素 26%、顺铂 31%、奈达铂 35%、洛铂 28%、5- 氟尿嘧啶 38%、紫杉醇 33%、多西紫杉醇 36%、长春瑞滨 25%、伊立替康 22%，一般均高于腺癌，但多数缓解时间较短；两药联合方案有效率更高（50% ~ 60%），如顺铂 + 5- 氟尿嘧啶、顺铂 + 紫杉醇、顺铂 + 伊立替康、奈达铂 + 紫杉醇、奈达铂 + 伊立替康、奥沙利铂 + 5- 氟尿嘧啶等。目前尚无公认的标准化疗方案，多以顺铂及 5- 氟尿嘧啶为基础。对于顺铂 + 5- 氟尿嘧啶治疗失败的鳞癌患者换用紫杉醇、多西紫杉醇、伊立替康及奈达铂等药联合方案仍可获得 15% ~ 50% 的有效率。

4. 新靶点药物

NCCN 指南推荐曲妥珠单抗联合顺铂及 5- 氟尿嘧啶类药物作为一线方案用于 HER-2 过表达的转移性食管腺癌及 AEG 患者，具体用法见胃癌章节。西妥昔单抗联合化疗治疗头颈部鳞癌有效，或可外推至食管鳞癌的治疗，有报道其联合化疗治疗转移性食管鳞癌的中位无进展生存期和总生存期分别为 5.9 个月和 9.5 个月。对于其他治疗失败的鳞癌患者，NCCN 指南建议也可尝试厄洛替尼治疗。

食管癌的化疗方案总体上以顺铂 + 5- 氟尿嘧啶为主，其他常用药物包括紫杉醇、多西紫杉醇、奈达铂、奥沙利铂、卡培他滨等，基本都可以用于术前化疗、术后化疗、同步放化疗及姑息性化疗。常用的治疗方案如下：

（1）DF（顺铂 + 5- 氟尿嘧啶）：顺铂，75 ~ 100 mg/m^2，静注，d1；5- 氟尿嘧啶，750 ~ 1 000 mg/m^2，持续静滴 24 h，d1 ~ 4。每 4 周重复，可于第 8 日开始同步放疗。

（2）DLF（顺铂 + 亚叶酸钙 + 5- 氟尿嘧啶）：顺铂，50 mg/m^2，静注，d1；亚叶酸钙，200 mg/m^2，静滴，d1；5- 氟尿嘧啶，1 000 mg/m^2，持续静滴 24 h，d1 ~ 2。每 2 周重复。

（3）ECF（表柔比星 + 顺铂 + 5- 氟尿嘧啶，仅用于食管腺癌和 AEG 的术前及术后化疗：表柔比星，50 mg/m^2，静滴，d1；顺铂，60 mg/m^2，静注，d1；5- 氟尿嘧啶，200 mg/m^2，持续静滴 24 h，d1 ~ 21。每 3 周重复，术前术后各化疗 3 个周期。用奥沙利铂（130 mg/m^2，静滴，d1）或卡培他滨（625 mg/m^2，口服，Bid，d1 ~ 21）替换顺铂或 5- 氟尿嘧啶即为 ECF 改良方案，有效率高于 ECF 方案。

（4）TC（紫杉醇+卡铂）：紫杉醇，50 mg/m², 静滴 1 h, d1；卡铂, AUC = 2, 静滴, d1。每周1次，连续5周，可同步放疗。

（5）TCF（多西紫杉醇+5-氟尿嘧啶+顺铂）：多西紫杉醇, 70 mg/m², 静滴, d1；顺铂, 75 mg/m², 静注, d1；5-氟尿嘧啶, 1 000 mg/m², 持续静滴 24 h, d1～5。每4周重复。或者多西紫杉醇, 40 mg/m², 静滴, d1；亚叶酸钙, 400 mg/m², 静滴, d1；或5-氟尿嘧啶, 400 mg/m², 静注, d1；5-氟尿嘧啶, 1 000 mg/m², 持续静滴 24 h, d1～2；顺铂, 40 mg/m², 静注, d3。每2周重复。

（6）TP（多西紫杉醇+顺铂）：多西紫杉醇, 20～30 mg/m², 静滴, d1；顺铂, 20～30 mg/m², 静注, d1。每周1次，连续5周，同步放疗。或者多西紫杉醇, 70～85 mg/m², 静滴, d1；顺铂, 70～75 mg/m², 静注, d1。每3周重复。

（7）TP（紫杉醇+顺铂）：紫杉醇, 60 mg/m², 静滴, d1、8、15、22；顺铂, 75 mg/m², 静注, d1。每4周重复，同步放疗。或者紫杉醇, 135～200 mg/m², 静滴, d1；顺铂, 75 mg/m², 静注, d2。每3周重复。

（8）奥沙利铂+5-氟尿嘧啶：奥沙利铂, 85 mg/m², 静滴, d1、15、29；5-氟尿嘧啶, 180 mg/m², 持续静滴 24 h, d1～35。同步放疗。或者奥沙利铂, 85 mg/m², 静滴, d1；亚叶酸钙, 400 mg/m², 静滴, d1；或5-氟尿嘧啶, 400 mg/m², 静注, d1；5-氟尿嘧啶, 1 200 mg/m², 持续静滴 24 h, d1～2。每2周重复。

（9）多西紫杉醇：多西紫杉醇, 75～100 mg/m², 静滴, d1。每3周重复。

（10）多西紫杉醇+5-氟尿嘧啶+奥沙利铂：多西紫杉醇, 50 mg/m², 静滴, d1；奥沙利铂, 85 mg/m², 静滴, d1；亚叶酸钙, 200 mg/m², 静滴, d1；5-氟尿嘧啶, 2 600 mg/m², 持续静滴 24 h, d1。每2周重复。或者多西紫杉醇, 50 mg/m², 静滴, d1；奥沙利铂, 85 mg/m², 静滴, d1；5-氟尿嘧啶, 1 200 mg/m², 持续静滴 24 h, d1～2。每2周重复。

（11）多西紫杉醇+伊立替康：多西紫杉醇, 35 mg/m², 静滴, d1、8；伊立替康, 50 mg/m², 静滴, d1、8。每3周重复。

（12）奈达铂+5-氟尿嘧啶：奈达铂, 80～100 mg/m², 静滴 2h, d1；5-氟尿嘧啶, 350～500 mg/m², 持续静滴 24 h, d1～5。每3周重复。

（13）顺铂+卡培他滨：顺铂, 30 mg/m², 静注, d1；卡培他滨, 800 mg/m², 口服, Bid, d1～5。每周1次，连续5周，可同步放疗。或者顺铂, 80 mg/m², 静注, d1；卡培他滨, 1 000 mg/m², 口服, Bid, d1～21。每3周重复。

（14）伊立替康+顺铂：伊立替康, 65 mg/m², 静滴, d1、8；顺铂, 30 mg/m², 静注, d1、8；每3周重复。化疗2周期后同步放化疗，化疗维持上述剂量，放疗后5～8周手术。

（15）伊立替康+亚叶酸钙+5-氟尿嘧啶：伊立替康, 180 mg/m², 静滴, d1；亚叶酸钙, 400 mg/m², 静滴, d1；5-氟尿嘧啶, 400 mg/m², 静注, d1；5-氟尿嘧啶, 1 200 mg/m², 持续静滴 24 h, d1～2。每2周重复。或者伊立替康, 80 mg/m², 静滴, d1；亚叶酸钙, 500 mg/m², 静滴, d1；5-氟尿嘧啶, 2 000 mg/m², 持续静滴 24 h, d1，每周1次，共6周。

（16）紫杉醇：紫杉醇, 135～250 mg/m², 静滴, d1。每3周重复。

（17）紫杉醇+5-氟尿嘧啶：紫杉醇, 45 mg/m², 静滴, d1；5-氟尿嘧啶, 300 mg/m², 持续静滴 24 h, d1～5。每周1次，连续5周；同步放疗。

（18）紫杉醇+卡培他滨：紫杉醇, 45～50 mg/m², 静滴, d1；卡培他滨, 625～825 mg/m², 口服, Bid, d1～5。每周1次，连续5周，同步放疗。

上述方案中，表柔比星可用吡柔比星替代，5-氟尿嘧啶和卡培他滨可用替吉奥替代。

第五节 预后及随访

1. 预后

对于手术患者,预后直接与 pTNM 分期相关,5 年生存率 Ⅰ 期可达 80%,Ⅱa 期为 56.5%,Ⅱb 期为 43.9%,Ⅲa 期为 25.6%,Ⅲb 期仅为 11.1%。除 TNM 分期中规定的转移淋巴结数目外,淋巴结转移的区域数也明显影响预后,同为 Ⅲ 期食管癌,纵隔区及腹区皆有淋巴结转移者和仅有单区域淋巴结转移者的 5 年生存率分别为 24.3% 和 10.4%。肿瘤病灶长度 < 3 cm、3～5 cm 及 ≥ 7 cm 时的淋巴结转移率分别为 14%、29% 和 46.9%,预后也随之变差。从组织学类型及分化程度上看,腺癌的预后较鳞癌差;食管小细胞癌预后更恶劣,局限期中位生存期约 13 个月,广泛期约 8 个月;低分化鳞癌和高、中分化鳞癌患者的 5 年生存率分别为 19.1% 和 47.9%。

对于以放疗为主的患者,肿瘤分期同样是决定预后的主要因素。根据国内的食管癌临床分期标准,Ⅰ～Ⅲ 期患者的 1 年和 5 年生存率分别为 86.4%、45.1%,84.7%、36.4%,64%、19.1%。除临床分期中包含的肿瘤长度、外侵程度及区域淋巴结转移情况外,还有报道肿瘤原发部位也与预后相关,颈段和上胸段食管癌放疗的 5 年生存率分别为 24.4% 和 23.7%,中胸段和下胸段食管癌分别为 13.7% 和 5.9%。

2. 随访

鳞癌和腺癌患者随访的流程相同。头 2 年每 3～6 个月复查一次,后 3 年每 6 个月复查一次,5 年后每年复查一次。无症状者仅行常规体检即可,对于有症状者可考虑行血常规、血生化、相应部位的影像学检查及胃镜检查。行 EMR 治疗的患者第 1 年每 3 个月复查 1 次胃镜,以后每年复查 1 次。

第十一章

胃癌

胃癌是最常见的恶性肿瘤之一，在过去的数十年间虽然发病率呈下降趋势，但随着人口基数的增加和老龄化进程，未来我国胃癌发病的实际人数仍将增长，预计2020年我国胃癌的新发患者数将接近2000年的2倍。病理类型方面，国外弥漫型胃癌发病率逐渐上升，而我国上海市的胃癌发病率调查结果未显示出此现象。胃癌的总体死亡率仍较高，根据我国肿瘤登记中心2003—2007年的数据显示，胃癌死亡率为24.34/10万，占全部癌症死亡病例的14.15%，居第3位；在城市地区癌症死亡率中胃癌居第3位，而在农村则占第1位。

第一节 检查

1. X线钡餐检查

此检查可显示胃的全貌，对胃癌病灶进行较为准确的定位，间接了解病灶与周围器官的关系以决定手术可能性。无法获得病理检查的患者，X线钡餐检查是重要诊断依据。对于不能手术直接行放疗者则可以评价疗效。活动受限、严重进食障碍和/或呕吐的患者难以完成检查，有潜在肠梗阻的患者可能因钡剂诱发肠梗阻，肿瘤大小、位置，设备以及检查者的经验影响诊断效果。

2. 胃镜

胃镜可直接观察病变的部位和形态，进行组织活检以供病理检查。少数情况下，由于肿瘤黏膜下生长或咬取深度不够，胃镜不能提供真正的病变组织而延误诊断。胃镜检查对身体条件有一定要求，患者可能因此无法完成。另外对于弥漫型胃癌，由于癌细胞呈弥漫性浸润生长，胃黏膜表面很少形成溃疡或肿块，活检有一定的假阴性率，而X线钡餐检查可呈现较典型的皮革胃样改变，两者结合可提高诊断准确性。

3. CT

CT主要用于了解邻近器官及淋巴结是否受到侵犯。CT如能观察到胃的病灶，病情至少已处于局部进展期。尽管有报道CT可用于胃癌术前T分期，但至今未被临床普遍接受。转移淋巴结的发现就单个患者而言也并非总是可靠。

4. 超声内镜

超声内镜是目前能最清晰地显示胃壁结构的检测手段，其用于临床T分期的准确性为65%～92%，在判断有无区域淋巴结转移方面，配合细针穿刺定性淋巴结是否转移的敏感性优于PET，准确性为50%～90%，这对于那些考虑行内镜下黏膜切除术（endoscopic mucosal resection，EMR）的患者尤为重要。但超声内镜探测深度浅，传感器的可视度有限，显示胃周远处浸润范围受限。另外，操作者的经验对结果判定有很大影响，至今尚未被普遍推广。

5. MRI

由于MRI具有良好的软组织对比度和分辨率，现也用于胃癌的临床分期，有研究显示正常胃壁的厚度在胃腔充盈良好时不超过5 mm，而当固有肌层受侵时胃壁不能扩张且增厚超过6 mm，但有时受病灶所致炎症水肿的影响，仅凭MRI来诊断早期胃癌较困难；MRI对肿瘤外侵时导致的胃周脂肪信号改变敏感，且可多方位成像观察邻近器官，因此其判断 T_3、T_4 的准确性较高，如结合超声内镜检查则更可靠。在 N 和 M 分期方面，MRI 和 CT 的价值相仿。

6. 核素检查

PET 及 PET-CT 不推荐常规用于胃癌的诊断和随访，主要用于发现隐匿性转移灶，辅助可疑病变的鉴别诊断，避免不必要的手术。

7. 腹腔镜

腹腔镜检查主要用于病灶活检，使部分患者避免不必要的剖腹探查。

8. 肿瘤标志物

多以 CEA、CA19-9、CA724 为基础，配合以 CA125、CA-50 等指标，主要用于治疗后随。一般而言，CEA 等肿瘤标志物升高提示预后不良或肿瘤有复发转移，但不能作为确诊依据。临床上经常见到 CEA、CA19-9 等指标的高低与胃癌病期无关甚至相悖的情况。

第二节 病理诊断

一、病理分型与分类

胃癌大体分型中，早期胃癌指癌组织局限于黏膜层或黏膜下层，不论其范围大小、是否有淋巴结转移，可进一步分为 I 型（隆起型）、II 型（浅表型）和 III 型（凹陷型）；进展期胃癌指癌组织突破黏膜下层浸润肌层或浆膜层，此时肿瘤不仅可发生直接浸润性扩散，且可能有淋巴、腹膜和 / 或血行转移，故也称中晚期胃癌，可进一步分为 Borrmann I 型（结节蕈伞型）、Borrmann II 型（局限溃疡型）、Borrmann III 型（浸润溃疡型）和 Borrmann IV 型（弥漫浸润型）。此定义由日本胃肠道内镜学会于 1962 年提出。胃癌大体分型有助于外科医生判断手术的切除范围和预后。

胃癌的组织学分型中，常用 WHO 分型及 Lauren 分型，两者各有特点。WHO 分型将胃癌分为以下几类：腺癌、乳头状腺癌、管状腺癌、黏液腺癌、差黏附性癌（包括印戒细胞癌及其变异型）、髓样癌、腺鳞癌、肝样腺癌及未分化癌等。Lauren 分型将胃癌分为弥漫型、肠型、混合型和未确定型。弥漫型胃癌是由黏附性差的癌细胞构成的，几乎没有或很少有腺体形成；肠型胃癌由不同分化程度的腺体组成；当肿瘤由几乎等量的肠型与弥漫型癌细胞构成时称为混合型；未确定型肿瘤是指无法确定类型的癌。

Lauren 分型对胃癌流行病学研究、治疗和预后具有重要价值。肠型胃癌常累及贲门、胃体及胃窦，其发生多与萎缩性胃炎、肠化生、恶性贫血、Hp 感染等相关，常见于老年男性，分化较好；弥漫型胃癌常表现为皮革胃，多累及胃体，发生通常与遗传性因素有关，受环境因素影响，常见于青壮年，分化较差，较肠型胃癌有更强的侵袭性口如。

二、分期

胃癌分期我国多使用 AJCC/UICC 的 TNM 分期，该分期最新的第 7 版（表 11-1）与上一版没有重大变化，只是强调了被检淋巴结数和淋巴结阳性率之间有正相关，区域淋巴结至少应检查 15 个。未彻底清扫第 1 站淋巴结为 D0 根治术，彻底清扫至第 1 站、第 2 站、第 3 站淋巴结分别为 D1、D2、D3 根治术。外科切缘则有三种情况：① R_0：外科切缘干净。② R_1：外科切缘镜下阳性。③ R_2：外科切缘肉眼阳性。建议切除的近端切缘应距肿瘤边缘 5 cm，术中应常规切缘冰冻检查。日本胃癌学会分期（2010 年第 14 版），原则与 AJCC/UICC 大致相同，只是对腹膜播散、肝转移和腹腔脱落细胞给予了特别的重视。AJCC/UICC 的 TNM 分期需经术后病理获得，仅可指导术后治疗、判断预后，无助于初始治疗方案的确定；NCCN 指南认为除远处转移外，当影像学高度怀疑或经活检证实存在第 3 站和第 4 站淋巴结转移、肿瘤侵犯或包绕主要大血管时属于局部晚期胃癌，已无法切除。T_4 期肿瘤如拟手术则需判断能否将累及组织整块切除，因此医生在术前需根据超声内镜、CT、MRI 及 X 线钡餐等检查结果来决定是否手术。

表 11-1 UICC/AJCC 胃癌分期

期别	T	N	M	T、N、M 简明定义
ⅠA	T_1	N0	M_0	T_1 肿瘤侵犯固有层、黏膜肌层或黏膜下层
ⅠB	T_1	N1	M_0	T_{1a} 肿瘤侵犯黏膜固有层或黏膜肌层
	T_2	N0	M_0	T_{1b} 肿瘤侵犯黏膜下层
ⅡA	T_1	N2	M_0	T_2 肿瘤侵犯固有肌层
	T_2	N1	M_0	T_3 肿瘤穿透浆膜下结缔组织，未侵犯脏腹膜或邻近结构
	T3	N0	M_0	T_4 肿瘤侵犯浆膜（脏腹膜）或邻近结构
ⅡB	T_1	N3	M_0	T_{4a} 肿瘤侵犯浆膜（脏腹膜）
	T_2	N2	M_0	T_{4b} 肿瘤侵犯邻近组织结构
	T_3	N1	M_0	N_1 1~2个区域淋巴结有转移
	T_{4a}	N0	M_0	N_2 3~6个区域淋巴结有转移
ⅢA	T_2	N3	M_0	N_{3a} 7~15个区域淋巴结有转移
	T_3	N2	M_0	N_{3b} 16个（含）以上区域淋巴结有转移
	T_{4a}	N1	M_0	M_1 存在远处转移
ⅢB	T_3	N3	M_0	
	T_{4a}	N2	M_0	
	T_{4b}	N0~1	M_0	
ⅢC	T_{4a}	N3	M_0	
	T_{4b}	N2~3	M_0	
Ⅳ	任何T	任何N	M_1	

在第7版 AJCC/UICC 胃癌分期中，对下列容易引起歧义的内容给予了明确的解释：①难以分清食管胃交界部肿瘤起源于胃还是食管时，肿瘤50%以上位于食管归为食管癌，50%以上位于食管胃交界部以下归于胃癌。如果上下各半，由组织学决定，鳞癌、小细胞癌和未分化癌归为食管癌，腺癌、印戒细胞癌归为胃癌。②区域淋巴结：AJCC/UICC 分期要求手术后病理检查必须至少检出15枚淋巴结。胃十二指肠动脉、胰腺后、肠系膜和腹主动脉旁的淋巴结组转移被认为是远处转移，其他的淋巴结组为区域淋巴结。邻近胃癌的脂肪中的癌结节归为淋巴结转移，但种植在腹膜表面的癌结节定义为远处转移。③胃的邻近结构包括脾、横结肠、肝脏、膈肌、胰腺、腹壁、肾上腺、肾脏、小肠以及后腹膜，肿瘤穿透覆盖胃韧带或网膜的脏腹膜定义为 T_4 期。

三、鉴别诊断

尽管胃癌的症状无特异性，但只要及时使用胃镜检查，诊断多不困难。无痛胃镜的广泛应用，使胃镜更容易被接受，因其他原因就诊的患者被胃镜偶然发现的也非个别现象。真正需要与胃癌鉴别诊断的，都是一些特别的临床情况。

1. 高级别上皮内瘤变

有可能是癌前病变，但更可能是癌，甚至是浸润癌或已有远处转移。王晓颖等认为，胃镜活检病理诊断高级别上皮内瘤变时90%已是浸润癌，原因主要是取材不当。此时需要再次活检，不遵医嘱的患者至少要行X线钡餐检查。

2. 食管失弛缓症

常表现为进食哽噎，X线钡餐可见食管下段狭窄但管壁光滑，钡剂通过贲门受阻呈鸟嘴征，近端食管管腔扩张，一般不会误诊。但如果食管失弛缓症与胃癌同时存在，有可能被漏诊。

3. 胃黏膜巨大皱襞症

胃黏膜皱襞粗大定义为：内镜下胃黏膜皱襞显著增宽、迂曲，其间凹沟加深，皱襞可呈结节样或息肉样隆起，注气后不能变平；标准钡餐检查见胃黏膜皱襞粗大、迂曲，其宽度在胃体部小弯侧及胃窦部 > 5 mm，在大弯侧 > 10 mm，胃小沟增宽、增深，> 1 mm。良性胃黏膜皱襞粗大多见于慢性胃炎、巨大胃黏膜肥厚症及自身免疫性疾病胃的局部表现等。胃癌尤其是皮革胃也可以表现为胃黏膜皱襞肥大、粗糙，但同时可有不规则浅溃疡、胃壁僵硬、蠕动消失、胃腔缩小明显等表现。需要注意鉴别，尤其是胃镜活检病理阴性时。

4. 胃恶性淋巴瘤及胃肠间质瘤

误诊主要发生在未取到病理组织、取材不佳、身体条件不允许胃镜检查或肿瘤分化差病理类型难定时。

5. 肝型胃癌

可以表现为明显 AFP 升高，如患者无消化道症状易忽视胃镜检查，此时如果有肝脏占位，很容易被认为是原发性肝癌；如果无肝脏占位，又很容易被引导到各部位生殖细胞肿瘤的检查上。

6. 其他

巨大的腹腔肿瘤如果介于肝和胃胰之间，准确定位有困难，病理活检有可能失败，或有病理但类型难定，都应考虑胃镜等检查以排除胃的恶性肿瘤。

第三节　治疗原则

根据肿瘤和全身状况评价，决定手术、化疗、放疗、新靶点药物等治疗手段的取舍或综合运用。

1. 原位癌及早期胃癌

即 Tis 和 T_1 期（肿瘤侵犯固有层、黏膜肌层或黏膜下层），首选手术切除。除传统手术外，对于 Tis 和 T_{1a} 期（肿瘤侵犯黏膜固有层或黏膜肌层）患者，有条件的单位也可进行 EMR 或内镜黏膜下剥离术（endoscopic submucosal dissection，ESD），此手术尤其适用于身体状况较差的患者。术后病理证实分期准确则可定期内镜随访，无须进一步治疗，否则应改行传统根治术并酌情术后治疗。早期胃癌如疑有淋巴结转移时不应选择内镜治疗。

2. 进展期胃癌

定义为：肿瘤侵犯肌层（T_2）及以下组织、肿瘤侵犯浆膜（脏腹膜）或邻近结构（T_4），无论有无区域淋巴结和远处转移，即 $T_2 \sim T_4$，任何 N，M_0。手术是主要的治疗方法，术后辅助治疗根据病理分期结果：①$T_{1\sim2}N_0M_0$ 且 R_0 切除，一般只需观察，但 $T_2N_0M_0$ 存在高危因素（肿瘤低分化、淋巴脉管浸润、神经浸润或年龄 < 50 岁）者应给予化疗。②$T_{3\sim4}$ 或 N_+ 或未取得 R_0 切除者均需考虑以氟尿嘧啶或其衍生物为基础的辅助化放疗，术前已放疗者，术后仅选择化疗。身体状况差不适合手术的患者，可考虑 5-氟尿嘧啶、卡培他滨或替吉奥为基础的化疗，亦可联合放疗，其他患者可行最佳支持治疗。弥漫型胃癌由于其特殊的生长方式造成肿瘤边缘不清，累及的范围在术中很难确定，易导致切缘残留，且此种胃癌多伴有转移，临床上有时可遇见 CT 甚至 PET-CT 正常但术中发现腹膜已有广泛播散的情况，因此手术效果差于其他类型胃癌。

淋巴结阳性者可考虑新辅助化疗。局部晚期胃癌直接手术无法根治，治疗原则是先给予 45～50.4 Gy 放疗 + 氟尿嘧啶或其衍生物为基础的化疗，初始治疗完成后再次分期（包括全血细胞计数、血清生化分析、胸部影像学检查、腹部增强 CT 扫描、女性患者的盆腔影像学检查，酌情 PET-CT），如果肿瘤可以切除，首选手术治疗，否则继续以转移性或局部晚期胃癌化疗方案中的任何一种进行维持化疗。

3. 转移或复发

通常，复发是指胃癌术后出现的手术野局部复发、吻合口或残胃复发，转移指非区域淋巴结或远处脏器的转移。根据复发距手术的时间可分为早期复发（< 2 年）、中期复发（2～5 年）和晚期复发（> 5 年），再次手术的指征包括残胃、吻合口复发无远处转移，或孤立性的淋巴结、腹膜、肝脏、卵巢转移，临床上前者可完全切除的比例为 30%～70%，后者的手术效果则较差。对较局限的病灶放疗和射频消融术亦有一定疗效。无法手术者的治疗主要根据健康状况，NCCN 建议对于 Karnofsky 评分 ≥ 60 或

ECOG 评分≤2者，给予最佳支持治疗联合化疗或临床试验，对于 Karnofsky 评分＜60 或 ECOG 评分≥3者，仅给予最佳支持治疗。但对于初治的胃印戒细胞癌，即使病期晚、健康状况差，EP 方案仍有可能取得意想不到的治疗效果。此种情况下，治疗需要患者及其家人的充分知情同意。

4. 残胃癌

狭义的残胃癌指因胃良性疾病行手术后 5 年以上在残胃发生的原发癌，广义的残胃癌还包括因胃癌或其他恶性疾病而行胃部分切除后 10 年以上在残胃内发生的原发癌。残胃癌只要能手术，首选手术治疗，其他治疗原则与原发性胃癌相同。

第四节 治疗方法

一、手术

早期胃癌的淋巴结转移率低，当病灶局限于黏膜内时内镜治疗也可取得理想的效果。ERM 的适应证包括分化中等或良好的腺癌和/或乳头状腺癌，病灶局限于黏膜内，凹陷型病灶直径≤1 cm 或隆起型病灶直径≤2 cm，无淋巴脉管侵犯；此后 Ono 等建议将 EMR 适应证扩大为肿瘤组织分化良好或中等，病灶直径≤30 mm，无溃疡，并且无淋巴脉管和黏膜下浸润证据。

但 EMR 对＞2 cm 的病灶有时难以整块切除，影响了病理诊断的准确率和治疗效果。ESD 是在 EMR 基础上发展而来的一种技术，在侵犯黏膜层和部分侵犯黏膜下层的早期胃癌中应用逐渐增多，可以将较大病灶整块切除，其适应证包括：①任何大小的分化型黏膜内癌且无溃疡形成者。②分化型黏膜内癌如伴溃疡形成，则病变直径应＜3 cm。③病变直径＜2 cm 且无溃疡形成的未分化型黏膜内癌。④直径＜3 cm、无溃疡形成、无脉管浸润的分化型黏膜下微小癌。ESD 最大的优点在于提高了术后病理诊断的准确率，从而保证了早期胃癌内镜治疗的安全性和疗效，但是对操作技术及设备要求高，同时由于创面大，包括穿孔、瘢痕狭窄在内的并发症风险也显著提高，目前推荐在有经验的医疗中心开展探索。

传统的根治性手术仍是治疗胃癌的主要手段，应彻底切除原发灶并清除区域转移淋巴结。根据日本胃癌指南，对于病灶位于贲门、胃底和胃体上部者可选择近端胃大部切除术；对于胃窦癌和部分早期局限性胃体癌可行远端胃大部切除术，其疗效与全胃切除术疗效相当，但并发症显著减少；凡肿瘤浸润范围达两个分区、皮革胃或有胃周围远隔淋巴结转移者，如贲门癌幽门上淋巴结转移、胃窦癌贲门旁淋巴结转移，需要全胃切除。胃癌的淋巴结清扫范围也与病期早晚及原发灶的部位有关，早期胃癌原则上行 D1 根治术，但如病灶直径＞2 cm 且临床疑有淋巴结转移时应改行 D2 根治术；进展期胃癌都应行 D2 根治术。但西方国家学者对进展期胃癌是否应行 D2 根治术有不同观点，DGCG 研究认为 D2 根治术相比于 D1 根治术并不能提高 5 年生存率，且手术并发症和围手术期死亡率都明显升高；日本学者认为上述差异可能与手术医生的经验有关，随后意大利的 IGCSG 研究也得出了和日本既往研究相似的结果，即 D2 根治术安全且可提高进展期胃癌患者 5 年生存率。至于进一步扩大淋巴结清扫范围，即 D3 根治术是否能带来生存获益尚不明确，需要更深入的临床研究。不同部位胃癌 D1 及 D2 的淋巴结清扫范围如表 11-2 所示。根治性手术禁忌证为：局部浸润广泛，无法完整切除；已有远处转移的确切证据；存在心、肺、肝、肾等重要脏器功能明显缺陷、严重的低蛋白血症、贫血、营养不良等情况，无法耐受手术者。

姑息性手术以解除症状、提高生活质量为目的，适用于有远处转移或肿瘤侵犯重要脏器无法切除而同时合并出血、穿孔、梗阻等情况者。胃癌的肝转移灶局限于 1 个肝叶内、无远处淋巴结转移和其他脏器转移、无腹膜种植，胃癌原发灶可行根治性切除时，对于全身情况良好能耐受手术者，可选择根治性胃切除联合肝切除术。复旦大学附属中山医院的一组资料显示，胃癌肝转移联合肝切除术后 1 年、3 年和 5 年生存率分别为 45.5%、18.2% 和 9.1%。

表 11-2 淋巴结清扫范围

术式	D1	D2
全胃切除术	1~7	D1+ 8a、9、10、11、12a
远端胃切除术	1、3、4sb、4d、5、6、7	D1+ 8a、9、11p、12a
近端胃切除术	1、2、3s、4sa、4sb、7	D1+ 8a、9、10、11

注：1. 贲门右淋巴结；2. 贲门左淋巴结；3a. 小弯淋巴结（沿胃左动脉分支）；3b. 小弯淋巴结（沿胃右动脉第二分支和远端）；4 sa. 胃短血管淋巴结；4sb. 左侧大弯淋巴结；4d. 右侧大弯淋巴结；5. 幽门上淋巴结；6. 幽门下淋巴结；7. 胃左动脉旁淋巴结；8a. 肝总动脉前淋巴结；8p. 肝总动脉后淋巴结；9. 腹腔动脉旁淋巴结；10. 脾门淋巴结；11p. 近端脾动脉旁淋巴结；11d. 远端脾动脉旁淋巴结；12a. 肝动脉淋巴结

二、化疗与新靶点药物治疗

胃癌化疗经历了三个阶段，第一阶段是以 5-氟尿嘧啶为基础的化疗方案，第二阶段是紫杉类药物、奥沙利铂、使用更方便的氟尿嘧啶衍生物加入治疗，第三阶段是探索新靶点药物联合化疗的效果。但迄今为止，胃癌内科治疗并无本质突破，疗效尚不理想。

1. 新辅助化疗

对无远处转移的进展期胃癌（T_2~T_4、N_+）可先行术前化疗以提高 R0 切除率和 D2 淋巴结清扫率，采用两药或三药联合化疗，不建议单药，通常选择 ECF 及其改良方案，时限一般不超过 3 个月。治疗过程中应及时评估疗效，能够手术的不宜拖延。

2. 辅助化疗

术前化疗有效者，建议延续原方案治疗或根据患者的耐受性酌情调整。术后 I B 期以上者均应考虑辅助化疗，标准的化疗方案缺乏，一般采用氟尿嘧啶类和铂类药物两药联合。根据日本的 ACTS-GC 研究结果，对于 II 期和 III A 期患者，术后单药替吉奥化疗已足够，III B 期及以上患者可能仍应联合化疗。三药联合方案并不能提高生存率。辅助化疗一般在术后 3~4 周开始，正常联合化疗在 6 个月内完成，单药化疗不宜超过 1 年。

3. 移性或不适合行放疗的局部晚期胃癌化疗

顺铂和 5-氟尿嘧啶为基础，随后应用的多西紫杉醇、奥沙利铂和伊立替康提高了治疗有效率。卡培他滨和替吉奥的出现在保证疗效的前提下还提高了治疗的安全性，可作为 5-氟尿嘧啶的替代。一线治疗首选两药联合或单药方案，三药方案如 DCF（多西紫杉醇、顺铂和 5-氟尿嘧啶）、ECF、ECF 改良方案虽能提高有效率，但亦增加了毒副反应发生率，只适用于身体状况良好者。两药方案有氟尿嘧啶类（5-氟尿嘧啶或卡培他滨或替吉奥）+顺铂、氟尿嘧啶类（5-氟尿嘧啶或卡培他滨）+奥沙利铂、5-氟尿嘧啶或替吉奥十伊立替康、伊立替康+顺铂、多西紫杉醇+替吉奥或多西紫杉醇+顺铂，其反应率为 20%~50%。5-氟尿嘧啶、卡培他滨、替吉奥、多西紫杉醇或紫杉醇单药方案主要用于老年或体力状况较差者，反应率为 15%~40%。二线治疗方案的选择取决于之前的治疗方案及体力状况，原则上尽可能选用一线治疗未用过的药物，如吉西他滨、脂质体阿霉素、丝裂霉素和依托泊苷等药物，但一般效果均不理想。

常用化疗方案如下：

（1）5-氟尿嘧啶同步放化疗：5-氟尿嘧啶，425 mg/m^2，静滴，d1~5；亚叶酸钙，20 mg/m^2，静滴，d1~5。放疗前 1 周期及放疗后 2 周期，化疗周期间隔 1 个月。或者 5-氟尿嘧啶，400 mg/m^2，静滴，d1~4、d33~35；亚叶酸钙，20 mg/m^2，静滴，d1~4、d33~35；放疗 180 cGy/d，5d/w，总量 4 500 cGy。

（2）CF（顺铂 + 5-氟尿嘧啶）：5-氟尿嘧啶，1 000 mg/（m^2·d），持续静滴 24 h，d1~5；顺铂，100 mg/m^2，静滴，d1。每 4 周重复。

（3）DCF/TCF（多西紫杉醇 + 顺铂 + 5-氟尿嘧啶）：多西紫杉醇，75 mg/m^2，静滴 1 h，d1；顺铂，75 mg/m^2，静滴 1~3 h，d1；5-氟尿嘧啶，750 mg/m^2，持续静滴，d1~5。每 3 周重复。或者多西紫

杉醇，85 mg/m²，静滴 1 h，d1；顺铂，75 mg/m²，静滴 4 h，d1；5-氟尿嘧啶，300 mg/m²，持续静滴，d1～14。每 3 周重复，最多 8 个周期。

（4）ECF（表柔比星+顺铂+5-氟尿嘧啶）：表柔比星，50 mg/m²，静注，d1；顺铂，60 mg/m²，静滴，d1；5-氟尿嘧啶，200 mg/（m²·d），持续静滴 24 h，d1～21。每 3 周重复，围手术期术前术后各 3 周期。

（5）EOX（表柔比星+奥沙利铂+卡培他滨）：表柔比星，50 mg/m²，静注，d1；奥沙利铂，130 mg/m²，静滴 2 h，d1；卡培他滨，625 mg/m²，口服，Bid，d1～14。每 3 周重复。

（6）FLO（奥沙利铂+亚叶酸钙+5-氟尿嘧啶）：奥沙利铂，130 mg/m²，静滴 2 h，d1；亚叶酸钙，200 mg/m²，静滴 2 h（5-氟尿嘧啶前），d1；5-氟尿嘧啶，2 600 mg/m²，持续静滴 24 h，d1。每 2 周重复。

（7）ILF（伊立替康+亚叶酸钙+5-氟尿嘧啶）：伊立替康，80 mg/m²，静滴 30～90 min，d1；亚叶酸钙，500 mg/m²，静滴 1～2 h，d1；5-氟尿嘧啶，2 000 mg/m²，静滴 22～24 h，d1。每周 1 次，共 6 周，中间间隔 1～2 周。

（8）TP（多西紫杉醇+顺铂）：多西紫杉醇 70～85 mg/m²，静滴，d1；顺铂 70～75 mg/m²，静滴，d1。每 3 周重复。

（9）奥沙利铂+卡培他滨：奥沙利铂，130 mg/m²，静滴，d1；卡培他滨，1 000 mg/m²，口服，Bid，d1～14。每 3 周重复。

（10）多西紫杉醇单药：多西紫杉醇，75～100 mg/m²，静滴，d1。每 3 周重复。

（11）卡培他滨单药：卡培他滨，1 000 mg/（m²·d），连续口服 14 d，每 3 周重复。

（12）替吉奥+顺铂：替吉奥，40～60 mg*，口服，Bid，d1～21；顺铂，60 mg/m²，静滴，d8。每 5 周重复。

注：* 根据患者的体表面积，＜1.2 m² 时 40 mg/次，1.25～1.5 m² 时 50 mg/次，＞1.5 m² 时 60 mg/次。或者替吉奥，25 mg/m²，口服，Bid，d1～21；顺铂，75 mg/m²，静滴 2 h，d1。每 4 周重复。

（13）替吉奥单药：替吉奥，50～80 mg/（m²·d），连续口服 14～21 d，每 3～4 周重复。

（14）紫杉醇单药：紫杉醇，135～175 mg/m²，静滴 3 h，d1。每 3 周重复。

4. 新靶点药物治疗

胃癌有一定的 HER-2 阳性表达率，肠型胃癌的阳性率更高，可作为治疗的新靶点。经研究显示，594 名胃癌患者随机接受顺铂+5-氟尿嘧啶/卡培他滨化疗或联合曲妥珠单抗治疗，两组的治疗反应率分别为 35% 和 47%，中位生存期分别为 11.1 个月和 13.5 个月，联合治疗组中最常见的不良反应为中性粒细胞减少、腹泻、疲劳、贫血、上呼吸道感染、发热、黏膜炎和味觉障碍，曲妥珠单抗组和单独化疗组出现左室射血分数降低的比例分别为 4.6% 和 1.1%。基于此结果，NCCN 推荐对于不可手术的局部晚期、复发或转移性胃/胃食管结合部腺癌患者，如 HER-2 过表达（免疫组化检测 3+或 FISH 检测+），曲妥珠单抗联合化疗可作为一线治疗，但考虑到可能会增加心脏不良事件发生率，不建议与蒽环类药物联用。具体用法为：初始剂量 8 mg/kg 静滴 90 min 以上，此后 6 mg/kg 静滴 30～90 min 以上，每 3 周 1 次；或初始剂量 6 mg/kg 静滴 90 min 以上，此后 4 mg/kg 静滴 30～90 min 以上，每 2 周 1 次。最佳疗程目前尚不明确，上述研究中是用药直至疾病进展或患者出现不可耐受的毒副反应。贝伐珠单抗、西妥昔单抗、拉帕替尼联合化疗及厄洛替尼单药治疗也有研究，但效果不甚理想。

三、放疗

1. 术前放疗

术前放疗用于局部晚期胃癌患者，有研究显示单独放疗无法提高生存率，故一般均同步 5-氟尿嘧啶化疗。NCCN 指南推荐剂量为 45～50.4 Gy/25～28 f，国内多采用 40 Gy/20 f，放疗 2～4 周后手术。

2. 术中放疗

术中放疗主要用于胃癌术中无法完全切除照射残留病灶，或原发灶已切除，肿瘤浸润浆膜面或伴有周围组织浸润、胃周围淋巴结转移者的预防性照射。其优点是可给予单次较大剂量的照射，而其周围的正常组织可得到较好的保护，照射剂量通常以 10～30 Gy 为宜。但多数研究显示术中放疗仅可以减少局部复发，对 5 年生存率无益，且有可能增加手术并发症发生率。术中放疗技术和设备要求均较高，操作复杂，尚未在国内普遍推广。

3. 术后放疗

除未取得 R_0 切除者必须放疗外，对于 $T_{3～4}$ 或 N_+ 的患者也建议行放疗以降低局部复发率，同步化疗可提高疗效。在 SWOG 9008/INT-0116 研究中，胃或食管胃结合部的 ⅠB～Ⅳ期（M_0）腺癌患者随机接受单独手术（275 例）或手术联合放化疗（281 例），术后分期约 68% 的患者属 $T_{3～4}$，85% 的患者为 N_+；联合治疗组术后接受 45 Gy 的放疗并同步 5-氟尿嘧啶+四氢叶酸化疗，结果显示局部复发在联合化放疗组明显降低（19% vs 29%），中位生存期明显延长（36 个月 vs 27 个月），3 年无复发生存率（48% vs 31%）和总生存率（50% vs 41%）显著提高。但上述研究中也存在争议之处，即 90% 的患者仅接受了 D0/D1 根治术，故区域淋巴结复发率高。亚洲国家以 D2 根治术为主，术后放疗是否会改善 D2 根治术后患者的远期生存有争议。韩国开展的一项研究中，患者在 D2 根治术后分别接受放化疗或观察，结果治疗组中各期患者的 5 年生存率都高于观察组。另一项研究则显示有淋巴结转移和肿瘤侵犯超过胃壁肌层的患者有较高复发风险，对这类患者进行术后放化疗仍有助于提高生存率。复旦大学附属肿瘤医院对胃癌患者 D2 根治术后复发规律的分析亦显示吻合口、瘤床区和区域淋巴结复发的比例仍较高，且术后病理提示有区域淋巴结转移者更易复发。考虑到我国胃癌患者多数就诊时病期较晚，且并非所有医院都能熟练开展 D2 根治术，对 $T_{3～4}$ 或 N_+ 术后的患者还是应给予放化疗。放疗剂量多为国外 45～50.4 Gy/25～28 f，国内认为以 50 Gy/25 f 为宜，在术后 2～4 周开始，当肿瘤有残留时，在术中银夹标记的前提下可酌情推量至 50～60 Gy，NCCN 推荐同步氟尿嘧啶类药物化疗，尚没有证据表明其他药物或多药联合同步化疗优于氟尿嘧啶类药物。

4. 姑息性放疗

当病灶引起梗阻、出血和/或疼痛，骨转移、脑转移有相关症状和体征时，可考虑姑息减症放疗。

5. 照射技术

建议使用三维适形放疗或调强适形放疗，注意事项有：①定位前 3 h 最好禁食，口服或静脉造影有助于 CT 定位和靶区勾画。②建议三野及以上的多野照射。放射性粒子植入治疗不推荐常规应用。

6. 放疗靶区

除原发灶或术后瘤床区外，对于近端胃或胃食管结合部肿瘤，照射野应该包括远端食管 3～5 cm、左半横膈膜和邻近的胰体部，高危淋巴结区包括邻近的食管周围、胃周、胰腺上、腹腔干淋巴结和脾门淋巴结区；对于胃体肿瘤应包括胰体部和胃周、胰腺上、腹腔干、脾门、肝门和胰十二指肠淋巴结；对于远端肿瘤应包括胰头、十二指肠第一和第二段（术后则为十二指肠残端 3～5 cm）、胃周、胰腺上、腹腔干、肝门和胰十二指肠淋巴结。

胃与肠道、肝脏、肾脏等脏器邻近，而这些脏器的放疗耐受量又比较低，因此医生和患者往往对放疗的副反应心存顾虑，但多数研究显示胃癌放疗还是比较安全的。Ajani 等报道了 43 名胃癌患者术前接受同步放化疗，Ⅲ度及以上的急性消化道反应发生率为 41%，中位随访 21.6 个月后，只有 1 例患者发生了Ⅲ度的远期食管黏膜炎。在 Kassam 等的研究中，82 例胃癌患者术后接受放化疗，Ⅲ度及以上的消化道反应发生率为 34%，中位随访 22.8 个月后有 3 名患者发生晚期吻合口狭窄，仅 1 名患者发生小肠梗阻。中位随访时间已长达 10 年的 SWOG 9008/INT-0116 研究表明，放化疗期间Ⅲ度以上胃肠道反应发生率为 33%，而相比于对照组，治疗组并没有观察到严重的远期放疗不良反应。上述研究中放疗剂量都为 45 Gy，患者较少发生肝肾功能损害，有 10%～20% 的患者因放疗的急性反应（包括血液学毒性）而终止治疗。近年来随着放疗技术和化疗期间止吐措施的改善，胃癌患者在放化疗期间消化道反应发生率及程度已进一步下降。复旦大学附属肿瘤医院报道了 45 名胃癌患者接受术后放化疗（放疗 45～55 Gy，化疗为 5-氟尿嘧啶或卡培他滨），Ⅰ～Ⅱ度和Ⅲ度胃肠道反应发生率分别为 56% 和 16%，只有 2 人因无法耐受副反应而终止治疗（1 人为术后肠粘连，1 人为Ⅲ度胃肠道反应）。

除血液学毒性外，放疗期间最多见的副反应即放射性胃炎（有残胃者）和肠炎，通常在剂量为

30～40 Gy时最严重。急性期症状是非特异性的，表现为纳差、恶心、呕吐、腹痛、腹泻，可以给予止吐药、抑酸药、胃肠动力药和胃黏膜保护剂，并辅以抗生素和激素；药物治疗效果不理想的胃黏膜出血可考虑内镜下电凝止血；除非放疗剂量过高，一般较少发生胃溃疡；放疗引起的大出血或穿孔更少见，基本都是在肿瘤本身并发的癌性溃疡基础上，放疗后期病灶消退后被破坏的胃壁产生缺损所致；十二指肠和空肠较回肠更易发生放射性损伤，在慢性期可出现溃疡及进行性纤维化，甚至出现肠腔狭窄或肠梗阻而需手术治疗。

第五节　预后及随访

1. 预后

我国胃癌的总体5年生存率为30%～57.1%，明显低于日本，主要是因我国早期胃癌的诊断率较低所致。胃癌的分期、手术的彻底性与预后的关系最为密切，早期胃癌预后远比进展期胃癌好。淋巴结有或无转移的胃癌患者，术后5年生存率分别为11.3%～22%和36.4%～75%。Borrmann分型中Ⅰ～Ⅱ型预后相对较好，Ⅳ型最差。肿瘤部位与预后也有关，Wanebo等研究发现近端1/3胃癌的预后差于其他部位胃癌。肿瘤大小虽与分期无关，但有研究显示病灶直径≥4 cm的患者的5年生存率明显低于病灶直径＜4 cm者。癌细胞的分化程度与预后是否相关尚有争议；而在病理类型方面，弥漫型胃癌多见黏液腺癌及印戒细胞癌，预后差于肠型胃癌。此外，肿瘤浸润神经束膜者预后差。一线治疗失败者对二线化疗若始终有反应，则生存时间长于对二线化疗无反应者。HER-2过表达与胃癌预后是否相关尚不明确。

残胃癌的预后与borrmann分型、组织学类型、分期及治疗方式有关，期别较早的残胃癌，再次根治性术后的预后与一般胃癌并无区别，但BorrmannⅢ型、BorrmannⅣ型、病理为未分化型、肿瘤直径＞4 cm者多数在就诊时已属晚期，根治性切除率和长期生存率均低于一般胃癌患者。

2. 随访

根据NCCN指南，随访内容包括全面的病史询问和体格检查，每3～6个月随访1次，共1～2年；之后每6～12个月随访1次，共3～5年；以后每年1次。根据临床情况进行血常规、血清生化检测、影像学或内镜检查。但ESMO指南认为，定期随访相比于出现症状时再检查，预后并无改善。

术后患者应监测维生素B_{12}水平及铁缺乏情况，有指征时应予治疗。所有胃癌根治术后患者（未行全胃切除）或T_{is}/T_{1a}期患者行EMR或ESD后，均应常规检测HP感染情况，如检测结果为阳性，无论患者是否存在相关症状，均应进行抗HP治疗；对于晚期或复发性胃癌，则不推荐常规检测及治疗。

第十二章

肺癌

第一节 肺癌早期诊断进展与临床评价

肺癌的发病率和死亡率均居全球各类恶性肿瘤之首。70%以上的肺癌患者在确诊时即为临床晚期，失去了手术治疗机会，5年生存率不足15%。而早期肺癌患者接受根治性手术治疗后，5年生存率可达73%以上。因此，提高早期肺癌诊断率，可望降低肺癌死亡率，减少肺癌所造成的社会经济负担。

肺癌的发生、发展、侵袭和转移是一个极其复杂的多阶段、多步骤的过程。肺癌从细胞的恶性转化、癌前病变、原位癌、浸润癌或转移到死亡的自然病程为20~30年。这种长期渐变过程，使肺癌的早期诊断成为可能。但肺癌患者在疾病的早期阶段往往没有临床症状，随着肺癌发展而出现的症状因为缺乏特异性、难以与肺部良性病鉴别而容易误诊和漏诊，而且有症状的患者多数为肺癌晚期。因此，如何在没有临床症状的早期阶段诊断肺癌，多年来成为研究的热点和难点。

一、肺癌高危人群的筛选

诊断早期肺癌，首先就是要找出哪些人可能得肺癌（在临床研究中常称为肺癌高危人群）。通过建立高危人群筛选标准，并给予早期诊断干预，可以提高肺癌早期诊断率，并提高早期诊断的效费比。

吸烟是肺癌发病的最主要的危险因素，几乎所有已开展的肺癌早期诊断和筛查研究均以吸烟人群作为研究对象。基于目前唯一成功的肺癌筛查研究（North American National Lung Screening Trial，NLST）结果，吸烟指数≥30包年和戒烟≤15年已成为肺癌高危人群的主要标准。同时，许多学者指出当吸烟指数未达到上述标准（≥20包年）的人群具有其他肺癌发病危险因素时，仍要将其视为肺癌高危人群进行筛查：COPD或肺间质纤维化病史、肺癌切除后未复发≥4年、肺癌家族史、其他肿瘤病史（肺癌除外）或放疗史、职业暴露史（包括硅、镉、石棉、砷、铍、铬、柴油烟雾、镍、煤烟、烟粒）。

二、肺癌早期诊断方法的历史回顾和临床评价

20世纪50年代，全球即已开展肺癌的早期诊断和筛查研究，主要方法为X线胸片和痰细胞学检查。

1. X线胸片（chest X-ray，CXR）

CXR为胸部多种组织结构的重叠显像，分辨率低，难以发现早期肺癌的小病变。新近发表的PLCO研究报道，每年一次CXR筛查未能提高肺癌的检出率，未能降低肺癌的死亡率（筛查研究的金标准）。因此，目前不推荐将CXR用于肺癌筛查。

2. 痰细胞学（sputum cytology）

20世纪70年代开始全球开展了多个关于痰细胞学联合CXR用于肺癌筛查的大型随机对照研究，结果发现痰细胞学联合CXR筛查可提高早期肺癌检出率、肺癌手术率，但未能使死亡率明显降低。因此，目前亦不推荐将痰细胞学（或联合CXR）用于肺癌筛查。

尽管CXR和痰细胞学不推荐用于肺癌筛查，但不能否定其用于临床常规诊断的价值，CXR和痰细胞学目前仍是发现肺癌的最基本方法。

三、肺癌早期诊断方法的发展现状和临床评价

自 20 世纪 90 年代开始，影像学、介入肺脏病学、分子生物学的进展，使肺癌的早期诊断方法得到快速发展，具体表现在以低剂量螺旋 CT、介入肺脏病学新技术、生物标记物为代表的一系列新的诊断工具在早期肺癌得到应用，其中低剂量螺旋 CT 用于肺癌早期诊断和筛查取得了突破性的进展。

（一）影像学

1. 低剂量螺旋 CT（low dose spiral CT，LDCT）

CT 技术的发展使胸部成像质量取得飞跃式发展。胸部 CT 较 CXR 分辨率更高，可发现更多更小的病变，提高早期肺癌诊断率，使更多的早期肺癌患者可接受根治性手术治疗，从而降低肺癌死亡率。但普通胸部 CT 放射剂量高（8 mSv），不适合用于肺癌筛查。通过采用 LDCT 扫描方法，单次检查的放射剂量可低于 1.6 mSv（约等于单个成人 1 年所接受的大自然背景辐射），使肺癌 LDCT 筛查成为可能。

基于肺癌高危人群的大型随机对照 NLST（North American National Lung Screening Trial）研究报道每年 1 次的 LDCT 筛查与 CXR 筛查相比可使肺癌死亡率下降 20%，全因死亡率下降 6.7%。对现有的研究数据进行系统性评价后多个专业学会在指南中推荐：对于 55～74 岁的吸烟指数 ≥ 30 包年的吸烟者和曾吸烟者（近 15 年内才戒烟），推荐每年 1 次的 LDCT 筛查。所有指南均认可 LDCT 筛查不能替代戒烟，对没有戒烟的人群，LDCT 筛查难以获益。但关于肺癌高危人群标准、筛查持续年限、筛查频率、如何界定需要接受后续处理的筛查阳性病灶等问题仍存在争议，这涉及临床开展 LDCT 筛查的效费比问题和公共医疗系统是否决定支持免费筛查。关于肺癌高危人群筛选标准在前面已经详述，关于筛查持续年限、筛查频率、如何界定需要接受后续处理的筛查阳性病灶等问题，欧洲正在开展的 7 个 LDCT 筛查研究将就上述争议问题进行深入探讨。

此外，目前的指南均明确指出 LDCT 筛查存在一定局限性和潜在危害，应在筛查开始前对受试者进行明确的告知，并对参与筛查的受试者给予合适的帮助。局限性：LDCT 不能检出所有的肺癌，也不能确保检出所有早期肺癌，所有 LDCT 检出的肺癌患者也不可能完全避免死亡。潜在危害：LDCT 筛查会检出一定比例的假阳性患者，这些患者往往需要额外的检查或有创操作来做进一步的良恶性鉴别，尽管这些检查或有创操作的严重并发症很低；放射线暴露的问题；筛查对生活质量的影响（包括心理问题）。

2. 计算机辅助诊断（computer-aided diagnosis，CADx）系统

随着 CT 的广泛应用，放射科专家读片的工作量大大增加，从而存在漏诊和过度诊断的风险，特别是小的无相对恶性特征的肺结节（pul-monary nodules）病灶。CADx 通过计算机对医学影像图像的处理，可为早期肺癌诊断提供高效简捷的自动化分析工具，辅助影像科医师发现和分析病灶，降低早期肺癌筛查中专业人员工作量，提高 CT 诊断准确性。应用 CADx 检测肺结节的敏感性为 44%～100%，对于包含实性成分的肺结节，其检测敏感性优于放射科专家，但在纯磨玻璃样结节（pure ground-glass nodules，pCGN）方面，其检测敏感性则远低于放射科专家。应用 CADx 检测肺结节的最终目标是鉴别其良恶性，目前有多种方法处于研究阶段，包括基于影像学特征和患者临床病史的统计学处理、基于动态增强 CT 的增强模式和结节血流灌注研究、三维容积重建技术、人工神经网络技术（artificial neural networks，ANN）、支持向量机技术（support vector machine，SVM）等，在肺癌的早期诊断方面表现出一定的价值，有待进一步验证。

3. 正电子发射计算机断层显像-X 线计算机断层扫描（positron emission tomography-computed tomography，PET-CT）

PET-CT 将反映肿瘤代谢能力的 PET 与可高分辨显示组织结构的 CT 有机结合在一起，可用于肺结节的良恶性鉴别。研究显示 PET-CT 诊断早期恶性孤立肺结节病灶（solitary pulmonary nodules，SPN）的敏感性为 91.7%，特异性 82.3%，显著优于 CT，有助于提高肺癌的早期诊断率。但昂贵的检查费用、较大的辐射剂量使 PET-CT 的应用存在一定限制，在临床上仅作为胸部 CT 阳性结果的后续处理选项。

（二）介入肺脏病学新技术

前述影像学技术进展提高了肺癌的早期诊断率，但多为小的周围型病变，病理类型主要为腺癌。对

于中央型肺癌的诊断，过去主要通过痰细胞学、传统白光支气管镜（white light bronchoscopy，WLB）诊断，但诊断敏感性低且多为晚期肺癌。中央型的早期黏膜病变，通常只有几个细胞的厚度。WLB 局限于观测所用可见光波长的限制，早期肺癌诊断率仅约 30%，难以满足临床的需求。介入肺脏病学新技术的发展，包括荧光支气管镜、窄谱成像支气管镜、超声支气管镜、荧光共聚焦显微支气管镜、光学相干断层成像等为中央型肺癌的早期诊断带来了希望。

1. 荧光支气管镜（autofluorescence bronchoscopy，AFB）

AFB 结合了细胞自发荧光和电脑图像分析技术，利用组织自荧光的不同特性观察支气管黏膜病变，在波长为 442 nm 的蓝光激发组织时，正常支气管黏膜呈绿色荧光，癌前病变呈棕色，肿瘤组织呈红色，通过色彩的差异来判断病变组织具有较高的敏感性。AFB 诊断的敏感性和特异性分别为 90% 和 56%，而 WLB 为 66% 和 69%，AFB 在癌前病变的诊断方面显著优于 WLB。

2. 窄谱成像支气管镜（narrow band imaging，NBI）

NBI 利用光学滤光器发生两种带宽的窄谱光：被气道黏膜表面微血管吸收的 395~445 nm（蓝）和被黏膜表面下的血管吸收的 530~550 nm（绿）。在将波长集中于被血红蛋白吸收最强烈的波长 415 nm 和 540 nm 时，利用组织的光吸收特性和散射特性，使不同组织层次的血管展现出来。Shibuya 等提出与血管生成性鳞状上皮异型增生（angiogenic squamous dysplasia，ASD）相关的 NBI 典型表现：毛细血管袢（capillary loops）、点状血管（dotted vessels）、扭曲血管网（complex vascular networks of tortuous vessels）和突然中断的血管（abrup tending vessels）。研究表明，NBI 较 WLB 将异常增生和恶变的诊断率提高了 23%。与 WLB 相比，NBI 和 AFB 均显著提高了早期肺癌诊断的敏感性和特异性，而 NBI 和 AFB 两种方法之间相比无显著差异，联合应用 NBI 和 AFB 不能进一步提高诊断率，NBI 和 AFB 检查顺序变化对诊断率也无影响。

3. 经支气管镜腔内超声（endobronchial ultrasound，EBUS）

EBUS 是将超声探头（ultrasonicprobe，USP）通过支气管镜进入气管、支气管管腔，通过实时超声扫描，获得气管、支气管管壁各层次以及周围相邻脏器、血管的超声图像，可用于判断黏膜下、管壁内、气道外周病灶的异常变化以及定位周围型病灶。根据超声探头不同，EBUS 分为径向探头（radial probe，RP）EBUS 和凸面探头（convex probe，CP）EBUS 两种。RP-EBUS 主要用于评估肺癌的支气管壁侵袭程度以及周围型病变的活检和确诊。RP-EBUS 诊断肺癌侵袭支气管壁程度的准确性高达 95.8%，诊断周围型肺癌的敏感性 73%，特异性 100%。CP-EBUS 主要用于大气道周围病灶的观察和活检、判断早期肺癌是否存在淋巴结转移，其淋巴结分期的准确性明显优于 CT 及 PET/CT。

4. 荧光共聚焦显微内镜（fluorescent confocal microscope，FCFM）

FCFM 应用共聚焦显微镜成像原理，使用一根可弯曲的光纤探头（直径 1 mm）替代了共聚焦显微镜的物镜，对支气管壁黏膜结构进行扫描，获得活体组织的断层图像，图像可放大 1 000 倍，组织探测深度至 50 μm，可实时、分层观察黏膜，发现早期病变。FCFM 检查前需先行 WLB 和 AFB，并需要使用荧光对比剂以增强成像对比效果。FCFM 信号主要来源于气道上皮的基底膜区，不典型增生、原位癌和浸润癌患者的 FCFM 图像主要表现为网状纤维组织的破坏和结构紊乱，与正常组织存在显著区别。该检查目前仍处于前期研究阶段，用于肺癌早期诊断的价值有待进一步验证。

5. 光学相干断层成像（optical coherence tomography，OCT）

OCT 是利用红外线为判定波以获得反射的组织断层扫描图像，其原理和超声断层扫描装置类似，但扫描探头无须和组织紧密接触。OCT 图像空间分辨率 10 μm，最大穿透深度 2~3 mm，能显示支气管壁的多层显微结构，上皮细胞、上皮下组织和软骨均清晰可辨，与病理结果高度匹配，较以往任何方法的分辨率和敏感性都高。该方法目前仍处于研究阶段，用于肺癌早期诊断的价值有待进一步验证。

（三）生物标记物

生物标记物（biomarker）是作为正常生物学过程、致病过程或对某治疗措施的药理学反应的指标，具有客观上可测量和可评价的特征。在肺癌早期诊断方面，biomarkers 反映的是肺癌致病过程中的指标，主要是肺癌组织和非正常组织产生的与正常组织不同的细胞、生物成分和特征。近年来研究发现了多种与肺癌相关的 biomarkers，包括循环肿瘤细胞，基因的重排、突变、寡核苷酸多态性（single nucleotide polymorphism，SNP）、DNA 甲基化，非编码序列的异常和生成的一些反常产物，各种 RNA 分子的量和结构变化，各种蛋白质（包括肿瘤自身抗体）的量和结构变化，自身抗体等。这些 biomarkers 可从血液、痰液、尿液、唾液、呼出气（包括气体和冷凝物）、肺泡衬液、组织中检测出来，可用于肺癌高危人群的筛选、与 LDCT 整合开展筛查、对肺部早期病变进行良恶性鉴别诊断。

尽管已发现众多 biomarkers 并用于肺癌早期诊断研究，但还没有任何一个 biomarker 可用于临床。首先，因为肺癌是一种异质性疾病，单个 biomarker 可能无法反映出肺癌复杂的生物学特征。组学技术和生物信息学技术的发展使我们认识到，肺癌的生物学基础是一个极其复杂的网络，其中包括众多生物分子、变化特征以及复杂的调控关系。这促使我们积极地去识别这其中的关键分子、关键变化特征、关键调控关系、关键信号通路、关键功能网络，并通过验证工作（转化研究）将其用于肺癌的早期诊断。其次，在 biomarkers 的识别和验证研究中，研究设计可能存在的偏倚将导致研究结果出现诸多不确定性，使真正有价值的 biomarkers 难以得到合理评估。美国国家癌症研究所（national cancer institute，NCI）建立的早期检测研究网络（Early Detection Research Network，EDRN）提出了 biomarkers 研究的五个阶段及相关标准和目标，可为有志于 biomarkers 研究的同行提供参考。

四、小结

提高肺癌早期诊断率是降低肺癌死亡率的重要手段。目前除 LDCT 检查对降低肺癌死亡率有比较明确的结论外，其他的早期诊断方法对肺癌死亡率的影响暂未明确。希望与困难并存，介入肺脏病学新技术、biomarkers 将是未来肺癌早期诊断的重要发展方向。

第二节 小细胞肺癌的诊断和分期

（一）小细胞肺癌多学科诊断内容

小细胞肺癌（SCLC）是一种长在肺内局部的肿瘤，又是可全身器官转移的全身性疾病，因而除了解局部情况外，还需做全身检查，尤其是骨、脑、肝、肾上腺等部位。小细胞肺癌诊断的内容包括临床诊断、病理诊断、病变定位、分期检查、判断疗效和随访病情变化等。这些内容已在临床上展开很久，并取得较广泛的共识。临床上取得病理诊断后，还需做临床分期，对小细胞肺癌的治疗有非常重要的意义。目前小细胞肺癌的诊断中，明确临床分期的检查方法包括胸部 CT、脑部 MRI（或脑部 CT）、腹部 CT（或腹部 B 超）及放射性核素骨扫描等，正电子发射计算机断层扫描（PET）也可用于临床分期。因不同的临床分期其治疗的方法也是不同的，临床上经常可发现未做临床分期检查，而致误诊、误治，给患者造成了不必要的痛苦，降低了生活质量，并缩短了生存期。小细胞肺癌属高度恶性肿瘤，病情进展迅猛，肿瘤倍增时间通常仅为 79 天。小细胞肺癌诊断成立时，可发现 5% 左右的无症状的隐性脑转移灶；经骨 ECT 扫描检查阳性的患者中可以无症状，其症状出现时间往往间隔 6 个月至 1 年以上，肾上腺转移也大部分无症状。因而无症状的患者也必须进行全身分期检查，以了解有无远处转移。此外，判断疗效和随访病情变化时也必须先诊断后采取治疗措施。因而在小细胞肺癌的诊治的整个过程是不断地诊断、不断地修改治疗方法的过程。

（二）小细胞肺癌的诊断方法

小细胞肺癌的诊断方法是多学科的，涉及范围广泛，包括临床症状、体征、细胞学、组织学的病理诊断、影像学诊断、放射性核素检测、内镜诊断、淋巴结穿刺活检、经胸壁针刺肺活检、胸腔镜检查、纵隔镜检查、剖胸探查以及肺癌肿瘤标志物、生物学、基因检测等。

20 余年来，医疗技术水平不断提高，医疗设备的更新、升级换代以及新设备的临床运用，使小细胞肺癌的诊断水平有了很大的提高。但各种诊断方法都有其优点和局限性，因而如何正确选用上述诊断方法，避免不必要的资源浪费，是临床医师应该注意的。如对病变位于亚段支气管以上的中央型肺癌，我们应该首先采用查痰找脱落癌细胞,并做支气管镜检查(TBB),几乎可以 90% ~ 100% 取得病理确诊,并能了解病灶的部位、形态、大小和侵犯的范围等。如对病变位于亚段支气管以下的周围型肺癌,一般查痰找脱落癌细胞阳性率不高,TBB 也不能窥见病灶,可采用在 X 线或 CT 定位下的经支气管镜肺活检(TBLB)或经胸壁针刺肺活检,取得病理依据,还需用影像学诊断对病灶的形态与周围组织的关系做进一步细致的检查,并进行临床分期,判断有否远道转移等来制定今后的治疗措施。但诊断和治疗一样在小细胞肺癌中同样存在相当大的差异性,还需依赖丰富的临床经验,掌握各种检查结果,有机地综合分析,即多学科综合诊断,得出较正确和全面的诊断结果,指导治疗。

1. 临床表现

临床医生应该认真询问病史和仔细检查体征,这是诊断的最初、最基本的资料。如高危人群者出现痰血,尤其是 2 周以上的痰血,应该高度警惕,需做进一步检查,密切随访,不能轻易排除肺癌;如患者出现无咽痛的声嘶,五官科检查为一侧声带麻痹,需立即给予胸部 X 线及 CT 等检查,很可能是肺癌引起主动脉弓下淋巴结转移肿大,侵犯喉返神经所致。体格检查时要特别注意有否锁骨上淋巴结肿大、皮下转移小结节、上腔静脉综合征等体征。肺癌患者早期可无症状和体征,因不适或发现异常体征而就诊时,其中有 65% 为较晚的 III ~ IV 期肺癌患者。此外,还需了解患者的健康状况、生活质量和评估对治疗的耐受力,这些都是初始诊断时需要了解的。小细胞肺癌临床表现的特点包括发病年龄相对较轻,中位年龄为 60 岁左右,和吸烟、职业致病关系较为密切。由于癌肿多位于较大支气管腔,咳嗽、痰血及肺部感染较为多见,病情发展快,常以远道转移为首发症状,20% 左右在发现时已有脑、骨髓转移,90% 以上已有纵隔淋巴结胸内及远道转移。小细胞肺癌的瘤细胞具有产生和分泌异位激素或其他生理性物质的功能,常表现出内分泌紊乱的症状和体征,也称副癌综合征,如杵状指(趾)、男性乳房肥大、神经肌无力等。

2. 细胞、组织学诊断

细胞组织学诊断是国内外公认的诊断小细胞肺癌的金标准,正确性优于其他任何诊断方法。要千方百计采样,取得良好的高质量的标本。查痰找脱落癌细胞,取材最方便、可行,且非创伤性,要求空腹,晨起漱口后第一口痰废弃,然后用力深咳,咳出二、三口痰,吐入干净专用的容器内,并要求标本新鲜,及时送病理科,并由专职工作人员立即涂片,染色检查,才能提高阳性率,一般要求连续送检 3 次或 3 次以上。近年来痰检的膜式液基薄层细胞学技术(TCT),大大提高了痰液的诊断水平。但其缺点是:无病灶定位功能,有 30% ~ 40% 的假阴性和 1.8% ~ 3.8% 的假阳性,不易与上呼吸道肿瘤相鉴别。另外,可以从转移的淋巴结穿刺活检、TBLB、经胸壁穿刺肺活检、纵隔镜、胸腔镜以及剖胸探查等方法取得病理依据,这些都属于创伤性检查。组织学较细胞学诊断更为可靠,尤其是在混有非小细胞肺癌成分的复合性小细胞肺癌的诊断上。小细胞肺癌表达神经内分泌颗粒,故与神经内分泌相关的指标如 NSE、Syn、ChgA、CD56 等免疫组化指标有助于疾病的诊断。

3. 影像学诊断

影像学诊断包括胸部正侧位 X 线片、体层摄片、CT、MRI 及 PET 等。近 20 年来影像学诊断进展很快,不但有新仪器设备的发展,还能结合生物学单抗以及放射性核素等,大大提高了对小细胞肺癌的诊断水平,可精细地了解小细胞肺癌的外形、边缘及内涵,还可突出显示其形态上的特征以及明确常规 X 线胸片所不能显示的纵隔障等的"盲区",还能较清楚地看到肿块和四周、前后、上下邻近血管、组织间的关系,对确定疾病的临床分期有重要的作用。有报道在小细胞肺癌中,常规正侧位 X 线片和 CT 检查比较,其中 T3、T4 肿瘤侵犯结果的显示以 CT 检查为佳,二者分别为 30% vs 84%;同样发现"N_2"也以 CT 为好,二者分别为 38% vs 66%。PET/CT 对 1 cm 以上结节灶的良恶性诊断有很大优势,并可同时显示全身其他部位有否转移的情况。影像学诊断的发展提供了更多更精确的信息来描述肿瘤的形态,及与周围组织的关系,对诊断很有帮助,但也存在不足和局限性,如纵隔内淋巴结的显示和手术病理相比仍有差距,当病灶较小时 CT、PET 常存在诊断上的困难。

(三)小细胞肺癌的分期

小细胞肺癌的分期标准对制订治疗方案及预测生存率很为重要。目前常用的小细胞肺癌分期标准包括：①20世纪50年代美国退伍军人肺癌协会制定的"局限期"和"广泛期"分类。②国际抗癌联盟推荐使用的TNM分期标准。由于TNM分期系统主要依赖于手术确认其准确性，而多数的SCLC患者确诊时已失去手术的机会，而是采用放化疗为主的治疗方法，因此我们常用前者的分期标准来进行临床实践。

2009年新版肺癌TNM分期同样适用于SCLC，其TNM分期变更的内容和NSCLC完全相同，TNM分期是SCLC重要的预后因子，除Ⅱa期病例数较少外，余下的病例随分期的增加而生存期缩短。与美国退伍军人肺癌协会制定的分期系统相比，TNM分期能够提供更详细的信息，国际抗癌联盟推荐在进行临床研究时，使用新版TNM分期系统，而在临床实践中，可以并用两种分期系统。

在晚期小细胞肺癌中美国退伍军人肺癌协会所制定的小细胞肺癌分期仍被广泛应用，分为局限期（LD）和广泛期（ED），前者指病变局限于一侧胸部，包括肺脏、纵隔及锁骨上窝，且可由一个放射野罩及。目前美国放射治疗肿瘤学组（RTOG）和美国东部肿瘤协作组（ECOG）认为胸腔积液、对侧肺门淋巴结或锁骨上淋巴结转移不宜列入LD，国际肺癌协会（IASLC）则认为可包括对侧纵隔及锁骨上淋巴结转移，加拿大国家癌症研究所临床研究组认为可包括对侧锁骨上淋巴结。总之，所有临床研究组均不同意将同侧胸腔积液列为局限期入组标准。ED-SCLC则指超出上述LD范围者。

小细胞肺癌分期方法包括胸部正侧位X线片，胸部、上腹部CT，脑部CT或MRI，放射性核素骨扫描。骨髓抽吸找癌细胞，近年由于操作过程有损伤性，且往往在骨髓转移的同时有其他转移，较少做常规骨髓抽吸，目前可用PET替代除骨髓以外的上述检查。

小细胞肺癌占所有肺癌20%左右。根据美国国家癌症数据中心（NCDB）的资料，在11 506名小细胞肺癌患者中按照TNM分期标准约57%的患者为Ⅳ期，Ⅲ期患者占30%，Ⅱ期占4%，Ⅰ期占9%。按美国退伍军人协会分期标准约60%为广泛期，约40%为局限期。

第三节　小细胞肺癌的综合治疗原则

小细胞肺癌是一种恶性度高，易于侵犯转移的肺癌，特点为病程短，生存率低，局限期和广泛期小细胞肺癌的5年生存率仅为10%和2%。小细胞肺癌对化疗、放疗虽然敏感，但易于复发、转移，在病理学、分子生物学、恶性行为、治疗缓解率和非小细胞肺癌（NSCLC）迥异，因此其综合治疗原则和方案流程有一定特殊性。

一、局限期小细胞肺癌的综合治疗

SCLC对单药方案或者联合化疗方案均较敏感。最常用的化疗初始方案为依托泊苷联合顺铂（EP）方案。在局限期SCLC的治疗中，因EP方案良好的安全性和远期生存，从而取代了以蒽环类为基础的化疗方案。目前EP方案联合同步胸部放疗为局限期SCLC患者的标准治疗，其长期生存与放疗开始时间相关，多认为化疗同时或化疗1~2周期后即开始胸部放疗优于序贯放疗。经标准的肿瘤分期检查确定为Ⅰ期（T1~2N0）的SCLC患者可以接受手术治疗，但据统计能接受手术的早期SCLC患者比例<5%。

（一）手术治疗

近年来多项研究显示，包括外科治疗的多学科治疗能够改善患者的生存期。所以目前认为经过标准的分期评估（包括胸部和上腹部CT、骨扫描、脑显像，有条件可行PET/CT）确定为临床Ⅰ期（$T_{1-2}N_0$）的SCLC患者可行外科切除术。

NCCN指南推荐，在手术前患者应接受纵隔镜检查、其他外科或内镜的纵隔分期来排除隐蔽的淋巴结转移。如果内镜淋巴结活检为阳性，不需再行纵隔分期。接受完全切除的患者（最好是两侧纵隔淋巴结切除或取样肺叶切除术）应该给予术后辅助化疗。无淋巴结转移的患者术后行化疗，但淋巴结阳性的患者推荐术后同步化疗和纵隔放疗。因为预防性脑照射（PCI）能改善完全缓解的SCLC患者的无疾病生存期和总生存期，完全切除术后的患者应在辅助治疗后给予PCI。

（二）化疗和放疗治疗

既往局限期 SCLC 治疗仅为化疗，随之而来的是高达 75%～90% 的胸部复发率，一项 meta 分析评价了胸部放疗的加入是否能够延长局限期 SCLC 患者的生存期，研究共纳入了 13 项随机临床研究，共 2 410 例患者，结果显示，化放疗组的死亡相对危险度为 0.86（95% CI：0.78～0.94，P = 0.000 1），死亡率下降 14%，3 年的绝对生存获益率为 5.4%（8.9% vs 14.3%）。同年 Warde 和 Payne 的另一项 meta 分析也显示了同样的结果，化放疗较化疗有明显的生存获益，2 年的获益率为 5.4%。根据这些研究的结果，局限期 SCLC 应用化疗联合放疗的治疗标准被确立。尽管如此，仅有 20% 局限期 SCLC 患者可能被治愈，平均中位生存期仅为 20 个月，提示现行的治疗方式尚需改进，目前局限期 SCLC 的研究包括新药联合方案（如 IP 方案）、联合放疗的研究，最佳的放疗时间、分割方式、靶体积及放疗剂量成为研究的焦点。

多项 meta 分析显示，早期同步胸部放疗与延迟胸部放疗相比有一定的生存优势，特别是与顺铂为基础的化疗方案联合。一项纳入 7 个临床试验的 meta 分析显示，接受早期放疗且放疗总治疗时间在 30 天内的 SCLC 患者有显著的 5 年生存获益。另一项 meta 分析发现，与初始化疗后 > 30 天完成胸部放疗的 SCLC 患者相比，初始化疗后 30 天内完成胸部放疗的患者获得了显著的 5 年生存获益。

美国东部肿瘤协作组/放疗协作组（ECOG/RTOG）比较了 EP 方案联合 1 次和每天 2 次放疗的疗效。这项试验采用同步化放疗治疗了 412 例局限期 SCLC 患者，放疗总剂量为 45 Gy，结果显示每天放疗 2 次组显示出更好的生存获益，但 3～4 度食管炎发生率更高。

对于局限期 SCLC 患者，NCCN 指南推荐放疗应和化疗同步进行，并且应该在第 1 或第 2 周期开始（Ⅰ类证据），剂量为 1.5 Gy/次，每日 2 次，总剂量 45 Gy；或者 1.8～2.0 Gy/d，总剂量为 60～70 Gy。对 PS 评分好（0～2）的患者同步化放疗最佳（Ⅰ类证据），如果条件允许，首选三维适形放疗技术。放射靶体积应该在放射计划时通过 CT 扫描确定，CT 扫描范围应包括受累淋巴结在内。

14%～24% 的 SCLC 患者在初次确诊时有可发现的脑转移，其生存期很短，为 3～5 个月。一项 meta 分析纳入了 7 项临床试验（n = 987）入组人群（以局限性 SCLC 患者为主），评价化疗后获完全缓解的患者进行 PCI 是否获益，结果显示，PCI 治疗组的 3 年脑转移发生率从 58.6% 下降至 33.3%，降低 25.3%，3 年生存率从 15.3% 提高至 20.7%，增加 5.4%，研究提示 PCI 不仅能够延迟脑转移的发生，还能预防脑转移的发生。

二、广泛期小细胞肺癌的综合治疗

约 60% 的 SCLC 患者在就诊时属于广泛期，若不治疗其中位生存期仅为 6～8 周，联合化疗仍是广泛期 SCLC 的主要治疗手段，可以使生存期延长。广泛期 SCLC 化疗缓解率为 40%～70%，中位生存期为 7～11 个月，2 年生存率 < 5%。尽管诱导化疗有较高缓解率，然而多数完全缓解的患者 90 天内病情进展。而且一线治疗缓解时间的长短也是预测二线治疗疗效的重要因素。

（一）化疗方案的选择

EP 方案在 1985 年首次被证实是治疗 SCLC 有效的联合方案。EP 方案一线标准治疗地位的确立源自两项 meta 分析，其中一项 meta 分析提示含铂方案与不含铂方案比较具有显著的生存优势。欧洲肺癌工作组（ELCWP）的另一项 meta 分析也同样证实了应用 EP 方案的生存获益，在这项分析中共纳入了 36 项临床试验（n = 7 173），作者证实了与不含依托泊苷方案比较，含依托泊苷方案可提高患者的生存期，而含铂类但不含依托泊苷方案的生存没有明显改善。

在临床应用中，为了减轻消化道反应、神经毒性和肾毒性，通常用卡铂代替顺铂。但卡铂的应用使骨髓抑制，尤其是血小板降低的风险更大。卡铂一般仅用于存在顺铂禁忌证或不能耐受顺铂的情况。卡铂代替顺铂方案在广泛期 SCLC 患者的治疗中有更充分的证据。

尽管广泛期 SCLC 初治采用 EP 方案缓解率较高，但总体预后仍然较差。有多种化疗药物及治疗方案不断被评价，包括拓扑替康、培美曲塞、吉西他滨及紫杉烷等新型细胞毒药物的临床试验结果，但未显示明显的优势，尚不能改变 SCLC 的标准治疗。近年来，铂类联合伊立替康成为广泛期 SCLC 的研究热点。最初，日本小样本Ⅲ期临床试验报道了广泛期SCLC患者接受顺铂联合伊立替康及EP方案治疗的中位生存期分别为12.8个月和9.4个月（P = 0.002），2年生存率分别为19.5%和5.2%。而美国进行的两项样本量更大的Ⅲ期临床试验同样比较了顺铂联合伊立替康与EP方案的疗效，结果并未发现两种方案在缓解率和总生存时间方面有显著差别。一项Ⅱ期临床试验（n = 70）对比了卡铂联合伊立替康方案与卡铂联合依托泊苷方案的疗效显示，联合伊立替康组在无进展生存期（PFS）略有优势。最近的一项Ⅲ期临床试验（n = 220）发现，卡铂联合伊立替康方案与卡铂联合口服依托泊苷方案比较，中位生存期略有提高（8.5个月 vs 7.1个月，P = 0.04）。进一步的研究表明，东方人群因其代谢酶的表达水平与西方人群不同，对依托泊苷的耐受性不同，东方人的毒性反应显著低于西方人群。目前铂类联合伊立替康方案已成为广泛期SCLC患者的一种治疗选择并被NCCN指南采纳。

（二）胸部放疗

近年的研究显示，广泛期SCLC化疗后缓解的患者针对易转移的脑部进行PCI可以提高局控率和总生存时间，而胸部是化疗后容易复发的另一部位，据统计广泛期SCLC的胸部复发率超过50%，胸部复发引起的症状往往影响患者的生活、治疗甚至加速死亡。既往胸部放疗常规用于局限期SCLC，与化疗联合能改善局控率和总生存时间。然而有证据显示，对于广泛期SCLC经3周期EP方案化疗后达到胸外病灶完全缓解及胸部病灶至少缓解的患者给予胸部放疗可以延长生存期，但上述结果均来自单中心的临床试验，尚需要进一步验证。在2010年ASCO年会上，来自加拿大的一项Ⅱ期临床试验提示广泛期SCLC化疗后缓解的患者给予巩固胸部放疗安全性良好，与历史数据对照可降低胸部复发率。

（三）维持治疗

Sculier等总结了SCLC多项维持化疗的临床试验，这些临床试验均为能显示维持化疗的优越性。Bozcuk等报道了一项SCLC维持化疗的meta分析，其结果表明维持化疗可明显提高患者的1年、2年生存率和无进展生存期，但该meta分析所纳入的临床试验之间存在明显的异质性，有的甚至是原化疗方案周期数的增加，各个临床试验的时间跨度大、应用药物和方式各异，故尚需前瞻性试验来验证。

靶向药物是否可以作为SCLC一线治疗后维持治疗尚不明确。2010年的ASCO年会上，来自美国的一项Ⅱ期临床试验公布了广泛期SCLC一线伊立替康联合卡铂治疗后应用舒尼替尼维持初步结果，患者给予最多6周期伊立替康联合卡铂方案化疗，对治疗后无疾病进展且无不能耐受毒性的患者给予单药舒尼替尼25 mg/d口服至病情进展，目前该试验仍在随访中。

SCLC一线治疗后复发率高，且对于早期复发患者的二线治疗可选用的药物较少，在一线和二线治疗之间选择毒性较低的化疗药物或靶向药物维持，以进一步延长患者的生存期，是值得研究和探索的领域。

另外，与常规治疗方法相比，增加新的药物、应用剂量强度化疗方案、维持治疗或者交替使用无交叉耐药性化疗方案等试图改善SCLC远期生存率的方法均显示出一定的疗效。目前NCCN指南中广泛期SCLC患者推荐的治疗手段为化疗，初始化疗方案的选择包括EP方案、EC方案、IP方案及IC方案，对治疗后缓解的患者给予PCI，对于已并发脑转移的患者，化疗可在全脑放疗前或后进行，这取决于患者是否存在神经系统症状。

（四）预防性脑放疗（PCI）

欧洲癌症研究及治疗机构（EORTC）放射肿瘤和肺癌组公布了一项随机临床试验，对既往获治疗缓解的广泛期SCLC患者进行了PCI随机对照研究。286例既往行4~6周期化疗且有效的SCLC患者在化疗结束4~6周内进入临床研究，结果显示，PCI治疗组有症状性脑转移的发生率为14.6%，而对照组为40.4%，并且治疗组1年生存率为27.1%，对照组仅为13.3%。

在患者决定接受PCI治疗前，医师应与患者充分沟通，治疗后达到完全或部分缓解的患者，建议给予PCI治疗（1类证据）。但PS评分差（3~4）或精神、心理功能受损的患者不推荐PCI治疗。PCI的推荐量为25 Gy分10次或者30 Gy分10~15次完成。PCI不能与化疗同时进行，因为会增加神经毒性，疲乏、头痛及恶心呕吐为PCI常见的急性毒性反应。

目前的研究已提示，预防性脑部放疗可以作为缓解后的广泛期SCLC的常规治疗，随着放疗技术的不断改进以及新型化疗药物带来的一线治疗缓解率的不断提高，PCI 可能会进一步改变广泛期 SCLC 的治疗模式。

三、手术在小细胞肺癌综合治疗中的价值

由于 SCLC 的恶性程度高，往往早期转移，被认为是一种不适手术治疗的疾病。20 世纪 70 年代后期上海市胸科医院回顾性分析 143 例手术治疗 SCLC 的结果，5 年生存率达 12.2%，分析主要影响疗效的因素为临床分期Ⅰ期预后好，5 年生存率为 38.8%；结合化疗者预后较好，也反映了 SCLC 手术治疗的可行性和有效性。在各期 SCLC 中，Ⅰ、Ⅱ期 SCLC 化疗联合手术治疗已获得较为一致的认识，但必须有合格的详细分期，因 SCLC 侵犯转移较早，尤以胸内淋巴结的转移如不作诱导化疗就可能漏掉纵隔淋巴结转移，影响预后。局部晚期（Ⅲ期）SCLC 其手术价值成为迄今仍在争论的题目，主要焦点在于是多个淋巴结转移，这本身就属于高风险因素，也常侵及胸内器官诸如大血管、纵隔、胸膜等，这就有倾向术前用诱导化疗使病变缩小提高手术切除可能性和完全性，也为此后 SCLC 术前进行新辅助化疗的先例。化疗在手术前后的意义有所不同，前者着重缩小病变范围，由于 SCLC 对化疗敏感，意义优于非小细胞肺癌的新辅助化疗，对能否完全切除具有重要意义，必要时还可加以放疗，还可减少原发肿瘤向外播散的机会。手术后化疗也很为重要，和生存期相关。

另一个值得提出的问题，当原发肿瘤化疗有效后，由于局部癌灶或其侵犯区有局部坏死、粘连和斑块纤维化，可能明显增加手术难度甚至不能剥离，因此提出术前化疗以 < 4 个周期为度，以免造成不能切除，也有人提出化疗后的纤维化粘连和放疗相同，肿瘤组织发生严重坏死，纤维修复，可能和化疗的药物强度有关，特点是肿瘤侵犯较大血管壁及其旁组织，化疗后该处瘢痕纤维组织增生粘连，手术时肉眼很难区分为肿瘤区或纤维瘢痕，难度的增高也易损及血管壁，可造成出血，且局部剥离难度大，又有坏死组织存在，有时会剥破大血管如主动脉造成大出血危及生命。因此较多研究者认为手术前化疗周期不宜 > 3 周期。

四、放疗在小细胞肺癌综合治疗中的运用

（一）照射剂量

照射剂量是临床上实施放射治疗时所必须面对的问题，小细胞肺癌是对放射敏感的恶性肿瘤。然而，对于小细胞肺癌的最佳照射剂量，并不像对恶性淋巴瘤的放疗那样有较明确的临床研究结果。

肿瘤的临床治疗中，可宏观地分为局部病变的治疗和远道转移病灶或称亚临床病灶的治疗两个方面。这两个方面在临床治疗中的重要性，随肿瘤临床治疗的发展而相互转变。在早年的治疗中，化疗药物种类少，缺乏有效的化疗药物和恰当的化疗方案，远道转移是临床治疗的主要矛盾。治疗失败和患者死亡的主要原因是广泛转移。随着更多有效的化疗药物的出现和肿瘤内科学的发展，全身治疗在控制亚临床转移灶方面取得显著疗效，小细胞肺癌患者的生存期得到延长。同时需要有效的方法降低局部复发的危险性。放射治疗的剂量是直接影响局部控制率的重要因素。

LD SCLC 放射治疗剂量的研究仅有一个Ⅲ期临床研究。NCIC（National Cancer Institute of Canada）接受 3 个周期化疗有效的病例，随机分为 25 Gy/10 次 /2 周（SD）和 37.5 Gy/15 次 /3 周（HD）两组。放射野根据化疗前肿瘤边界外放 2 cm。可分析病例 168 例，完全缓解率 SD 组为 65%，HD 组为 69%。中位局部病变无进展时间两组分别为 38 周和 49 周（$P = 0.05$）。两年局部未控率分别为 80% 和 69%，（$P < 0.05$）。总生存率两组无显著差别。吞咽困难发生率 SD 组和 HD 组分别为 26% 和 49%（$P < 0.01$）。

虽然对最佳剂量临床上尚无有力的证据和明确的答案。在临床治疗和研究中，多数学者达成一定的共识，低于 40 Gy 将导致局部控制率降低，而高于 54 ~ 56 Gy 似乎无明显的益处。

（二）照射体积

在制订放射治疗计划时，照射体积与照射剂量同样重要。到目前为止，照射体积仍是一个没有明确结论的问题。临床报道倾向于支持大野照射（generous TRT field）。如对原发灶位于左上叶的病变伴同

肺癌侧肺门、纵隔淋巴结转移的病例，照射体积应包括肿瘤边缘外 2 cm，左、右肺门区，纵隔（胸廓入口至隆突下）和双侧锁骨上。如此大野照射其原因之一是由于 SCLC 对放射治疗相对敏感，中等剂量的照射能够获得较好的局部效果，但大野照射阻碍了提高照射剂量的可能。根据化疗前（pre-chemotherapy）肿瘤体积还是化疗后（post-chemotherapy）肿瘤体积设计照射野成为争议的问题。

（三）在综合治疗中放射治疗的顺序（timing and sequence）

放射治疗和化疗联合应用有三种方式：序贯治疗、交替治疗、放射治疗化疗同步进行。同步放化疗的益处是缩短总治疗时间，提高治疗强度，增加放疗和化疗的协同作用；缺点是治疗毒性增加，主要是食管炎、肺炎和骨髓抑制，难于评价肿瘤对化疗的反应。随着 PE 方案作为 SCLC 的标准化疗方案的应用，多数临床研究认为 PE 方案化疗同时合并放射治疗是可以耐受的，并被广泛接受。交替治疗方法可以降低治疗毒性和耐受性，由于需要间断放射治疗被认为是不合理的放射治疗模式。

放疗化疗结合的时间顺序模式：

（1）序贯（Sequential）：CT → RT；RT → CTn

（2）交替（Alterating）：CT → RT → CT → RT → CT → RTn

（3）同步（Concurrent）：Early：CT/RT → CT → CT → CT；Mid：CT → CT → CT/RT → CT；Late：CT → CT → CT → CT/RT。

因此，根据现有临床研究证据，有关放射治疗的时间-顺序可总结为以下几点：放射治疗提高局限期 SCLC 的生存率。在同步放化疗的模式中，虽然放射治疗的最佳时间尚不确定，加拿大、日本和欧洲的研究证据支持在治疗疗程的早期给予放疗（early radiotherapy）。而 CALGB 的研究结果显示晚放疗（delayed radiotherapy）优于早放疗，但该研究中存在早放疗组降低了化疗剂量这一混杂因素。没有证据支持在化疗全部结束以后才开始放射治疗。对一些特殊的临床情况，如肿瘤巨大、并发肺功能损害、阻塞性肺不张，2 个周期化疗后进行放疗是合理的。这样易于明确病变范围，缩小照射体积，使患者能够耐受和完成放疗。

（四）放射治疗的剂量分割

由于应用常规放射治疗提高照射剂量的方法在 SCLC 的治疗中是不成功的，临床上转向对提高局部治疗强度的研究，改变剂量分割，缩短治疗时间，这也是放射治疗学家惯用的手段。加速超分割照射技术正适合应用于 SCLC，因其细胞增殖快，照射后细胞存活曲线的肩区不明显。理论上应用加速超分割照射能够提高治疗增益。

（五）非手术综合治疗（放疗+化疗）在早期 SCLC 中的作用

对于因不愿手术或内科疾病不能手术的早期肺癌患者，放疗是最重要的局部治疗手段。有关早期 NSCLC 的临床研究已经证实，合理的放疗特别是立体定向放疗能够达到与手术相同的局部控制率和生存率，而放疗的不良反应更小，可以作为外科手术的替代方法。但是目前对于 SCLC，手术仍是 $T_{1\sim2}N_0$ 局限期 SCLC 的推荐治疗手段，非手术方法（放疗+化疗）治疗早期 SCLC 仍需进一步的研究。中国医学科学院肿瘤医院近期对临床Ⅰ、Ⅱ期小细胞肺癌手术与非手术综合治疗的临床研究发现，早期局限期 SCLC 患者如选择行非手术的治疗，针对一般情况好的患者行同期放化疗能够取得与手术相近的疗效。

（六）姑息治疗中放疗的应用

1. 适应证

不考虑远期效应，减轻近期症状，局部晚期肿瘤或远地转移灶已出现或极可能出现临床症状的病例，应行姑息放疗减症。广泛骨转移可行半身照射。

根据 Erkurt 调查，现约 75% 临床医师认为放疗不能治愈手术不能切除的局部晚期 SCLC，仅能达到缓解症状，有限延长存活期目的。尽管采用根治性放疗技术照射，实质为姑息治疗。

2. 照射技术

（1）胸部：胸部照射野仅包人产生症状的病灶。建议预期存活 < 6 个月者照射 TD 20 Gy/5 次/1 周，预期存活 6~12 个月者 TD 30 Gy/10 次/2 周或 TD 45 Gy/15 次/3 周，一般情况好，瘤体直径 < 10 cm 者

采用根治性放疗技术照射。应避免过度照射可能出现急性放射反应的器官。缓解阻塞性肺症状可行腔内近距离照射，剂量参考点黏膜下 1.5 cm，只照射 1 次 TD 10 ~ 15 Gy。

（2）脑：多发脑转移者，全脑照射 TD 30 Gy/10 次 /2 周或 TD 40 Gy/15 次 /3 周；单发转移局部加量 TD 12 Gy/4 次 / 周，也可以不行全脑照射，单纯手术或者光子刀治疗。

（3）骨：骨转移照射野应包入整块受累骨，也可单纯照射局部，一般照射 TD 30 Gy/10 次 /2 周或 TD 8 Gy/ 次，半身照射一般照射 TD 6 ~ 8 Gy/ 次。

3. 疗效

症状及体征消失情况，中国医学科学院肿瘤医院报告了放射治疗后咯血、胸痛、气短、发热、上腔静脉压迫综合征缓解情况，放射治疗对改善局部症状，消除上腔静脉压迫综合征有效。肺不张的复张主要和不张时间长短有关，复张率约 23%，声嘶消失约 6%，二者症状缓解率与症状出现时间长短有关。姑息性放疗肺癌脑转移有效率在 70% ~ 90%，骨转移疼痛缓解率 > 80%。

第四节 小细胞肺癌的化学治疗和靶向治疗

一、化学治疗

SCLC 是一个典型的全身性疾病，应着重于全身性治疗为主，它对化疗很敏感，效果较好，因此，化疗也就当仁不让地成为 SCLC 最主要治疗的方法，几乎所有各期 SCLC 都有采用化疗的必要。各期 SCLC 均要用化疗，Ⅱ ~ Ⅲ期以化疗为主（Ⅱ期有认为可先行手术），为数较少的Ⅰ期 SCLC 可先做手术后用化疗，而晚期患者更要依赖化疗，要求剂量足、准时进行、治疗方案要衔接好，不要求长期治疗，患者毒副反应和耐受性仍是需要医师重点关注的问题，同时注意支持治疗。

（一）单药治疗

SCLC 临床应用仅限于少数患者用单药化疗，有推荐依托泊苷（VP-16）软胶囊单用于年老 SCLC 或作为二线药。化疗药物的缓解率在 SCLC 中要求 ≥ 30%，近年用于 SCLC 新药单药的疗效，见表 12-1。

表 12-1 SCLC 新药单药的缓解率（RR）和中位生存期（MST）

药物	例数 / 可评价	RR（%）	MST（周）
紫杉醇 250 mg/m^{2}q3w + G – CSF	36（32）	34	43
	43（43）	53	40
多西紫杉醇（DCT）100 mg/m^2, q3w	47（43）	23	36
多西紫杉醇 75 mg/m^2, q3w	14（12）	8	NA
长春瑞滨 30 mg/m^2, qw	22（17）	24	32
	30（30）	27	NA
拓扑替康 2 mg/m^2, d_1 ~ d_5, q3w	48（48）	39	42
伊立替康 100 mg/m^2, qw	35（35）	37	NA
吉西他滨 1000 mg/m^2, d、dg、dis, q3w	29（26）	27	52

（二）一线联合化疗

SCLC 联合化疗的疗效优于单药，多种药物的联合效果虽较好，然而毒性反应仍值得顾虑，近年倾向于两个药物联合。新化疗药物的涌现促进了 SCLC 联合化疗方案的研究。

在 20 世纪 70 ~ 80 年代 SCLC 化疗主要环绕 CTX，VP-16（E）的问世被认为是比较有希望的药物，RR 达 28% ~ 36%，临床应用认为其可提高 CTX 方案的疗效。如随机研究单用 CTX 的 RR 为 40%，合用 VP-16 后提高到 84%，CR 率也从 14% 提高到 34%，但对生存率无明显影响。80 年代前后铂类化疗逐渐被接受，VP-16 联合铂类药物的 EP 方案，缓解率高达 92% ~ 94%，化疗复发后 RR 也有 44%，CR 率达 8%。此后，10 余年来 EP 方案由于效果稳定，毒性可以接受，较为经济，被推荐用于多学科治疗方案中。90年代成为SCLC的标准方案，且常被用作新药含铂方案的随机比较的标准方案。

近年来，三代新药含铂方案研究颇多，其中拓扑替康（TO）、伊立替康（I）的含铂方案已有较多的循证医学证据，并已运用于临床实践，对于其他一线联合方案的相关研究分别试述于下：

1. 吉西他滨二药方案

吉西他滨二药方案包括含铂和非铂方案共5个，其中以吉西他滨联合紫杉醇方案的RR、MST及一年生存率最低，为24%，3.4个月和8%，其余4个方案为吉西他滨+VP-16、吉西他滨+卡铂，吉西他滨+顺铂和另一个作者报告的吉西他滨+卡铂，其结果尚令人满意，RR在42.5%~61%，MST为8.97~10.5个月，1年生存率为27%~37%，TTP在3.7~5.8个月。毒性反应主要为血液毒性，白细胞减少以吉西他滨+VP-16中最多占50%，余在13%~39.1%。血小板减少毒性在12.2%~41%，以吉西他滨联合铂类方案为高。贫血毒性在8%~26%，也以吉西他滨联合铂类方案为高，在两个报告中的发生率分别为26%和13%。

2. 紫杉醇联合方案

在SCLC中的疗效紫杉醇和多种药物联合应用，包括紫杉醇+顺铂或卡铂或再加VP-16，结果二药方案的缓解率在64%~98%，加顺铂或卡铂的结果相似。MST在9~16个月。三药（+VP-16）的缓解率在65%~98%，MST 10~17个月，紫杉醇二药、三药的疗效没有差别。

3. 培美曲塞含铂方案

培美曲塞单药一线治疗SCLC的缓解率为16%~21%。联合含铂方案（DDP或CBP），结果提示RR分别为48%和43%，MST 7.9个月和10.8个月，1年生存率为29%和43%，治疗到进展时间（TTP）为4.9个月和4.3个月。一项Ⅲ期临床试验对比了培美曲塞，卡铂方案和EC方案作为一线治疗方案在广泛期SCLC患者的疗效，773例患者入组，由于中期分析显示了培美曲塞方案的疗效较差，此试验被提前终止。两组的MST分别为7.3个月和9.6个月，RR分别为25%和41%。

4. 非铂方案

非铂方案研究病例数相对较少，无大样本随机临床研究。拓扑替康1 mg/m^2 d1~d5静注联合VP-16（E）75mg/m^2 d8~d10，每28天1个周期共6个周期，共入组28例患者，化疗共103个周期，其RR为46.4%，PD 35.7%，TPP为16个周，MST为42.7个周，毒性反应发生率低，3~4度白细胞降低的发生率为2.6%，3~4度血小板降低的发生率为1.8%。与含铂方案相比，其主要特点为毒性反应较低。伊立替康（I）也被认为是一个有效的抗SCLC化疗，由于I和E，二者均为拓扑异构酶抑制剂，体外实验有协同作用，有一项临床研究，入组了50例ED-SCLC患者，I和E联合一线治疗，共4个周期，结果RR为66%，CR率10%，MST为11.5个月，1年及2年生存率分别为43.2%和14.4%。主要毒性反应为骨髓抑制，3~4度中性粒细胞降低62.9%，白细胞降低28%，贫血14%，腹泻仅2%，结论认为IE对ED-SCLC有效而毒性尚可耐受。非铂方案与和含铂方案相比缓解率未见明显低下，但尚有待随机对照研究的证实。

5. 新型蒽环类药物联合方案

近年来，治疗SCLC的新型化疗药物中以氨柔比星最为突出。氨柔比星是合成的蒽环类抗生素，在日本被批准用于治疗SCLC。作为广泛期SCLC的一线治疗药物，日本的临床试验显示氨柔比星与顺铂联用的缓解率可以达到88%，中位生存期为13.6个月。2010年ASCO年会上公布了日本的一项多中心Ⅱ期临床试验结果，氨柔比星联合拓扑替康治疗SCLC，该项临床试验的主要终点为客观缓解率，31例初治和28例复治的患者纳入研究。初治患者的客观缓解率为74%（23/31），复治患者为43%（12/28），主要毒副反应为骨髓抑制。中位随访43.2个月，初治组的中位生存期和PFS分别为14.9个月和5.3个月，复治组分别为10.2个月和5.1个月，虽然拓扑替康联合氨柔比星有效，但其毒性也较单药增加。SABA是第3代蒽环类抗生素抗肿瘤药物，在实体瘤治疗中单药显示了令人鼓舞的活性。2010年ASCO年会上，来自德国的Ⅰ期和Ⅱ期临床试验确定了SABA联合顺铂的最大耐受剂量（MTD）和一线治疗广泛期SCLC的初步疗效。共25例患者纳入了Ⅱ期临床试验，CR 1例、PR 18例、SD 4例、PD 1例。中位生存期、肿瘤缓解时间和中位无疾病进展时间分别为11.6、3.8和6.5个月。治疗相关的毒副反应主要为胃肠道反应和血液系统毒性。上述结果显示 SABA 联合顺铂一线治疗广泛期 SCLC 有效期安全，与标准治疗方案相当。

6. 新型的喜树碱类药物联合方案

贝洛替康（Belotecan）是一种新型的喜树碱类似物，在 II 期临床试验已显示了较好的活性，最近一项贝洛替康联合顺铂与 EP 方案对比的一线治疗广泛期 SCLC 的 III 期临床试验正在亚洲开展。

（三）复治小细胞肺癌的化疗方案的选择

耐药性的存在为 SCLC 不能全部治愈的因素，特别是在全部缓解后，敏感细胞大量死亡反而会促使不敏感癌细胞的复生长，而这种残留细胞通常是耐药细胞群成分为多，也是造成一线化疗后复发和不易治愈的原因，如复合性 SCLC 化疗后残留的往往为对化疗不敏感的非小细胞肺癌。

尽管一线化疗有高度缓解率，但 SCLC 经常在治疗后 1 年内复发，据统计大约有 80% 局限期及几乎所有的广泛期 SCLC 患者在治疗后 1 年内复发或疾病进展。一线治疗的缓解时间可以预测二线治疗的疗效，敏感患者指一线治疗能缓解并且无疾病期至少 90 天，难治患者指在一线治疗后 90 天内复发者或一线治疗无缓解者。

单药拓扑替康已被美国 FDA 批准用于初始化疗有效且 2~3 个月后进展的 SCLC 的二线治疗。拓扑替康口服和静脉给药均有效，随机研究显示在 SCLC 中两种给药方式有相似的活性。一项随机的 III 期临床试验表明不适合静脉给药的复发 SCLC 患者口服拓扑替康联合最佳支持治疗与仅给予最佳支持治疗比较有明显的获益，在 PS 评分为 2 的患者中，拓扑替康的中位总生存期延长（25.9 周 vs 13.9 周），且拓扑替康组患者的生活质量明显改善。

在 II 期临床试验中，其他细胞毒药物包括紫杉醇、吉西他滨、长春瑞滨、依立替康等作为 SCLC 二线治疗药物均被评价。小样本的结果显示，对于敏感或难治的患者，紫杉醇、依立替康、氨柔比星初步显示了一定的活性，但尚需进一步验证。

最近的一项 II 期临床试验数据表明，氨柔比星在难治性或一线铂类为基础化疗方案治疗后进展的广泛期 SCLC 中显示出令人鼓舞的疗效，但其 3~4 度血液学毒性较为常见。

吡铂是一种能够克服顺铂耐药的铂类似物，在 II 期临床试验中显示对复发 SCLC 患者，无论是难治还是敏感者，均有一定的活性，与其他铂类相比，其发生肾、神经及耳毒性更少。一项比较吡铂联合最佳支持治疗与单用最佳支持治疗对比的 III 期临床试验（SPEAR trial）在 2010 年 ASCO 年会上公布，选择既往铂类化疗在 6 个月内进展的 SCLC 患者，共 401 例患者按照 2:1 随机入组，吡铂联合组和最佳支持治疗组的中位生存期分别为 21 周（95% CI：19~25 周）和 20 周（95% CI：16~24 周），两组差异无统计学意义（P = 0.09）。其中在既往治疗未缓解或在 45 天内复发的患者中，吡铂联合组的生存期有改善，但两组的无进展生存期和中位进展时间均无统计学差异。研究者认为无进展生存未达到统计学意义可能与后续治疗不均衡有关，但可以得出吡铂联合组对于既往治疗未缓解或在 45 天内复发的患者生存期有显著的改善。

细胞毒药物为基础的二线化疗尽管其缓解率不断提高，但患者的生存期并没有明显改善，提示复发的 SCLC 对常规化疗可能耐药，故近年来越来越多的新型药物和靶向治疗应用于复发 SCLC 治疗，其临床疗效尚需进一步验证。

根据 2010 年 NCCN 临床指南推荐，对于 SCLC 的二线化疗，优先考虑参加临床试验；对于一线治疗结束后 2~3 个月内复发、PS 评分 0~2 的患者推荐使用异环磷酰胺、紫杉醇、多西紫杉醇、吉西他滨、伊立替康、拓扑替康；对于一线治疗结束后 2~3 个月至 6 个月复发者可选拓扑替康、伊立替康、CAV 方案、吉西他滨、紫杉醇、多西紫杉醇、依托泊苷软胶囊、长春瑞滨；对于一线治疗结束 6 个月后复发者建议仍使用初始方案。PS 评分差的患者，考虑减少剂量化疗的同时给予集落刺激因子（CSF）支持治疗。

二、靶向治疗

靶向治疗正在不断改写 NSCLC 的临床指南，令人失望的是 SCLC 的靶向治疗至今尚无突破，几乎所有针对 SCLC 重要的分子通路如血管内皮生长因子（VEGF）、基质金属蛋白酶（MMP）、c-Kit、Bcl-2 等靶向治疗均以失败告终，尽管如此，随着对 SCLC 生物学性质及发生发展分子机制的不断深入探索，新的靶向药物仍然层出不穷，为 SCLC 的治疗带来了新的希望。

（一）mTOR 抑制剂

Temizolimus（CCI-779）可抑制肿瘤细胞增殖，以 87 例 ED-SCLC 诱导化疗后复发患者为研究对象，据剂量随机分为 25 mg 和 250 mg（每周剂量）两组，静脉注射 30 min 每周 1 次，直到进展，MST 分别为 16.5 个月和 22.9 个月，中位无进展生存期以 250 mg 剂量组为好。

（二）沙利度胺（Thalidomide）

沙利度胺通过抑制血管生成、刺激免疫系统活性、抑制癌细胞对间质的黏附等作用抑制肿瘤的发生发展。Cooney 等进行的 II 期临床研究对广泛期 SCLC 一线化疗后接受沙利度胺 200 mg/d 口服治疗，结果提示中位生存期为 15.7 个月，一年生存率为 60%，结果令人鼓舞。但是，法国肿瘤协作组进行的一项 III 期临床试验，119 例初治的广泛期 SCLC 患者入组，先接受 2 周期的化疗，92 例有效者被随机分为沙利度胺联合化疗组（49 例），化疗剂组（43 例）。研究发现沙利度胺不良反应较大且两组的疾病进展时间无显著性差异。英国进行的另一项沙利度胺联合化疗的 III 期临床研究，SCLC 患者随机分为试验组（EC 方案联合沙利度胺治疗组）和对照组（EC 方案组）。724 例入组，365 例试验组，359 例对照组。MST 和 PFS 无显著差异。

（三）CD56 单抗

CD56 是神经细胞黏附分子家族成员之一，神经内分泌肿瘤常常表达 CD56。BB-10901 是抗 CD56 的人源化单克隆抗体，与细胞毒化合物 DMI 相连接后，当靶向表达 CD56 抗原肿瘤细胞时即释放 DM-1 发挥抗肿瘤作用，在 I 期试验中显示药物耐受性良好，II 期临床试验中正在进行中。

（四）Src 激酶抑制剂

Src 激酶为非受体酪氨酸激酶家族成员之一，调节多种信号包括细胞表面分子、生长因子、结合素类和 G 蛋白偶联受体，在 SCLC 和 NSCLC 的细胞株中均能检测到 c-Src 在内的多种激酶。在临床前的研究中靶向 c-Src 引起细胞增殖的下降。最近一项 Src 激酶抑制剂达沙替尼（Dasatinib）治疗敏感，而后复发的 SCLC II 期临床试验正在进行中。AZD0530 是 c-Src 和 c-Abl 的双重抑制剂，广泛期 SCLC 经 4 周期标准化疗后应用 AZD0530 的 II 期临床试验亦正在进行中。

（五）Bcl-2 抑制剂

人类 SCLC 的 Bcl-2 表达 > 80%，临床前的研究显示抑制 Bcl-2 能增加 SCLC 细胞株和异种移植瘤的化疗敏感性，但是 Bcl-2 反义寡核苷酸 Oblimersen 与化疗联合应用的临床试验未显示能够提高患者的缓解率和生存期，所以目前对于反义化合物是否能够真正的下调 Bcl-2 尚存疑问。目前至少有三种的 Bcl-2 小分子抑制剂正在研究中，包括 Obatoclax、AT-101 和 ABT-263。

（六）Kit 酪氨酸激酶抑制剂

ST1571（Imatinib，Gleevec）是一种对抗 Kit 的小分子酪氨酸激酶抑制剂，该酶可结合干细胞因子到 Kit 受体是 SCLC 的自分泌生长环。Kit（CD117）在 SCLC 株中表达率为 50% ~ 70%，ST1571 的使用剂量为 600 mg/d，共 10 例初治和 9 例复发的 ED-SCLC 接受 ST1571 治疗，初治病例的中位疾病进展期为 23 天，复发病例为 43 天，但 19 例中仅 4 例 Kit 阳性，提示今后若选择 Kit 阳性 SCLC 接受 ST1571 治疗可能会获得更好疗效。

（七）间质金属蛋白酶（MMP）抑制剂

SCLC 中有 MMP3、MMPIO 和 MMP14 表达增高者预后较差。一项 III 期临床试验有 532 例 SCLC 入组，其中 52% 为 LD-SCLC，这部分患者经诱导化疗后 CR 达 33%，而后随机接受金属蛋白酶抑制剂 Marimastat 或安慰剂治疗，但未见令人满意的结果，中位 TTP 分别为 4.3 个月和 4.4 个月，MST 也未见差异，分别为 9.3 个月和 9.7 个月，接受 Marimastat 治疗者中，18% 的患者出现骨髓肌肉毒性，33% 的患者因治疗毒性而减量，32% 的患者因治疗毒性而中止用药。

(八) Hedgehog (Hh) 通路抑制剂

Hedgehog (Hh) 通路是调控动物发育的一系列信号串联。Hh 信号在胚胎形成时期最活跃，然而在成体组织和器官的细胞中，Hh 通路的异常激活将会引起各种疾病和肿瘤。SCLC 过表达 Sonic Hh 配体，体内的 SCLC 肿瘤细胞可能通过 Hh 信号通路作为肿瘤干细胞存在。GDC-0449 是一种口服的 Hh 通路的合成抑制物，在 I 期临床试验中已获得最大耐受剂量，II 期临床试验正在计划中。

2010 年 ASCO 年会上有 3 项研究对化疗药物联合靶向药物进行了评价，分别为 Cediranib 联合 EP 方案，舒尼替尼联合 EP 方案及拓扑替康联合贝伐单抗，均为 I 期及 II 期临床研究，Cediranib 联合化疗显示出较好的抗肿瘤活性，耐受性良好，但后两项研究因毒性较大而不被推荐。

近年来，靶向治疗的突破性研究进展改变了晚期 NSCLC 化疗平台期的现状，基因分析使 NSCLC 靶向治疗的选择更加精准、有效，维持治疗的治疗模式在 NSCLC 的治疗中不断巩固、完善。NSCLC 治疗的进步也提示我们，SCLC 治疗是否也能从其分子机制着手不断开拓新靶点药物和新的治疗模式来突破治疗的瓶颈。与 NSCLC 的研究相比，在研的 SCLC 随机临床研究仍然较少，面对 SCLC 的治疗现状，我们应大力开展中国人群的 SCLC 的基础研究和临床试验，进一步探索 SCLC 治疗的新策略，以控制这种恶性疾病的发生和发展，改善临床结局。

参考文献

[1] 张贺龙,刘文超. 临床肿瘤学[M]. 西安:第四军医大学出版社,2016.
[2] 李兆申,陈汝福,胡先贵. 整合胰腺肿瘤学[M]. 上海:上海科学技术出版社,2015.
[3] 赵凤菊. 妇科恶性肿瘤临床治疗策略[M]. 兰州:甘肃科学技术出版社,2015.
[4] 王若峥. 肿瘤放射治疗学[M]. 北京:科学出版社,2016.
[5] 李雷,郎景和. 协和妇科肿瘤笔记[M]. 北京:人民卫生出版社,2016.
[6] 王居祥. 常用肿瘤标志物临床手册[M]. 南京:东南大学出版社,2016.
[7] 盖绿华,杨武威. 肿瘤微创治疗健康指导[M]. 北京:军事医学科学出版社,2014.
[8] 杨诚,薛伟山. 实用胃肠肿瘤诊断与治疗[M]. 上海:同济大学出版社,2015.
[9] 吴雄志. 消化系统肿瘤[M]. 沈阳:辽宁科学技术出版社,2016.
[10] 姜文进,刘胜,刘晓纲. 实用肿瘤介入治疗学[M]. 广州:世界图书出版广东有限公司,2013.
[11] 符勤怀,刘齐元. 临床综合技能实训指南[M]. 武汉:华中科技大学出版社,2015.
[12] 陈万涛. 口腔颌面头颈肿瘤生物学[M]. 上海:上海交通大学出版社,2015.
[13] 李少林. 肿瘤学[M]. 北京:科学出版社,2016.
[14] 韩晓红,石远凯,袁慧. 恶性肿瘤[M]. 北京:北京科学技术出版社,2014.
[15] 张杰. 胸腺肿瘤病理学诊断图谱[M]. 上海:上海科学技术出版社,2016.
[16] 周俊林,白亮彩. 神经系统肿瘤影像与病理[M]. 北京:科学出版社,2017.
[17] 张贺龙,刘文超. 临床肿瘤学[M]. 西安:第四军医大学出版社,2016.
[18] 刑丹谋. 骨肿瘤的治疗与康复[M]. 武汉:湖北科学技术出版社,2016.
[19] 孙新臣. 肿瘤放射治疗技术学[M]. 南京:东南大学出版社,2015.
[20] 张然丁,张维博. 肿瘤医案选及影像诊断[M]. 太原:山西科学技术出版社,2017.
[21] 周菊英. 肿瘤放射治疗学[M]. 北京:中国原子能出版社,2014.
[22] 孙爱民. 新编临床肿瘤诊疗学[M]. 西安:西安交通大学出版社,2015.
[23] 周际昌. 实用肿瘤内科治疗[M]. 北京:北京科学技术出版社,2016.
[24] 赵辉,潘桂花. 肿瘤的预防与康复护理[M]. 兰州:甘肃科学技术出版社,2014.
[25] 徐麟. 肝胆胰肿瘤诊断进展[M]. 上海:第二军医大学出版社,2015.
[26] 周瑾,缪景霞. 新编肿瘤微创治疗与护理[M]. 北京:化学工业出版社,2016.